中医病症效验方丛书

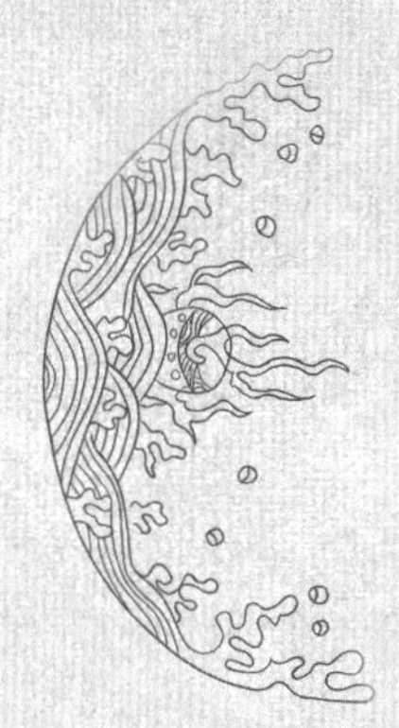

头痛病实用验方

主　编　谢　炜　赵云燕
副主编　张国华　黄运生
编写人员　谢　炜　张国华　赵云燕　黄运生　钟先阳　秦建增　李　娟　李　静

SPM
南方出版传媒
广东科技出版社
·广　州·

图书在版编目（CIP）数据

头痛病实用验方/谢炜主编．—广州：广东科技出版社，2019.6（2021.11 重印）
（中医病症效验方丛书）
ISBN 978－7－5359－7117－3

Ⅰ．①头…　Ⅱ．①谢…　Ⅲ．①头痛—验方—汇编　Ⅳ．①R289.59

中国版本图书馆 CIP 数据核字（2019）第 087206 号

头痛病实用验方

Toutongbing Shiyong Yanfang

出 版 人：朱文清
责任编辑：丁嘉凌
封面设计：林少娟
责任校对：冯思婧　谭　曦
责任印制：彭海波
出版发行：广东科技出版社
（广州市环市东路水荫路 11 号　邮政编码：510075）
销售热线：020－37607413
http：//www.gdstp.com.cn
E－mail：gdkjbw@nfcb.com.cn（编务室）
经　　销：广东新华发行集团股份有限公司
排　　版：广东科电有限公司
印　　刷：佛山市迎高彩印有限公司
（佛山市顺德区陈村镇广隆工业区兴业七路 9 号　邮政编码：528313）
规　　格：889mm×1 194mm　1/32　印张 10.125　字数 250 千
版　　次：2019 年 6 月第 1 版
2021 年 11月第 3 次印刷
定　　价：35.90 元

内 容 提 要

本丛书包括头痛病、糖尿病、肝胆病、骨与关节病、肾病、心血管病、中风及中风后遗症、皮肤病性病、男科病、妇科病实用验方。

头痛一症很常见，病因复杂，表现形式各不相同。慢性功能性头痛，如偏头痛、紧张性头痛、外伤后头痛、丛集性头痛等，给患者带来许多痛苦和不适，影响学习、工作和生活。临床医生对头痛的治疗有时也颇感棘手。本书介绍了治疗头痛的验方233首，主要用于治疗慢性功能性头痛，适合临床医生在临证时参考，以提高疗效；患者在诊断明确的情况下，也可对症选用。

前　　言

1．本书233首治疗头痛的验方，均摘自近期各种公开发行的中医药刊物，是从上千首验方中精选出来的，有些甚至是运用了数百上千年的成方、经方，每首方剂都经过了反复验证。但由于头痛一症常反复发作，病情顽固，对于中医和西医，都属于难治疾病。因此所选验方不可能每首都是高效之方，临床医生和患者可根据具体情况参考。

2．头痛的分类很复杂，1988年国际头痛学会将头面痛分为13个大类、128个小类，是非常专业的知识。本书对普通临床医生和患者来说，无疑是一本专门的著作。本书将精选的头痛验方，分为偏头痛验方、血管性头痛验方、神经性头痛验方、血管神经性头痛验方、紧张性头痛验方、慢性头痛验方、顽固性头痛验方、外伤后头痛验方、高血压性头痛验方、低血压性头痛验方、经期头痛验方、产后头痛验方、丛集性头痛验方、疱疹性头痛验方，这种分类方便了普通临床医生，也能为患者所接受。每首验方都是原作者反复验证，证实疗效可靠才收集的，故参考性、实用性强。

3．本书精选的每一首验方从药物组成、适用病症、用药方法、临床疗效、病案举例、验方来源、按语7个方面陈述，一目了然。适用病症一栏不但提出西医病名，而且明确了中医辨证及主症，参考价值更大；按语一栏对验方组成及特点进行评述；原方未举出典型病例者，本方亦付之阙如。

4．本书所精选的验方以偏头痛方、血管性头痛方、血管神经性头痛方最多，说明这类头痛在临床上很常见，这与临床实际是相符的。而丛集性头痛则临床上相对罕见，中医药专业刊物对这类头痛治疗的报道也较少见。

5. 本书部分验方的方名为编者自拟，这主要是为了编排的方便，无损于验方的整体。

6. 本书所选治疗头痛的验方，主要用于治疗慢性功能性头痛，对于器质性头痛，如颅内肿瘤、脑脓肿、颅内感染等引起的头痛，必须及时就医，及时诊断，及时对因治疗，患者不宜自行对症选方，否则易造成迟诊、漏诊，不能得到及时的救治或失去最佳的救治时机，难以挽回损失。另外，对于高血压性头痛，经治疗后头痛症状缓解，但不代表高血压病被控制，千万不能忽视对高血压病的诊断和治疗。

7. 由于作者水平有限，编写和收集验方有不当之处，敬请同行批评指正，甚为感激。

谢　炜

于广州南方医院

目　　录

偏头痛验方

一、风寒夹瘀证

二、风　热　证

三、气滞血瘀证

四、风痰夹瘀证

五、风瘀阻络证

六、痰瘀阻窍证

七、瘀血阻滞证

八、肝气郁结证

九、肝阳上亢证

十、肝风痰瘀证

十一、肝经风热(火)证

十二、气(血)虚证

十三、其　　他

血管性头痛验方

一、风寒夹瘀证

二、风瘀阻络证

三、瘀血阻滞证

四、肝阳上亢证

五、肝风痰瘀证

六、肝经风热(火)证

七、其　　他

神经性头痛验方

血管神经性头痛验方

一、风瘀阻络证

二、痰瘀阻窍证

三、瘀血阻滞证

四、肝阳上亢证

五、其　　他

紧张性头痛验方

慢性头痛验方

顽固性头痛验方

外伤后头痛验方

一、瘀血阻滞证

二、中气不足证

三、肝肾亏虚证

高血压性头痛验方

低血压性头痛验方

经期头痛验方

产后头痛验方

丛集性头痛验方

疱疹性头痛验方

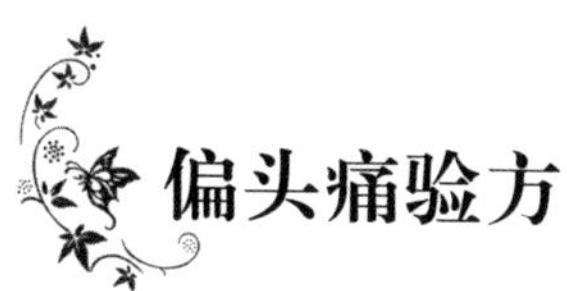

偏头痛验方

一、风寒夹瘀证

头痛滴鼻剂

【药物组成】 白芷、藁本各 10 g，川芎 15 g，辛夷 6 g，薄荷 5 g。

【适用病症】 偏头痛。症见头痛，恶风怕冷，舌质紫或淡紫，脉弦细。证属风寒夹瘀者。

【用药方法】 本品加工制成滴鼻剂，每次将药液滴入鼻腔 5 ~ 6 滴，或将消毒棉球浸上药液后放入鼻腔。

【临床疗效】 此方治疗 100 例偏头痛患者，痊愈（用药 15 min 后头痛止，1 年内无复发者）31 例，显效（用药 30 min 后头痛止，半年内复发明显减少）46 例，有效（用药后 40 min 后头痛症状减轻，1 年内复发减少且头痛有不同程度减轻者）19 例，无效（治疗后头痛症状不减或加重）4 例。总有效率为 96%。

【验方来源】 李小衡．头痛滴鼻剂治疗偏头痛［J］．湖北中医杂志，1998，20（6）：23.

按：头痛发作迅速，如何快速止头痛，给药途径很重要。作者选用鼻腔给药，是因为鼻为诸阴阳会合、诸经聚集之处，气血循行旺盛，脏腑气血的变化都可以反映于鼻。现代医学也认为，神经纤维通过很薄的一层筛板分布于鼻腔黏膜，从鼻腔给药，能很快传入大脑，加之鼻腔黏膜下血管丰富，鼻腔给药能迅速吸收，发挥作用。特别是方中川芎、白芷、藁本均为治疗头痛的要药，鼻腔给药，能快速缓解头痛。

蠲痛汤

【药物组成】　白芷 10 g，川芎 15 g，荆芥 10 g，川羌活 10 g，丝瓜络 15 g，僵蚕 10 g，地龙 10 g，细辛 3 g，防风 10 g，薄荷 10 g（后下）。

加减：风寒阻络者，加全蝎、蜈蚣；风热阻络者，去川羌活、细辛、防风，加桑叶、菊花、钩藤、石膏、牛膝；痰湿阻络者，加白芥子、法半夏等；瘀血阻络者，加桃仁、红花、丹参等。

【适用病症】　偏头痛。症见头痛，或以一侧为重，可连于目系；伴恶风怕冷，恶心呕吐，舌质淡或紫暗，脉弦细。证属风寒阻络者。

【用药方法】　每天 1 剂，水煎，分早、晚服。10 天为 1 个疗程。

【临床疗效】　本方共治疗偏头痛 40 例，其中痊愈（头痛症状完全消失，停药 3 个月到半年未见复发）22 例，好转（头痛症状明显改善）16 例，无效（治疗后头痛症状不减或加重）2 例。总有效率 95%。

【病案举例】　马某，女，50 岁。主诉右侧偏头痛时作时止已 3 年。病前先感右眼珠发胀，视物闪光，旋即右太阳穴骤起掣动，继之头痛暴作，如锥刺感，痛时连及目系，甚则上攻巅顶，乃至波及整个头部，短则 30～60 min 而骤停，长可几天而持续不解，每遇受凉风等而诱发或加重。四处投医，服中西药皆不效。诊见：偶有恶心，痰不多，平素无鼻部症状，无高血压及外伤等病史，无烟酒嗜好，舌淡、苔白，脉弦。血压 18/12 kPa。诊断为偏头痛。证属风寒阻络型。予蠲痛汤加减：川羌活 10 g，川芎 15 g，僵蚕 10 g，细辛 3 g，丝瓜络 15 g，荆芥 10 g，防风 10 g，白芷 10 g，薄荷 10 g（后下），地龙 10 g，白芥子 10 g。服药 3 剂，微微出汗，头痛大减；又继上方加全蝎 10 g，继投 4 剂，痊愈。随访至今未犯。

【验方来源】　贤述良. 蠲痛汤治疗偏头痛 40 例疗效观察［J］. 北京中医，1994（5）：26.

按：作者在临床实践中认为，属风寒阻络者居多，因邪伏经络，久恋不去，损伤过重，故单用一般祛风药难以奏效，需用川芎为主药，并合用白芷、防风、荆芥、羌活等辛温上行、祛风散寒；丝瓜络、僵蚕、地龙等疏风通络；细辛既温通经络，又温化痰湿。适当加减，本方可用于风寒、风热、痰湿、瘀血等证候。另外在服用蠲痛汤时，需微微出汗（出汗对风寒型最好），以利邪出，邪去络通，腠理变虚，需暂避风邪，以防空虚之经络复受外邪而致病复发。

头痛消汤

【药物组成】　川芎 12 g，延胡索 10 g，防风 9 g，红花 10 g，当归 10 g，白芍 12 g，白芷 12 g，藁本 10 g。

加减：头痛剧烈者，加细辛、露蜂房；恶心、呕吐者，加滑石、僵蚕；体胖苔腻，痰湿偏盛者，加胆南星、僵蚕；久病不愈者，加蜈蚣、全蝎；热象明显者，加黄芩、生石膏。

【适用病症】　偏头痛。症见头痛经久不愈，反复发作，或痛如锥刺，恶风怕冷；常伴有恶心呕吐，舌质紫暗，脉弦细或涩。证属风瘀寒凝者。

【用药方法】　每天1剂，水煎，分早、晚温服。10天为1个疗程。

【临床疗效】　本方治疗120例，痊愈（头痛症状完全消失，随访半年未见复发）51例，好转（头痛症状减轻，发作次数减少）63例，无效（治疗前后头痛无明显减轻）6例。总有效率95%。

【验方来源】　杜米米，吴维海，齐丽娟. 头痛消治疗偏头痛120例［J］. 河北中医，1995，17（5）：19.

按：本方依据偏头痛反复发作，来去迅速，间歇如常，与自然界风邪善行数变特点相似。风与寒最易兼夹，风寒乘虚入侵，伤及阳络，寒主收引，其性凝滞，导致血脉瘀阻。治疗上应以疏风散寒、活血通络为法则，故选用防风、藁本、白芷祛风散寒止痛，川芎、当归、白芍、红花、延胡索活血化瘀，通络止痛。诸药合用取得比较好的疗效。

芎芷通脉汤

【药物组成】　川芎、白芍、白芷、徐长卿、羌活各30 g，柴胡、藁本各15 g，当归、全蝎各10 g，细辛3 g，蜈蚣2条（研末冲服），甘草5 g。

【适用病症】　偏头痛。症见头痛，或胀痛，或刺痛，或左或右；伴恶心呕吐、畏光羞明，恶风怕冷，舌质暗或紫暗，苔薄白，脉弦细或弦涩。证属风寒痹阻，血脉不通者。

【用药方法】　每天1剂，水煎，分早、晚温服。30天为1个疗程。

【临床疗效】　疗效标准参照中国人民解放军总后勤部卫生部编定的《临床疾病诊断依据治愈好转标准》，治疗偏头痛40例，痊愈25例，好转12例，无效3例。总有效率92.5%。

【病案举例】　刘某，女，47岁。右侧头痛3年，曾服盐酸氟桂利嗪等药，病情时轻时重。1个月来头痛加重，遇冷尤甚，痛如针刺，每2~3天发作1次。诊见：伴恶心、心烦不宁。舌苔白、边有瘀点，脉沉迟。证属风寒痹阻，血脉不通。治宜疏风散寒、活血通脉止痛。服芎芷通脉汤原方6剂，诸症状消失。继服1个疗程以巩固疗效。随访至今未复发。

【验方来源】　张明．芎芷通脉汤治疗偏头痛40例［J］．四川中医，1997，15（9）：27.

按：偏头痛属中医学头痛、偏头风范畴。因其疼痛多位于头两侧部位，为少阳经脉所过，故为少阳头痛。其病情缠绵，经久不愈。久病入络，加之清空之府，位居于上，易受风寒侵袭，故应以祛风散寒，活血通脉止痛为治则。方中川芎活血化瘀，上行头目，祛血中之风，合白芷、羌活、藁本、细辛祛风散寒止痛；蜈蚣、全蝎通经络止痛；柴胡为引经药，行气祛风，为治少阳头痛之要药；当归、徐长卿养血活血、祛瘀止痛；芍药甘草汤缓急止痛，其力颇佳。

霹　雳　汤

【药物组成】　川芎、僵蚕各9 g，白芷12 g，全蝎2 g，炒川乌、炒草乌各4.5 g，生姜6 g，甘草3 g。

加减：病久偏于阴虚或血虚者，加当归、赤芍各9 g；气虚者，加黄芪、党参各9 g；痰多者，加陈皮6 g；久病风客空窍者，加菊花、桂枝各4.5 g，牡蛎12 g。

【适用病症】　偏头痛。症见头痛或左或右反复发作，恶风怕冷，遇风寒加重或诱发，舌质淡或淡暗，苔薄白。证属风寒瘀血阻络者。

【用药方法】　每天1剂，水煎，分早、晚温服。10天为1

个疗程。

【临床疗效】　本方治疗偏头痛30例，痊愈（头痛症状完全消失，半年以内未复发）21例，好转（头痛明显减轻，发作次数减少）8例，无效（头痛未减轻）1例。总有效率96.7%。

【病案举例】　徐某，男，35岁。有偏头痛病史6年，每因疲劳及气候变化而发作，屡治未愈。近因出差受寒，旧恙又作。用中西药治疗1周症状有减轻，经人介绍前来诊治。诊见：患者疼痛难忍，左颞部阵阵跳痛，牵及头顶及项部；伴纳入欲呕，舌苔薄白，脉弦细而涩。证属风寒引动痰瘀阻络。治宜祛风散寒、活血通络。方以霹雳汤原方加蜈蚣2条，陈皮6 g。服药3剂，头痛若失，纳增呕止；继用3剂，头痛即止。随访至今未见复发。

【验方来源】　蒋建. 霹雳汤治疗偏头痛30例［J］. 浙江中医杂志，1995（6）：257.

按：本方是南京军区总医院沙星垣老中医的验方。作者认为偏头痛的主要病机是风、寒、瘀、痰，故霹雳汤中全蝎通络止痛；炒川乌、炒草乌祛风散寒，通络止痛，走窜之力尤强；僵蚕能祛络中之风；白芷善治头面诸症；川芎活血化瘀，行气止痛，能与白芷引诸药上行头面，直达病所；生姜、甘草调和诸药，能缓川草乌之毒性。诸药合用，共奏祛风散寒、活血通络之效。

自拟芎芷细辛汤

【药物组成】　川芎30～50 g，白芷15 g，细辛8～15 g，全蝎10 g，蜈蚣2条。

加减：呕恶者，加姜半夏；大便稀者，加党参、炒白术；口渴、舌苔黄者，加石膏、金银花。

【适用病症】　偏头痛。症见头痛反复发作半年以上，情绪改变、气候变化、过劳及月经等因素可诱发头痛，间歇期一切正常。头痛呈针刺样或抽掣样痛，严重者常伴恶心呕吐，失眠，纳差，舌质淡或暗，苔薄，脉弦。证属风瘀夹寒者。

【用药方法】　每天1剂，水煎，分早、晚服。20天为1个疗程。

【临床疗效】　本方治疗偏头痛186例，近期治愈（治疗20天以内，头痛及主要兼证消失，1年无复发者）164例，有效（治疗后头痛明显减轻，发作次数减少者）13例，无效（经治疗病情无明显改善者）9例。总有效率95.1%。

【验方来源】　赵广安. 自拟芎芷细辛汤治疗偏头痛186例[J]. 吉林中医药，1993（2）：13.

按：偏头痛具有发病突然，疼痛剧烈，病程长和反复发作的特点，此乃是邪潜伏巅顶，久病入络所致。风、寒、瘀是导致本病的主要病因病机。因此祛风散寒通络是治疗大法。方中全蝎、蜈蚣有搜风刮络的作用；川芎、细辛、白芷皆辛温香窜，善去潜伏巅顶风寒之邪。应注意的是：本方细辛有时可用至15 g，但要经煎煮20 min以上方安全。

加味芎辛汤

【药物组成】　川芎12 g，细辛（后下）3 g，牛蒡子10 g，法半夏12 g，白芷12 g，延胡索10 g。

加减：血瘀重者，加丹参、红花、桃仁；肝阳上亢者，加钩藤、菊花、石决明；痰湿重者，加茯苓、苍术、厚朴；风寒重者，加藁本、葛根、羌活；血虚者，加当归、酸枣仁、夜交藤。

【适用病症】　偏头痛。症见头部一侧疼痛反复发作，呈跳痛、胀痛、刺痛；伴有头晕、头汗出，甚至恶心呕吐。上方适当加减，可用于血瘀、痰湿、风寒、血虚、肝阳上亢等证候。

【用药方法】 每天1剂，水煎，分早、晚服。10天为1个疗程。

【临床疗效】 本方治疗偏头痛101例，显效（头痛及伴随症状基本消失或头痛偶有轻微发作）55例，有效（头痛发作次数减少，疼痛程度减轻，持续时间缩短）39例，无效（头痛经服药10天后仍无明显改善者）7例。总有效率93.1%。

【病案举例】 患者，女，63岁。患偏头痛28年，每周发作1~2次。主诉：头痛发作时左侧颞部呈搏动性疼痛，延及后枕部，枕项强硬，伴恶心、呕吐、头晕、心慌、四肢发凉。诊见：舌质暗红、苔薄白，脉弦紧。诊断为偏头痛。证属风寒头痛。治宜祛风散寒、散瘀止痛。处方：川芎12 g，白芷12 g，细辛（后下）3 g，延胡索10 g，法半夏12 g，葛根15 g，羌活10 g。二诊：服4剂药后，头痛减轻，枕项强硬感消失，仅有轻微恶心。继服上方4剂。三诊：头痛症状大减，偶有轻度发作，食欲欠佳，原方加陈皮12 g以行气开胃。共服药18剂痊愈，经随访头痛未复发。

【验方来源】 周超凡，于军. 加味芎辛汤治疗偏头痛101例分析报告［J］. 实用中医内科杂志，1989，(1)：16－17.

按：芎辛汤是李东垣创立的名方，其组成为川芎、细辛、白芷，作者又加入牛蒡子、延胡索、法半夏三味药，取名加味芎辛汤。现代研究提示，川芎有效成分对中枢神经有镇静作用，能改善血管的舒缩功能；白芷含白芷醚，有镇痛作用；细辛的挥发油有镇痛及局部麻醉作用；牛蒡子含牛蒡酚，有调节血管舒缩功能及镇痛作用；延胡索含延胡索甲、延胡索乙、延胡索丑素，有镇痛和镇静作用；法半夏含有胆碱，有镇吐作用，可缓解偏头痛的恶心、呕吐症状。全方合用，对动物有镇痛、镇静、解痉、扩血管作用，为本方治疗偏头痛提供了药理学依据。

二、风 热 证

单味菊花饮

【药物组成】 杭菊花 20 g。

【适用病症】 偏头痛。症见反复发作性头痛，与精神因素有关，部分患者与月经周期有关。头痛多以偏侧搏动性头痛为主，或伴有恶心畏光，舌质偏红、苔薄黄，脉弦数。证属风热头痛者。

【用药方法】 每天 1 剂，开水 1 000 mL 浸泡，分早、午、晚饮用或代茶常年饮用。2 个月为 1 个疗程。

【临床疗效】 本方治疗偏头痛 32 例，治愈（临床症状消失 1 年以上不复发）23 例，有效（临床症状减轻，发病次数减少）9 例。总有效率 100%。

【病案举例】 刘某某，女，36 岁。间断性偏头痛伴恶心，纳差 11 年，每月发病 1～2 次，持续 1～2 日，经全面检查未发现有任何器质性病变，诊断为“偏头痛”。曾经长期按神经血管性头痛用西药治疗多年，疗效不明显。证属风热头痛。给予菊花饮治疗，3 年来一直坚持服用，偏头痛未再复发。

【验方来源】 刘炳凤. 单味菊花饮治疗偏头痛 32 例［J］. 河南中医，1995，15（4）：234.

按：菊花辛甘苦，微寒，能疏风清热，解毒明目，平肝息风，对外感风热、肝经风热及肝风头痛者最为合适。故《药性论》载菊花“治头目风热，风眩倒地，脑骨疼痛，身上一切游风，令消散，利血脉”。本品单味代茶饮，可长期服用。

上　清　汤

【药物组成】　菊花 15 g，薄荷 6 g，玄参 30 g，竹茹 9 g，石膏 15 g，白芷 12 g，枳壳 15 g，升麻 6 g。

加减：前额疼痛为主者，加细辛 3 g，知母 12 g；两侧疼痛者，加柴胡 12 g，黄芩 12 g；后枕连项疼痛者，加羌活 12 g，葛根 10 g；疼痛如锥如刺，甚则如劈者，加川芎 15 g，或加大黄 12 g、茶叶 5 g；头痛伴恶心呕吐者，去升麻，加法半夏 15 g，厚朴 12 g。

【适用病症】　偏头痛。症见头痛反复发作，闷热气候诱发。头痛而胀，甚则头痛如裂；恶风，发作时面红目赤，口渴欲饮，常有便秘溲黄，舌红苔黄，脉弦或浮数。证属风热头痛者。

【用药方法】　每天 1 剂，武火水煎 15 min 服。头痛剧烈者，每天 2 剂；痛有定时者，可在头痛发作前 30 min 服。

【临床疗效】　本方治疗头痛 50 例，治愈（头痛消失，随访半年，头痛症状未复发）29 例，显效（头痛基本消失，随访半年，仅偶尔出现头痛症状，但明显减轻，每月少于 1 次）12 例，有效（随访半年，头痛症状明显减轻，其发作次数少于治疗前的 30%）7 例。无效 2 例。总有效率 96%。

【病案举例】　王某，男，25 岁。左侧偏头痛已 20 余天，时轻时重。重时头疼痛欲裂，呻吟不止；伴心胸烦闷，烦躁不安，面目红赤，口渴欲饮，发热微恶寒，舌苔黄腻，脉浮数。诊断为偏头痛。证属内有郁热，外感风热，两热相搏，血脉闭阻不通。治宜发散郁热、清解内热、活血化瘀。予以上清汤加减：当归尾 10 g、川芎 10 g、菊花 10 g、薄荷 10 g、竹茹 10 g、蔓荆子 15 g、石膏 15 g、白芷 15 g、木通 10 g。4 剂，每天 2 剂。水煎服。二诊：头痛若失，诸恙皆痊。再予 3 剂以善后。

【验方来源】　刘瑞枝．自拟上清汤治疗风热头痛 50 例［J］．河北中医，1996（4）：13．

按：有部分偏头痛患者发作时表现为面色潮红，头部胀痛，心率加快，颇似风热头痛证。上清汤中菊花、薄荷、竹茹辛凉通络，清散风热；石膏、玄参清热泄火；白芷温经通络，逐邪外出；枳壳理气止痛；升麻可载药上行。诸药合用，诸恙皆除。

芎芷石膏汤

【药物组成】　川芎 12 g、白芷 9 g、石膏 21 g，菊花 9 g，藁本 12 g，羌活 9 g。

【适用病症】　偏头痛。症见反复发作性头痛，呈胀痛、跳痛或刺痛；常伴呕吐，畏光，口干欲饮，舌质偏红、苔薄黄，脉弦或弦数或浮数。证属风热头痛者。

【用药方法】　每天 1 剂，水煎取煎液 400 mL，分早、晚服。15 天为 1 个疗程。

【临床疗效】　本方治疗偏头痛 78 例，治愈（头痛症状完全消失，随访 1 年未见复发）42 例，有效（头痛症状明显改善，半年内复发）29 例，无效 7 例。总有效率 91%。

【病案举例】　张某，女，38 岁。患右侧偏头痛 4 年，为持续性跳痛，并阵发性加重，重时抱头不动或企图撞墙。多次经内科神经科检查，均未查到阳性体征，口腔、耳鼻喉、眼底检查均未见异常，脑血流图示脑血管紧张度增高。曾经服用烟酸、利眠宁、苯妥英钠等药缓解症状，效果不佳。诊断为偏头痛。属风热头痛。治宜疏散风热。方用芎芷石膏汤，服药 1 个疗程后，患者头痛明显缓解；继服 2 个疗程，头痛未再出现。随访年余未复发。

【验方来源】　杜纪鸣．芎芷石膏汤治疗偏头痛 78 例［J］．

广西中医药，1989（5）：24.

按： 芎芷石膏汤是《医宗金鉴》方，方中川芎、白芷、菊花、石膏能疏风清热，其中川芎、菊花兼息内风，川芎更能行血中之气，祛血中之风，上行头目；羌活、藁本祛风止痛。诸药相伍，对风热证尤为适宜。

偏头痛粉

【药物组成】　党参、黄芪、赤芍、白芍、茯苓、吴茱萸、黄芩、制大黄、炙甘草、生地黄、熟地黄、当归、川芎、威灵仙、天麻、羌活、防风、柴胡、法半夏、酸枣仁、五味子、熟附子、蔓荆子、黄精、枸杞子、泽泻、莪术、延胡索、全蝎、黄柏、蜈蚣各 500 g，石膏 1 000 g，制马钱子 340 g。

【适用病症】　偏头痛。症见头痛反复发作，或伴目胀，恶心欲呕，面色潮红，心烦易怒，舌质偏红、苔薄黄，脉弦或弦数。证属风热头痛者。

【用药方法】　上药烘干，研末备用。每天 20 g，分 2 ~ 3 次温开水送服。连服 10 天为 1 个疗程。

【临床疗效】　本方治疗偏头痛 49 例，近期痊愈（头痛完全消失，随访 6 个月未见复发）21 例，显效（头痛明显改善，发作次数减少一半）8 例，有效（头痛明显减轻，发作次数减少者）10 例，无效（治疗后头痛不减或加重）10 例。总有效率 79. 6% 。

【病案举例】　朱某，男，35 岁。右侧头痛 4 年余，每月必发作 3 ~ 4 次，每次持续 2 ~ 3 天。诊见：每天疼痛 1 ~ 2 次，每次 1 h 左右，呈针刺样；伴恶心、呕吐酸水，疼痛局部无冷感，血压及眼底检查均正常。诊断为偏头痛。证属郁热头痛。治宜疏风解郁、清热止痛。给以偏头痛粉 200 g，分 10 天服完。仅服 1

个疗程而愈。随访至今未复发。

【验方来源】　周冠群，张琪．“偏头痛粉”治疗偏头痛 49 例［J］．上海中医药杂志，1988（8）：13.

按：偏头痛粉药味繁多，共 33 味。其特点是祛风配攻下，益气配活血，寒凉与温热相合，刚燥与柔润互济。且马钱子一味，苦寒有大毒，清热止痛，使全方的药性偏于寒凉。故此，舌质光红、剥苔、五心烦热、脉细数等阴虚患者，不宜使用本药粉。

三、气滞血瘀证

散偏汤 I

【药物组成】　川芎 30 g，白芷、白芥子各 5 g，柴胡、香附、甘草各 6 g，白芍、郁李仁各 15 g。

加减：肝阳上亢者，加钩藤 15 g，代赭石 30 g；痰浊壅甚者，加重白芥子至 15 g，另加法半夏、茯苓、炒白术各 15 g；气血不足者加党参 30 g，当归 15 g；肝肾阴亏者，加桑寄生、枸杞子各 15 g，何首乌 30 g；瘀血明显者，加丹参 30 g。

【适用病症】　偏头痛。症见表情痛苦抑郁，一侧头痛剧烈，以刺痛为主；伴眩晕，恶心，舌质瘀紫，脉沉弦。证属气滞血瘀者。

【用药方法】　每天 1 剂，水煎，分早、晚服。10 天为 1 个疗程。

【临床疗效】　此方治疗偏头痛 25 例，痊愈（头痛症状完全消失，随访半年未见复发）14 例，显效（头痛症状明显改善，1 年内虽有复发，经服药症状明显减轻）7 例，有效（治疗后头痛症状较前减轻）3 例，无效（治疗后头痛症状不减或加重）1 例。总有效率 96%。

【病案举例】 王某，女，45 岁。患者反复右侧头部掣痛 10 余年，以刺痛为主或伴有胀痛，每以情绪变化多发，颅脑多普勒检查提示："大脑中动脉、椎-基底动脉痉挛"。多年来一直服用中西药如盐酸氟桂利嗪、卡马西平、布洛芬、镇脑宁等药，疼痛未见明显好转，每月发作 1～2 次，痛剧时需要服用麦角胺咖啡因才能缓解。诊见：患者表情痛苦抑郁，头痛剧烈，以刺痛为主；伴眩晕，恶心，舌质瘀紫，脉沉弦。诊断为偏头痛。证属气滞血瘀。治宜活血散瘀、通络止痛。方用散偏汤加丹参 15 g。服 5 剂后头痛明显好转，再服 3 剂痛止。随访 3 月未见复发。

【验方来源】 杨学举. 散偏汤治疗偏头痛 25 例［J］. 浙江中医杂志，1999（9）：382 .

按：偏头痛多由于血管、神经、内分泌各种原因导致脑血管舒缩功能紊乱所致，相当于中医的偏头风。病情反复发作，病久入络，可致经络瘀血，气机阻滞。散偏汤重用川芎为主药，既能活血，又能行气，为血中气药；佐以白芷辛散走头，香附行气，白芥子利气散结化痰止痛，柴胡引经并疏肝郁；白芍、甘草敛肝缓急止痛，并制川芎、白芷等辛窜之性。诸药合之，行气活血疏肝，颇合头痛病理。

消颅痛煎剂

【药物组成】 黄芪 30 g，丹参 30 g，川芎 15 g，香附 15 g，白芷 15 g，藁本 15 g，蔓荆子 20 g，当归 10 g，鸡血藤 30 g，酸枣仁 15 g，夜交藤 30 g，牛膝 15 g。

加减：偏热者，加黄芩 12 g；偏寒者，加吴茱萸 10 g；肝阳上亢者，加钩藤 12 g，白芍 15 g；肝郁气滞者，加柴胡 15 g，延胡索 12 g；气血虚损者，加党参 30 g，何首乌 30 g。

【适用病症】 偏头痛。症见一侧或双侧头部跳痛，经久不愈，与情绪因素有关；常伴有恶心呕吐，每遇失眠、劳累、紧张等头痛诱发或加重，舌质淡暗，脉弦或涩。证属气滞血瘀者。

【用药方法】 每天 1 剂，每剂煎取药液 450 mL，分早、午、晚服。7 天为 1 个疗程。

【临床疗效】 本方治疗偏头痛 104 例，痊愈（头痛症状完全消失，观察半年以内未复发）63 例，好转（头痛明显减轻，发作次数减少）35 例。总有效率 94.2%。

【验方来源】 高正今，曾祥质. 消颅痛煎剂治疗偏头痛 104 例临床观察［J］. 湖南中医杂志，1992（2）：8－9.

按：六淫之邪外袭上犯巅顶，或因七情内伤致脏腑功能失调，可引起气血逆乱，脉络瘀阻，故出现以头痛为主症的各种临床症状，治疗宜遵循行气活血，通窍散结止痛。消颅痛煎剂中丹参、川芎、香附行气活血解郁；白芷、藁本、蔓荆子疏风止痛；当归、鸡血藤养血补血；酸枣仁、夜交藤养心安神；黄芪补气以利血行而通瘀；牛膝引血下行有利于降浊升清。诸药合用，共奏行气活血、疏风通窍、逐瘀止痛的功效。

香芎镇痛汤

【药物组成】 川芎 15～20 g，香附 12 g，白芷 10 g，细辛 3～6 g，僵蚕 10～15 g，全蝎 6～8 g，地龙 15 g，当归 15 g，延胡索 12～15 g，甘草 5 g。

加减：风寒者，加荆芥、桂枝、吴茱萸等；风热者，加桑叶、菊花、黄芩、蔓荆子等；痰湿者，加法半夏、竹茹、苍术等；肝阳上亢者，加钩藤、天麻、牛膝、夏枯草等；脾胃虚弱者，加党参、白术；兼有气血淤滞重者，加柴胡、白芍；兼有气虚者，加党参、黄芪。

【适用病症】　偏头痛。症见头痛反复发作，呈跳痛、胀痛、刺痛等，与情绪变化有关；常伴恶心欲吐，舌质紫暗、苔薄白，脉弦。证属气滞血瘀者。

【用药方法】　每天 1 剂，水煎，分早、晚服。7 天为 1 个疗程。

【临床疗效】　本方治疗偏头痛 50 例，痊愈（头痛症状完全消失，随访 1 年未复发）46 例，显效（疼痛基本消失，每当情绪激动时则仍有轻度疼痛者）4 例。总有效率 100%。

【验方来源】　吕德田. 香芎镇痛汤治疗偏头痛 50 例［J］. 中国中医急症，1996，5（5）：219.

按：本方行气活血之力颇强，方中香附理气止痛，川芎、当归、地龙活血化瘀，延胡索活血行气止痛，白芷祛风止痛，全蝎、僵蚕搜风通络，细辛温通止痛，甘草调和诸药。诸药合用，可止头痛。

芎牛二虫汤

【药物组成】　川芎 20 g，牛膝、蝉蜕各 10 g，全蝎 4 g，天麻 8 g，细辛 3 g，丹参、赤芍各 15 g。

加减：瘀血重者，加桃仁、红花；肝阳上亢者，加石决明、钩藤、菊花；肾虚者，加山萸肉、枸杞子；血虚者，加当归、黄芪、白芍；痰浊甚者，加苍术、茯苓；风寒甚者，加藁本、羌活；梦多寐差者，加夜交藤、酸枣仁；前额痛者，加白芷；两侧痛及耳者，加柴胡；颠顶痛及双目者，加吴茱萸、藁本；痛及后颈者，加葛根、羌活。

【适用病症】　偏头痛。症见头部掣样痛伴有麻木感，甚则连及头顶；伴恶心，心烦寐差，舌质暗红、苔薄，脉弦数。证属气滞血瘀，肝阳上亢者。

【用药方法】　每天1剂，水煎服。7天为1个疗程。

【临床疗效】　本方治疗偏头痛68例，显效47例，有效16例，无效5例。总有效率92.6%。

【病案举例】　丁某，女，43岁。左侧偏头痛呈间歇性发作6年，加重2个月，多种方法治疗效果不显，曾作脑电图、CT等多种检查未见明显异常，仅脑血流图示血管紧张度增强。诊见：左侧头部掣样痛伴有麻木感，甚则连及头顶，恶心，心烦寐差，舌质暗红、苔薄，脉弦数。诊断为偏头痛。证属气滞血瘀，风阳上扰。治以潜阳解痉、活血通络、祛风止痛。以芎牛二虫汤加石决明30 g（先煎）、柴胡、钩藤、赤芍各10 g，夜交藤20 g。4剂。4天后再诊：头痛减轻，未见恶心，夜寐得宁，再守原方6剂，头痛未作，诸症状消失。后经1年随访，未再复发。

【验方来源】　陶春祥．芎牛二虫汤治疗偏头痛68例［J］．陕西中医，1998，19（3）：128.

按：方中以川芎为主药，活血散瘀止痛，是治疗头痛的要药；蝉蜕、全蝎、天麻息风止痉，平息肝阳；牛膝滋肝肾以助潜阳；丹参、赤芍助川芎活血定痛；细辛镇痛之力最强。诸药合用，临床取效良好。

定　痛　散

【药物组成】　川芎30 g，当归25 g，赤芍15 g，细辛15 g，蚕沙15 g（包煎），蝉蜕15 g，五味子10 g。

加减：兼肝郁者，加柴胡12 g，郁金12 g；兼痰湿者，加陈皮12 g，法半夏12 g；兼失眠心悸者，加酸枣仁30 g，炙甘草12 g。

【适用病症】 偏头痛。症见头痛，或如针刺，或胀痛，或跳痛，有时单侧头痛，有时双侧交替头痛；舌质暗或有瘀斑，脉弦细或弦涩。证属气滞血瘀头痛者。

【用药方法】 每天 1 剂，水煎 2 次，每次煎取药液 200 mL。15 天为 1 个疗程。若为急性发作期，则可增量，每天服 2 剂，分 4 次服。若头痛时或前驱症状出现时，立即服第 1 剂第 1 煎，30 min 后服第 2 煎；第 2 剂煎 2 次，每隔 4 h 服 1 次。若为头痛缓解间隔期，则每天服 1 剂，分 2 次服，以维持并巩固疗效至 1 个疗程。

【临床疗效】 本方治疗偏头痛 51 例，显效（头痛及伴随症状全部消失，停药后半年之内无复发者）20 例，有效（头痛及伴随症状全部消失，停药后半年之内虽有复发，但头痛及伴随症状皆明显减轻）27 例，无效（头痛及伴随症状好转，但停药后头痛仍发作）4 例。总有效率 92. 16%。

【验方来源】 何永田. 定痛散加味治疗偏头痛 51 例临床观察［J］. 河北中医，1997（2）：38.

按：偏头痛病因有多种，本文认为其病机为贼风乘虚而入，以致气滞血瘀，气血不能上行荣于脑，脑失所养而发病。方中川芎有活血行气、祛风止痛之功，为治头痛的常用药，凡风寒、风热、风湿、血瘀、血虚头痛均可配用；当归补血活血，治一切风、一切血，补一切劳，为治头风要药；本方以川芎、当归为主，配五味子养五脏，补元气不足；赤芍亦有活血化瘀之功；佐蝉蜕散风解痉；蚕沙、细辛祛风散瘀。本方标本兼顾，使脉络通畅，气血运行无阻，清阳上升，其痛自除。

四、风痰夹瘀证

芎芷辛葛汤

【药物组成】　川芎 10 ~ 30 g，白芷 6 ~ 12 g，细辛 3 ~ 6 g，葛根 15 ~ 30 g。

加减：风邪入侵型，加僵蚕、蔓荆子各 10 g；痰浊中阻型，加制半夏、白芥子各 9 g；肝郁气滞型，加柴胡、白蒺藜各 10 g，薄荷 6 g；瘀血阻络型，加丹参 15 g，茺蔚子、赤芍各 10 g。

【适用病症】　偏头痛。症见头痛，呈搏动性头痛、钝痛、刺痛，反复发作；伴有恶心呕吐，舌暗、苔薄白，脉弦细或弦涩。证属风痰夹瘀者。

【用药方法】　每天 1 剂，水煎，取煎液 250 mL，分早、晚服。20 天为 1 个疗程。

【临床疗效】　本方治疗偏头痛 50 例，显效（头痛及伴随症状消失并连续保持 1 年以上，虽劳倦、外感而无复发者）27 例，有效（头痛消失，随访半年，遇劳倦、外感头痛及伴随症状轻微复发者）14 例；无效（服药期间头痛减轻、停药则头痛复发）9 例。总有效率 82%。

【验方来源】　杨俊龙. 芎芷辛葛汤治疗偏头痛 50 例［J］. 安徽中医学院学报，1994，13（1）：36 - 37.

按：作者认为本病的病机为本虚标实。其本在阴血不足，其标在风痰血瘀阻络，而芎芷辛葛汤正是针对风、痰、血瘀阻络的病机而设计的。方中川芎辛温入肝、胆、心包经，能上行头目，下行血海，散肝经之风，为治少阳经头痛之主药，既能搜风通络镇痛，又能助清阳之气而利窍，用量宜大，一般为 15～20 g，对痛虽减而不止者，可增至 30 g而取效；白芷能通窍去湿，疗风行血，止头痛；细辛破痰利水道，止诸阳头痛；葛根“疗伤寒中风头痛”。本方不足之处是未对阴血不足之本用药，可合用四物汤。

祛风通络汤

【药物组成】　防风 12 g，荆芥 10 g，白芷 9 g，羌活 12 g，细辛 5 g，川芎 30 g，白芍 20 g，白附子 9 g，蜈蚣 2 条，全蝎 10 g。

加减：气血亏虚型，加当归 12 g，白芍 15 g；痰浊上扰型，加法半夏 10 g，陈皮 6 g，茯苓 15 g；肝阳上亢型，加石决明 30 g，菊花 15 g；肝肾阴虚型，加枸杞子 12 g，何首乌 12 g；血瘀型，加赤芍 9 g，红花 10 g；风寒型，加吴茱萸 5 g，荜茇 3 g；风热型，加菊花 15 g，栀子 12 g。

【适用病症】　偏头痛。症见头痛或左或右，周期性发作，每遇冷风、劳累等诱发；常伴有恶心、怕风，舌淡或紫暗，脉弦细。证属风痰阻络，气滞血瘀者。

【用药方法】　每天 1 剂，水煎 2 次，共取药液 400 mL，早、晚各服 200 mL。10 剂为 1 个疗程。

【临床疗效】　本方治疗偏头痛 258 例，治愈（头痛消失，各项检查正常）197 例，好转（头痛减轻，发作时间缩短或周期延长，实验室检查有改善）51 例，无效（头痛症状无变化）10 例。总有效率 96.1%。

【验方来源】　丁超．自拟祛风通络汤治疗偏头痛 258 例［J］．安徽中医临床杂志，1998，10（3）：130.

按：本方以祛风活血药为主，佐以虫类药，药力强大，结合辨证加减，临床取效显著。

活血化痰搜风汤

【药物组成】 川芎 30 g，白芍 10 g，当归 15 g，制香附 6 g，白蒺藜 12 g，姜半夏 10 g，白附子 10 g，炒地龙 15 g，胆南星 6 g。

加减：阴虚者，加生地黄 20 g，女贞子 15 g；阳虚者，加桂枝 6 ~ 9 g，熟附子 6 ~ 9 g；气虚者，加黄芪 15 ~ 30 g，党参 15 g；血虚者，加炙黄芪 30 g，熟地黄 20 g，并加大当归剂量；便秘者，加大黄（后下）6 ~ 9 g；不寐者，加龙齿（先煎）30 g，夜交藤 30 g，炒枣仁 20 g；有热象者，加菊花 6 ~ 10 g，竹茹 6 g，黄连 3 ~ 6 g；痛甚者，加止痉散（全蝎、蜈蚣等分为末，吞服）3 g；耳鸣者，加石菖蒲 9 g，荷叶一角。

【适用病症】 偏头痛。症见反复头痛，与情绪变化、睡眠、劳累过度及月经等因素有关。头痛呈搏动性疼痛、刺痛、钻痛、钝痛，或左或右，常牵及巅顶痛、后枕痛、目眶痛；伴有恶心、呕吐痰涎、恶风等症状，舌质淡暗或有瘀斑，苔白或稍厚，脉弦细或弦滑。证属风痰瘀血阻滞经络者。

【用药方法】 每天 1 剂，水煎，分 2 ~ 3 次服。1 个月为 1 个疗程，最短 1 个疗程，最长 3 个疗程，以后每月连服 7 剂，善后半年。

【临床疗效】 本方治疗偏头痛患者 38 例，显效（头痛消失，停药后 1 ~ 2 年内无复发）20 例，有效（头痛减轻或间断时间延长）14 例，无效（头痛无明显好转）4 例。总有效率 89.5%。

【验方来源】 周曾绮. 活血化痰搜风法治疗偏头痛 38 例［J］. 上海中医药杂志，1998（8）：29.

按：偏头痛，中医称为头风。其病理与风、痰、瘀相关。头者，其位高巅，其像应天，即所谓“清阳在天”，容不得丝毫阴浊之邪上犯盘踞。故治疗应立活血化痰搜风法，药选川芎，为血中之气药，取其上窜脑络、祛除瘀血之力；佐姜半夏、胆南星、白附子化风痰，尤其白附子滑利脑络中之痰，使痰、瘀之阴邪祛散，清空得廓；加用虫类药搜风解痉止痛。诸药合用，共奏活血化痰止痛之效。

息痛汤

【药物组成】　天麻 9 g，蝉蜕、钩藤、僵蚕、地龙各 12 g，白芍 18 g，葛根 30 g，川芎、制白附子、甘草各 6 g。

加减：痛甚者，加全蝎 3 g，胆南星 6 g；呕恶者，加法半夏 12 g；血虚便秘者，加生地黄 20 g，肉苁蓉 12 g；郁热烦躁者，加栀子 12 g，牡丹皮 10 g；焦虑失眠者，加酸枣仁 12 g，夜交藤 15 g。

【适用病症】　偏头痛。症见头痛反复发作，头胀欲裂；伴恶心呕吐，甚至面色苍白，肢体麻木，舌质淡或淡胖，苔白或白厚，脉弦或弦滑。证属风痰阻络者。

【用药方法】　每天 1 剂，水煎 2 次，分早、晚服。3 天为 1 个疗程。嘱忌辛辣，避风寒，调情志。若头痛与经期有关，在每次月经来潮后第 19 天开始服四物汤加葛根 20 g，连服 7 剂，以预防发作。

【临床疗效】　本方治疗偏头痛 30 例，痊愈 15 例（3 天内诸症消失，随访半年未复发者为临床治愈），好转 12 例（若 3 天内疼痛基本消失，随访半年，偶有发作，服本方仍能迅速控制者为好转），无效 3 例（若超过 3 个疗程或观察 6 个月，仍有多次发作者为无效）。总有效率 90%。

【病案举例】 丁某，女，37岁。主诉：发作性头痛16年。此次发作3日。自21岁开始，经常有额角部及太阳穴处疼痛，或左或右，以左为著。痛甚则欲裂，牵引巅顶，难以忍受。发作时面色苍白额汗出，四肢冷，并有恶心呕吐，近年来发作频繁，每月数次。自服去痛片、麦角胺咖啡因片等无效。曾行颅脑CT检查，未见异常。脑血流图报告左侧脑血管痉挛。诊见：面色苍白，手指凉，心肺听诊阴性，腹平软，肝脾肋下未触及，神经系统未检出异常，苔白厚，脉弦。诊断为偏头痛。证属风痰阻络。治拟驱风祛痰、通络息痛。处方：天麻9 g，钩藤、蝉蜕、僵蚕、地龙、法半夏各12 g，白芍18 g，葛根30 g，甘草、制白附子、川芎、胆南星各6 g，全蝎3 g。服药3剂，头痛消失；继服3剂，以巩固疗效。随访半年，偶有发作，自取原方即能痛止。

【验方来源】 姜阳丹. 息痛汤治疗偏头痛30例［J］. 陕西中医，1997（9）：398.

，**按**：本病头痛，或轻或重，或左或右，多由诱因触发，常伴恶心呕吐，甚至面色苍白，肢体麻木，一般由风痰阻遏经络所致。方中天麻、钩藤、蝉蜕、僵蚕、地龙、白附子能解痉息风，祛痰镇痛；重用白芍、甘草、葛根以养血柔痉，缓急止痛；川芎能活血、祛风、止痛。诸药合之，有驱风祛痰、通经息痛之功。

小白附子汤

【药物组成】 小白附子30 g，天麻15 g，川芎20 g，藁本10 g，白芷 10 g，桂枝 10 g，白芍 10 g，法半夏 12 g，茯苓15 g，陈皮6 g，薤仁10 g，羌活10 g，甘草6 g，大枣6 g，生姜6 g。

加减：两侧太阳穴痛者，加柴胡；巅顶痛者，加防风，重用藁本；前额连及眉骨痛者，重用白芷；后脑连颈项痛者，加葛根，重用羌活；妇女月经前后头痛者，加柴胡、香附、当归，重用杭芍；头痛且胀，痛如针刺或头部外伤史者，加丹参、桃仁、红花；头痛昏闷者，加蔓荆子、夏枯草、栀子；兼气血虚弱者，加党参、阿胶、枸杞子；兼恶心欲呕，痰浊上犯者，加陈皮、法半夏、茯苓。

【适用病症】　偏头痛。症见头痛，呈胀痛、刺痛、跳痛、昏闷痛，反复发作；常伴面色潮红或苍白，头晕烦躁，恶心欲呕，畏光流泪，舌质淡或舌红、苔白，脉弦或弦滑。证属风痰瘀阻经络者。

【用药方法】　每天 1 剂。小白附子用开水先煎 1 h，再入其他药煎 25 min，煎 3 次，共取药液 600 mL，分早、午、晚温服。服药期间忌食生冷食物。连续服药 7 天。

【临床疗效】　本方治疗 76 例偏头痛，治愈（临床症状消失，半年内无反复）24 例，显效（头痛消失，半年内偶有小反复）26 例，有效（头痛明显减轻，有反复）20 例，无效（头痛减轻易反复或无变化）6 例。总有效率 92. 11％。

【验方来源】　张广麒. 小白附子汤治疗偏头痛 76 例［J］. 云南中医学院学报，1998（3）：30.

按：本方为风邪入侵、痰湿瘀阻头部经络而设。方中小白附子最善行于头面，具有祛风、化痰、止痉之效；川芎是治疗各种头痛的要药，活血化瘀，行气止痛；桂枝温经络，通血脉，治顽疾；天麻、白芷、羌活、藁本祛风止痛，不论风寒、风热、风湿皆可用之；白芍具有养血活血，柔肝缓急之效，还能敛阴和营，防止诸药升散太过。全方合用，能祛风通络、散寒除湿、化痰逐瘀止痛。现代药理研究表明，本方的镇痛、镇静作用极强，有显著缓解头痛的效果。

泽　麻　汤

【药物组成】　泽泻 30 g，白术 10 g，天麻 10 g，钩藤 30 g，制全蝎 6 g，制僵蚕 8 g，炙甘草 5 g，白芍 30 g。

加减：气虚头痛者，加党参 10 g、黄芪 10 g；血虚者，加制何首乌 9 g；肝肾亏虚者，加女贞子 10 g，旱莲草 10 g；痰湿呕吐者，加石菖蒲 5 g，姜半夏 6 g；巅顶头痛者，加天门冬 9 g，熟地黄 9 g，生晒参 6 g；眉棱骨痛者，加羌活 5 g，防风 5 g，白芷 5 g；痛偏后脑为太阳头痛者，加羌活 5 g，生麻黄 5 g；阳明头痛者，加葛根 15 g，升麻 5 g；少阳头痛者，加北柴胡 6 g，枯黄芩 10 g。

【适用病症】　偏头痛。症见头痛反复发作，每遇劳累或情绪波动时发作或加剧。疼痛特点以痛有定处，或昏或胀，或跳痛，或痛如锥刺；伴有恶心呕吐等，舌红或舌有瘀斑、脉弦或细涩。证属风瘀痰湿，阻滞经络者。

【用药方法】　每天 1 剂，水煎，分早、晚服。10 天为 1 个疗程。

【临床疗效】　本方治疗头痛 67 例，治愈（头痛消失，停药半年无复发）43 例，显效（头痛发作明显减少，头痛程度减轻，随访半年病情稳定）15 例，有效（头痛有所减轻，发作次数减少）6 例，无效（头痛未减，病情无变化）3 例。总有效率 95.5%。

【病案举例】　患者，女，36 岁。自诉头痛反复发作 3 年，疼痛以两侧为主，痛如针刺；伴眩晕、呕吐、失眠，每遇情绪波动或劳累后加重，经多方中西药治疗无显效。因头痛加重，遂来求诊。诊见：患者头痛如锥刺，眩晕欲呕，眼前闪光，厌恶噪声，不思饮食，大便干结，小便短赤，舌红苔薄黄，脉弦数。经脑电图检查示：脑动脉供血不足。诊断为偏头痛。证属痰瘀互阻，日久化热之象。治宜平肝清热、化痰逐瘀。以泽麻汤加柴胡6 g，黄芩10 g，姜半夏6 g。共服10剂，头痛痊愈。随访半年未复发。

【验方来源】 翁旭生．泽麻汤配合西药治疗慢性头痛67例临床体会［J］．实用中西医结合杂志，1998（3）：265.

按：头痛病机相当复杂，外感风、寒、热、湿邪，内伤血虚、气虚、肝火痰浊和寒厥等均可致头痛。其治疗原则不外平肝滋阴、补气养血、去瘀化痰，泽麻汤中泽泻、白术化气除痰定眩；天麻益气去瘀；钩藤疏肝解痉止痛；白芍平肝解痉，柔肝滋阴，缓急止痛；制僵蚕、全蝎祛风止痛；甘草协调诸药。诸药合用，使风、瘀、湿俱去，头痛得止。

五、风瘀阻络证

头痛速愈汤

【药物组成】 川芎30 g，生地黄20 g，白芷、僵蚕、当归各10 g，细辛4 g，全蝎、甘草各6 g，蜈蚣2条。

加减：伴眩晕者，加天麻10 g；伴烦躁易怒者，加龙胆草6 g。

【适用病症】 偏头痛。症见头痛反复发作，痛如针刺或跳痛；常伴恶心欲呕，舌质淡或紫暗，脉弦细或弦涩。证属风瘀阻络者。

【用药方法】 每天1剂，水浓煎2次，共取药液约1 000 mL，分早、晚服，4天为1个疗程。

【临床疗效】 本方治疗偏头痛43例，痊愈（头痛症状完全消失，半年以内未复发）23 例，好转（头痛明显减轻，发作次数减少）18 例，无效（头痛未减轻）2 例。总有效率 95.3%。

【病案举例】 许某，男，41 岁。右侧头部胀痛 5 年，每月发作 3～4 次，每次持续时间 1～2 日，疼痛剧烈，难以忍受；发作前有先兆症状，服中西药物不能完全缓解。诊见：血压 18.4/12 kPa，眼底检查阴性，脑血流图查示脑血管痉挛伴供血不足。诊断为偏头痛。证属风瘀阻络。治宜祛风通络止痛。给予头痛速愈汤 1 个疗程。服药 2 剂后头痛即缓解，此后复查脑电图、脑血流图均正常。随访 1 年，未再发作。

【验方来源】 何景贤. 头痛速愈汤治疗偏头痛 43 例 [J]. 陕西中医，1997，18（12）：556.

按：古人有“头痛必用川芎”之说，本方即以川芎为主药，行气活血，通络止痛，且其量大力洪；白芷、细辛辛温芳香，开窍止痛，能加强川芎行气活血止痛之功效；全蝎、蜈蚣均为虫类药，具有较好的息风解痉、通络止痛功效，能搜剔络中深处之邪；生地黄、当归、甘草能益气养血，扶助正气，防川芎辛温耗气太过。诸药合用，共奏行气活血、解痉止痛之效。

消痛胶囊

【药物组成】 川芎 10 g，白芷 10 g，蔓荆子 12 g，全蝎 6 g，蜈蚣 2 条，延胡索 10 g，天麻 10 g，细辛 3 g，柴胡 12 g。

【适用病症】 偏头痛。症见头痛，呈跳痛、胀痛、锥刺样痛等；伴有恶心呕吐，与紧张、情绪、气候等变化有关，舌质紫暗，脉弦或涩。证属风瘀阻络，肝风上扰者。

【用药方法】 研末，装胶囊。每次服 5～6 粒，每天服 3 次，饭后服。30 天为 1 个疗程。

【临床疗效】 本方治疗偏头痛 158 例，痊愈（头痛症状完全消失，随访半年未见复发）65 例，显效（头痛症状明显改善，但有明显诱因时，可有头部轻微不适，不需服药能正常工作）49 例，好转（头痛症状减轻，发作次数减少）38 例，无效（治疗前后头痛无明显减轻）6 例。总有效率 96.2%。

【验方来源】　邢萍．消痛胶囊治疗偏头痛 158 例临床研究［J］．河北中医，1996，18（5）：10.

按：风、火、痰等病理因素，均可致血行缓滞，瘀阻脑窍，从而导致偏头痛的发生。故治疗上以活血通络、祛风止痛、息风止痉为主，方中以川芎、延胡索活血化瘀，通络止痛；蔓荆子、白芷、细辛、柴胡入太阳、阳明、少阳经，辛温发散，宣通阳气，祛风止痛；佐以白芍、甘草养血柔肝，缓急止痛，并可防辛散伤阴；全蝎、蜈蚣、天麻息风解痉，能搜逐经络之风邪瘀血。

清上蠲痛汤

【药物组成】　麦冬 5 g，黄芩 4 g，羌活、独活、防风、当归、苍术、川芎、白芷各 3 g，蔓荆子、菊花各 2 g，细辛、甘草各 1 g，生姜 0.5 g。

加减：左边痛者，加柴胡 3 g，红花 3 g；右边痛者，加葛根 3 g，黄芪 2 g；气血两虚者，加生地黄 3 g，黄芪 3 g。

【适用病症】　偏头痛。症见发作性偏侧头痛，劳累、情绪及月经周期诱发或加重；多伴有恶心呕吐、羞明、出汗、面色苍白或青紫，舌质紫暗，脉弦涩。证属风瘀阻络，肝肾不足者。

【用药方法】　每天 1 剂，水煎，分午、晚服。10 天为 1 个疗程。

【临床疗效】　本方治疗偏头痛 168 例，痊愈（头痛症状完全消失，停药 3 ~6 个月未复发）121 例，好转（头痛明显减轻，发作次数减少）39 例，无效（无明显缓解）8 例。总有效率95.23%。

【验方来源】 林庚庭．清上蠲痛汤治疗偏头痛168例［J］．中医研究，1998，11（3）：26－27.

按：清上蠲痛汤为明代龚廷贤《寿世保元》中所载方剂，其组方特点是用药量极轻，总重36 g左右，乃取其轻清引经之用。方中细辛、防风、川芎、白芷、羌活、独活、苍术、蔓荆子等皆为散风舒气之品，气行则血行；麦冬养阴血，且能引气下行；当归养血活血，化头部之血瘀；川芎为血中气药，走而不守，可上行巅顶，下彻血海，旁达四肢，为头痛之圣药；因“瘀久化热”，故用黄芩清解里热，是补虚治本的妙方。

丹芎化瘀汤

【药物组成】 蔓荆子20 g，柴胡、红花、甘草各10 g，丹参、香附各30 g，川芎、羌活各15 g，白芷、藁本各12 g，桔梗5 g。

加减：头晕者，加菊花、泽泻、仙鹤草；头痛剧烈者，加全蝎、蜈蚣。

【适用病症】 偏头痛。症见头痛起病突然，痛如针刺或跳痛，痛止如常人，舌质暗，苔薄，脉弦细或涩。证属风瘀头痛者。

【用药方法】 每天1剂，水煎服。10天为1个疗程。

【临床疗效】 治疗偏头痛41例，痊愈（治疗1个疗程后头痛消失，2个月无头痛发作）37例，有效（头痛程度明显减轻，发作次数减少一半以上）3例，无效（未达到有效标准者）1例。总有效率97.5%。

【验方来源】 王延丰，赵影．丹芎化瘀汤治疗偏头痛41例［J］．天津中医，1998，15（2）：74－75.

按： 作者认为，偏头痛在临床上是一种比较顽固的病症，其病机与瘀血阻络、风邪致病有关，必须选用活血通络、祛风止痛之品。方中川芎入少阳厥阴经，其性升散，止行头目，活血行气以止痛，为治头痛之要药；配以丹参、红花祛瘀通络止痛；香附疏肝理气止痛；柴胡疏肝解郁；羌活、蔓荆子入太阳经，祛风通络；白芷入阳明经，能祛风止痛；藁本专治巅顶之痛；桔梗为药之舟楫，载药上行，直达病所，甘草调和诸药。诸药合用共奏活血疏风之效。

镇　痛　饮

【药物组成】　川芎、细辛、白芷、防风、全蝎、当归、蜈蚣、僵蚕、三七粉、丹参。(原方无剂量)

加减：肝阴不足、肝阳上亢者，加白芍、枸杞子、钩藤、菊花；肝热上扰、肝胆火盛者，加山栀子、牡丹皮、龙胆草；痰浊中阻，干呕、吐涎者，加法半夏、白术、天麻。

【适用病症】　偏头痛。症见头痛反复发作，伴恶心呕吐，神疲懒言，不思饮食，有时性情急躁，舌质红暗，苔薄黄少津，脉沉弦。证属风瘀阻窍者。

【用药方法】　每天 1 剂，水煎 2 次，共取煎液 400 mL，分早、晚服。1 个月为 1 个疗程。

【临床疗效】　本方治疗偏头痛 60 例，经 1 ~ 3 个疗程的治疗，痊愈（头痛症状完全消失，随访 1 年未复发）10 例，显效（头痛消失，偶有复发但较前明显减轻）25 例，有效（头痛基本消失或减轻，发作次数减少或发作时间明显缩短者）20 例，无效（治疗 3 个疗程，头痛不缓解仍继续发作者）5 例。总有效率 91.7 %。

【病案举例】　王某，女，36 岁。阵发性头痛 3 年。头痛偏于右侧，为抽掣样疼痛。经检查血液流变学、血脂及头颅 CT 等均属正常。脑血流图示：双侧波幅不对称，右侧脑血管紧张度增强。诊断为偏头痛。予尼莫地平、盐酸氟桂利嗪、谷维素等西药治疗无效，前来就诊。诊见：患者痛苦面容，双手抱头，头膝蜷缩一团，诉右偏头剧痛，难以忍受；伴右眼胀痛。神疲懒言，不思饮食，舌质红暗、苔薄黄少津，脉沉弦数。证属肝火上炎，风瘀阻络。治宜清泄肝火、散瘀通络止痛。遂投镇痛饮加栀子 12 g，牡丹皮 12 g，龙胆草 10 g。服 7 剂后复诊：诉服药后头痛大减，右眼痛基本消失。继服前方。共服药 30 余剂，头痛及伴随症状均消失。随访 1 年，未见复发。

【验方来源】 刘桂双. 镇痛饮治疗偏头痛 60 例疗效观察［J］. 天津中医，1998，15（2）：70－71.

按：头为诸阳之会，精明之府，又为髓海所在，凡五脏六腑之精气皆上注于头。如脏腑直接或间接地影响头部，导致气血逆乱，清阳不升，浊阴不降，发为头痛。本方以川芎行气活血，化瘀通滞，祛风止痛，配合三七其行血之功尤显，以期通则不痛，经络通畅；细辛、防风辛温走窜，散头风，通关利窍；白芷配川芎增强利窍行血之功；僵蚕、全蝎、蜈蚣能搜风通络，解痉止痛，是治疗头痛经久不愈不可缺少之药；当归、丹参行血活血、化瘀止痛。诸药合用共奏疏风通络，活血化瘀，理气止痛之功。

川芎止痛汤

【药物组成】 柴胡 10 g，川芎 10～30 g，白芍 12 g，细辛 3～6 g，茺蔚子 12 g，牛蒡子 12 g，甘草 6 g。

随证型加减：风寒外袭型，加荆芥 12 g，葛根 12 g，藁本 12 g；痰浊上犯型，加法半夏 12 g，胆南星 10 g，橘红 12 g；瘀血阻络者，加赤芍 12 g，桃仁 12 g，红花 12 g；肝气郁滞者，加香附 12 g，郁金 12 g，枳壳 12 g；肝肾阴虚者，加生地黄 12 g，女贞子 15 g，旱莲草 15 g；气血虚弱者，加党参 12 g，黄芪 15 g，阿胶 10 g（烊化）；肝阳上亢者，加菊花 12 g，石决明 15 g（先煎），钩藤 15 g，龙胆草 10 g。

随症加减：夜寐不安加生龙骨、生牡蛎各 30 g（先煎）、炒酸枣仁 15 g；伴恶心呕吐加旋覆花 12 g，代赭石 15 g，法半夏 12 g；伴眩晕加天麻 12 g，泽泻 12 g，白术 10 g，法半夏 12 g；伴口渴、便秘、苔黄加生石膏 15 ~ 30 g（先煎），生大黄 3 ~ 10 g（后下）；拘挛掣痛加全蝎 6 ~ 12 g，蜈蚣 3 条，僵蚕 10 g；跳痛重加羚羊角粉 0. 3 ~ 0. 6 g（冲服）；疼痛剧烈加羌活 10 g，延胡索 12 g；痛有定处加牛膝 15 g；血管扩张性头痛加贯众 15 g。

【适用病症】　偏头痛。症见头痛反复发作，痛有定处或呈针刺痛、跳痛；平素恶风，遇风头痛诱发或加剧；舌质暗或紫暗，脉弦细或弦涩。证属血瘀阻络者。

【用药方法】　每天 1 剂，水煎，分早、晚服。连续服用，直至病情缓解。

【临床疗效】　本方治疗偏头痛 86 例，服药 12 ~ 60 剂，痊愈（头痛发作控制，短期内无复发）41 例，好转（头痛明显减轻，发作次数减少）42 例，无效（头痛未减轻）3 例。总有效率 96. 5%。

【验方来源】　杨瑞平. 川芎止痛汤治疗偏头痛 86 例 [J]. 山东中医杂志，1997，16（10）：448.

按：偏头痛的中医病因多为六淫之邪外袭，导致气血逆乱、络道阻遏，瘀、风、痰、火、虚是其发病机制，其中尤以血瘀阻络为主，因此川芎定痛汤以川芎为主药，用量大，活血化瘀；白芍和营养血，缓急止痛；配以柴胡、牛蒡子、茺蔚子等疏风祛湿；细辛温经止痛；甘草调和诸药。具体治疗时随症加减，标本兼顾。此外，保持心情舒畅，注意饮食起居，消除精神紧张、过度疲劳等诱发因素，应对巩固疗效、预防发作起到重要的作用。

芎柴宁痛汤

【药物组成】　川芎 30 g，柴胡 10 g，当归 10 g，细辛 4.5 g，白芷 10 g，白芍 15 g，牛膝 15 g，甘草 6 g。

加减：阳亢者，加龙骨、牡蛎、石决明、钩藤、菊花；肝火者，加龙胆草、栀子、黄芩、夏枯草；血瘀者，加丹参、桃仁、红花；风寒者，加藁本、羌活等。

【适用病症】　偏头痛。症见头痛反复发作。遇风、劳累、紧张等诱发。头痛呈跳痛、胀痛、针刺样痛，伴有恶心呕吐、眩晕、羞明，舌质暗或有紫斑，脉弦细或弦涩。证属风瘀阻滞脑络者。

【用药方法】　每天 1 剂，水煎，分早、晚服。对阴虚火旺，血虚气弱者慎用本方。

【临床疗效】　服药 5 剂后判断疗效，治疗偏头痛 72 例，显效（症状和体征完全消失，半年内无发作）39 例，好转（症状和体征基本消失，半年内有发作，但临床症状减轻，持续时间缩短，间歇期延长）24 例，无效（头痛减轻易反复或无变化）9 例。总有效率 87%。

【病案举例】　陈某，女，33 岁。患者单侧太阳穴疼痛反复发作 5 年，时轻时重，重时不能正常工作，经县医院西医检查诊断为“偏头痛”，服过谷维素、麦角胺咖啡因、止痛片等，效果不佳。近因头痛发作而就诊。诊见：右侧颞部疼痛剧烈，跳痛难忍，痛连眉梢；兼见面色苍白，恶心，欲呕，胸闷，视物模糊等，舌淡边有瘀点、苔白，脉弦。证属风邪入络久稽，瘀阻脑络所致。治以祛风活血、通络止痛。处方：川芎 30 g，柴胡 10 g，白芍 15 g，白芷 10 g，当归 10 g，细辛 4.5 g，牛膝 15 g，法半夏 10 g，竹茹 15 g，全蝎 3 g（研末冲服）。复诊：连服 3 剂后，头痛大减，恶心胸闷消失。守原方去法半夏、竹茹、全蝎，继服 6 剂，痊愈。随访 1 年未见复发。

【验方来源】 曹九福，陈弘. 芎柴宁痛汤治疗偏头痛 72 例 [J]. 福建中医药，1995（3）：50.

按：本方亦为风瘀头痛而设，在临床很常见。方中川芎，辛温走窜，走而不守，既能活血祛瘀通络，亦能行血中之气滞，但大量应用时，配伍中宜加入阴柔之品，如本方中的白芍、牛膝等，以防其燥烈之性；柴胡、白芷、细辛辛散理气，一走少阳，一进阳明，一入少阴，助川芎、当归行气活血，亦具有祛风通络之效，气血通达则诸痛消除；白芍、牛膝养血平肝，以缓肝气上逆；甘草调和诸药。诸药合用，共奏活血通络、祛风止痛之功。

芎蜈散偏汤

【药物组成】 川芎 30～45 g，全蝎 3～5 g，蜈蚣 3～5 g，白芷 10 g，赤芍、白芍各 10 g，炒柴胡 10 g，细辛 3～5 g，徐长卿 15 g，防风 10 g，当归 10 g，木瓜 10 g，川牛膝 10 g，甘草 5 g。

加减：风寒头痛者，去白芍、川牛膝，加羌活、荆芥等；风热头痛者，加薄荷、桑叶、菊花等；风湿头痛者，加藿香、藁本等；痰浊头痛者，加法半夏、胆南星、天竺黄等；瘀血头痛者，加桃仁、红花等；肝阳头痛者，加石决明、明天麻、代赭石等；肝郁头痛者，加佛手片、青皮、陈皮、香附等；血虚头痛者，加黄芪、当归、阿胶等；气虚头痛者，加党参、白术等；肾虚头痛者，加山萸肉、枸杞子、炙龟板等；肝胆火旺者，加龙胆草、炒黄芩、炒山栀等；项强不和者，加桂枝、葛根等。

【适用病症】 偏头痛。症见偏侧头痛，开始表现为钝痛，加重时为搏动性跳痛，然后呈持续的剧烈疼痛；伴头晕目眩，恶心呕吐，舌质暗或紫暗，脉弦或弦细。证属风瘀阻络者。

【用药方法】 每天1剂．水煎，分3次服。连用20天为1个疗程。

【临床疗效】 本方治疗偏头痛68例，经服药1个疗程后，治愈（头痛及其伴随症状完全消失，随访1年未复发）31例，显效（头痛及伴随症状基本消失，随访1年偶有发作）20例，有效（服药1个疗程头痛发作次数减少，头痛程度减轻，持续时间缩短，但停药后近期内复发）12例，无效（头痛无改善，伴随症状不减轻）5例。总有效率92.6%。

【病案举例】 申某，女，52岁。患右侧头痛，反复发作已14年，每因劳累或思虑过度而诱发。发作时疼痛连及巅顶、前额、眉梢，难以睁目；伴有恶心呕吐，头目眩晕，形瘦神疲，心慌气短，纳谷减少。经CT检查头颅未见异常，脑地形图检查提示右脑半球血管痉挛。曾服多种镇静、止痛西药，取效一时；也服过不少中药罔效。诊见：神志清楚，眼底无异常，血压13.3/10 kPa；头痛如劈，用拳击头；两目发黑，口吐清涎，四肢不温，苔薄白，脉弦细。诊断为偏头痛。证属风瘀痰湿，阻滞经络。治宜疏风活血、祛湿化痰。投以芎蜈散偏汤。服药4剂疼痛即止，嘱怡情悦志。随访1年，未再复发。

【验方来源】 戴金梁，李耀谦．芎蜈散偏汤治疗偏头痛68例［J］．江苏中医，1997（6）：9.

按：芎蜈散偏汤中，川芎为主药，剂量用至30～45 g，量大力专，活血化瘀；配以赤芍、白芍、当归养血活血，可防川芎耗气伤阴；防风、白芷祛风止痛；全蝎、蜈蚣、木瓜等搜风通络，息风止痛；细辛、徐长卿长于止痛；柴胡疏肝解郁。诸药合用，风消、瘀除、痰祛、痛止。

自拟定偏汤

【药物组成】 全蝎 3 g，蜈蚣 5 g，僵蚕、地龙各 10 g，川芎 8 g，天麻 10 g，葛根 8 g。

加减：偏风寒者，加细辛、吴茱萸、防风；偏风热者，加菊花、连翘；血虚者，加当归、熟地黄；由情志因素诱发者，加白芍、柴胡；由劳倦诱发者，加黄芪；呕吐严重者，加姜竹茹。

【适用病症】 偏头痛。症见头痛反复发作，常偏于一侧，呈搏动性痛；发作时伴恶心、呕吐，间歇期如常人；舌质暗淡或紫暗，苔薄白，脉弦细或弦涩。证属风瘀头痛者。

【用药方法】 每天 1 剂，水煎，分早、晚服。10 天为 1 个疗程。

【临床疗效】 本方治疗偏头痛 18 例，治愈（2 个疗程内头痛及伴随症状均消失，随访 1 年未发）9 例，显效（2 个疗程内头痛及伴随症状消失，随访半年未发）6 例，好转（ 2 个疗程内头痛等症缓解，半年内有复发）2 例，无效（服药 2 个疗程，症状无缓解）1 例。总有效率 94. 4% 。

【验方来源】 吴松年. 自拟定偏汤加减治疗偏头痛［J］. 江苏中医，1994，15（8）：17.

按：临床上，相当部分的偏头痛症状特点，与中医风瘀证相似。故本方以全蝎、蜈蚣、僵蚕、地龙搜风通络，川芎活血通络，天麻息风祛风，并配以升清通络的葛根，共收活血祛风定痛的功效。

活血搜风汤

【药物组成】 川芎、白芍各 15 ~ 30 g，赤芍 15 ~ 20 g，红

花、全蝎各 9 g，蜈蚣 1 ~ 2 条，天麻 10 ~ 15 g，细辛、甘草各 3 ~ 6 g。

加减：凡因感受风寒而触发者，为兼风寒外袭，主方中加荜茇、白芷、葛根；如头痛头昏，身重困倦，脘闷纳呆，呕吐痰涎，苔白厚腻者，为兼痰浊中阻，主方中加法半夏、白术、茯苓；如头痛如裂，面红目赤，易怒，口苦口干者，为兼肝火上扰，主方中加钩藤、牛膝、龙胆草；如因情志波动而诱发或为月经性偏头痛者，为兼肝气郁滞，主方中加柴胡、香附；如头痛隐绵，日久不愈，伴头晕乏力，面色少华者，为兼气血不足，主方中加黄芪、当归；如头痛眩晕，腰膝酸软，耳鸣失眠者，为肝肾阴虚，主方中加五味子、生地黄、炙龟板。

【适用病症】　偏头痛。症见头痛反复发作，部分伴发有先兆的偏头痛，在发作前驱期有先兆症状，如畏光、眼前闪光、幻觉、偏盲等；呈突然发作的一侧（也可双侧）搏动性头痛，或呈跳痛，可放射至颈及肩部；常伴恶心呕吐，畏光畏声，舌质暗或紫暗或有瘀斑、苔薄白，脉弦或弦涩。证属风邪内阻，瘀滞血脉者。部分患者有家族史。

【用药方法】　每天 1 剂，水煎 2 次，分早、晚服。10 天为 1 个疗程。

【临床疗效】　本方治疗偏头痛 58 例，治愈（头痛及兼证消失，脑血流图、脑电图复常，随访 1 年无复发）24 例，显效（头痛及兼证消失，脑血流图、脑电图复常，1 年内复发或随访不足 1 年）17 例，好转（头痛减轻，发作次数减少，脑血流图明显改善）11 例，无效（头痛及兼症无明显改善）6 例。总有效率 89.7%。

【病案举例】　辛某，男，38 岁。自诉右侧头痛半年余，每于情绪波动及脑力劳动后发作，发作时前数分钟为轻度钝痛，10 多分钟后逐渐加剧，呈搏动性疼痛，难以忍受；伴恶心、呕吐，眼前闪光，厌恶噪声，疼痛有时放射至颈、肩部。每次发作5～10 h不等。服用麦角胺咖啡因、地西泮可缩短疼痛时间，但服药后则出现腹痛。疼痛消失后一如常人。如此反复发作半年未愈，有偏头痛家族史。诊见：舌淡暗，脉弦涩；血压、心电图、血脂、眼底检查均无异常，头颅CT扫描未见颅内器质性病变，脑血流图示双侧波幅不对称，脑血管紧张度增高。西医诊断为：不伴先兆性偏头痛。证属风邪内阻，瘀滞血脉。治宜祛风止痛、活血通络。给予活血搜风汤加味：川芎、葛根各30 g，白芍20 g，天麻15 g，赤芍15 g，全蝎12 g，蜈蚣2条，细辛5 g，红花、香附各9 g，甘草6 g。3剂。二诊：右侧头痛由跳痛转为钝痛，疼痛程度明显减轻，其他伴随症状基本消失。效不更方，继服5剂。三诊：头痛完全消失。按原方药物比例，研为细末，每服9 g，每天3次，连服2个月余。随访2年，工作生活均正常，未见复发。

【验方来源】　蒋森，蒋芳莉. 活血搜风汤治疗偏头痛58例临床观察［J］. 新中医，1995，27（2）.

按：本方重用川芎，取其祛风止痛，活血通络之功；配以红花、赤芍、白芍加强活血化瘀之力；再加上全蝎、蜈蚣、天麻、细辛以助搜风通络之效。诸药相伍，祛风而不伤阴，活血而不破血，无明显毒副作用。

川　蔓　汤

【药物组成】　川芎15～45 g，蔓荆子20 g，防风10 g，独活10 g，桃仁10 g，赤芍10 g，全蝎6 g，僵蚕10 g，法半夏10 g，甘草6 g。

加减：伴失眠者，加夜交藤、炒酸枣仁；血管性头痛者，重用川芎，去桃仁，加丹参；头痛剧烈者，加全蝎、僵蚕研末冲服；耳鸣者，加栀子、磁石等。

【适用病症】 偏头痛。症见反复发作的搏动性剧烈头痛，伴恶心呕吐，头晕，眼胀、视物不清，失眠，舌苔薄白，脉弦。证属风瘀阻络者。

【用药方法】 每天 1 剂，水煎，分早、晚服。5 天为 1 个疗程，一般连续 2 ~ 3 个疗程。

【临床疗效】 本方治疗偏头痛 60 例，结果治愈 52 例，有效 4 例，无效 4 例。

【病案举例】 张某某，女，42 岁。阵发性头痛 3 年余，以右侧太阳穴痛甚，时轻时重，重时如锥刺状；伴恶心呕吐，头晕，时恶寒，眼胀及后颈部不适，睡眠极差。诊见：除上述症状外，舌苔薄白，脉象沉迟。诊为风瘀夹寒头痛。治以疏风散寒、通络止痛。以本方加炒酸枣仁 20 g，夜交藤 20 g。口服 2 剂症状减轻，继服 8 剂而愈。随访 1 年未见复发。

【验方来源】 魏坤，魏揖春. 川蔓汤治疗偏头痛 60 例临床研究［J］. 黑龙江中医药，1997（2）：36.

按：本方是以祛风、活血、通络为原则组方的。方中以川芎为主药，行血中之气，祛血中之风，上行头目之巅而通络；蔓荆子轻浮上行散头邪；防风为风中之润药；僵蚕、全蝎为虫类止痛药，搜风通络止痛；独活祛湿止痛；桃仁、赤芍活血祛瘀；法半夏降逆止呕；甘草调和药性。诸药合用，既能祛风除湿，又能通络止痛，病邪除而头痛止。

开郁通窍汤

【药物组成】 川芎、鸡血藤各 30 g，当归、羌活、僵蚕、菖蒲各 10 g，蝉蜕 6 g，细辛 3 g，白芷、白芍、丹参各 15 g。

加减：面白唇淡、脉沉细者加黄芪、党参、熟地黄；颈痛者，加葛根；舌红苔黄者，加钩藤、天竺黄；舌质紫暗者，加桃仁，红花；失眠者，加夜交藤、琥珀、远志；病程日久者，加地龙。

【适用病症】　适用于偏头痛。症见发作性头痛，呈搏动痛、胀痛、钻痛，多在额部两侧；伴畏光、流泪、恶心、记忆力减退等，舌暗红、苔薄白，脉弦。证属风瘀头痛者。

【用药方法】　每天1剂，水煎，分3次服。15天为1个疗程，病情好转，再服20天。

【临床疗效】　此方治疗偏头痛26例，治愈（主要症状及伴随症状全部消失，停药后3个月无复发）16例，有效（主要症状及伴随症状全部消失后3个月又复发者）8例，无效（病情无好转）2例。

【病案举例】　张某，女，26岁。右侧发作性头痛2年，复发1天就诊。诊见：右侧头痛，呈搏动性；伴恶心，多梦，舌暗红、苔薄白，脉弦。诊断为偏头痛。证属风瘀阻络。治宜行气活血、开郁通窍。方用开郁通窍方汤加丹参15 g，夜交藤、代赭石各30 g，琥珀（总服）5 g。3剂。二诊：头痛减轻，继服10剂。症状消失后，再服1个疗程以巩固疗效。随访3个月未复发。

【验方来源】　刘学兰. 开郁通窍汤治疗偏头痛26例［J］. 云南中医中药杂志，1996，17（6）：31－32.

按： 偏头痛的原因，现代医学多认为是脑血管的舒缩功能失调，引起血管的异常痉挛或持续扩张，导致血流障碍或阻滞。中医认为与瘀、风有关。本方以活血化瘀为主，佐以疏风止痛，以川芎为主药，剂量30 g，其药理作用与川芎挥发油、川芎内醛、川芎嗪等成分有关；石菖蒲开郁通窍，起画龙点睛之用。

川芎天麻汤

【药物组成】 川芎 30～40 g，细辛 9 g，白芍 15 g，天麻 15 g，羌活 12 g，白芷 15 g，地龙 12 g，醋延胡索 15 g，甘草 10 g。

加减：兼风寒表证者，加荆芥、防风；兼风热表证者，加薄荷、菊花；气血虚者，加黄芪、当归、熟地黄；伴眼睑下垂、偏瘫症状者，加僵蚕、全蝎、蜈蚣；恶心、呕吐者，加法半夏；兼见巅顶头痛者，加吴茱萸、藁本。

【适用病症】 偏头痛。症见头痛反复发作，遇风寒诱发或加重。头呈胀痛，或跳痛，或刺痛；伴恶心呕吐，面色苍白或青紫，舌淡或暗、苔薄白，脉弦或弦细。证属风瘀挟寒，阻滞经络者。

【用药方法】 每天 1 剂，水煎，分早、午、晚温服。1 周为 1 个疗程。

【临床疗效】 本方治疗偏头痛 84 例，治愈（头痛症状完全消失，随访 3 年未见复发）28 例，显效（头痛症状明显改善，偶有复发）28 例，有效（头痛发作次数减少，程度减轻，持续时间缩短）21 例，无效 6 例。

【病案举例】 赵某，女，33 岁。患剧烈搏动性头痛 3 年余，约 3 个月发作 1 次，每因生气而诱发。虽多方求医，疗效不佳。曾赴省某医院做 CT 等检查，均无异常发现，诊断为典型偏头痛。2 天前，因生气复发。病初起时两眼冒金花，视物不清，左侧头痛，继之满头疼痛如裂，呈阵发性发作，每次间隔 10 min 左右，伴随呕吐、胸胁满闷、肢体发凉、面色苍白、出冷汗，烦躁不安。诊见：舌质淡红、有瘀斑、苔薄，脉弦。证属气滞血瘀，络脉不通。治以理气活血、通络止痛。予川芎天麻汤加柴胡、青皮、法半夏。服药3剂，头痛锐减，肢体转温，呕吐消失，神志清静；再服2剂，头痛消失，行动如常人。继后再予30余剂，至今未复发。

【验方来源】 屈振廷. 自拟川芎天麻汤治疗偏头痛84例疗效观察［J］. 河南中医，1990（3）：21－22.

按：川芎天麻汤是为头痛属风寒和瘀血阻络证而设。方中川芎、醋延胡索活血化瘀，羌活、白芷、细辛辛散风邪，天麻、地龙逐风通络，白芍、甘草缓急止痛。内外合治，共奏活血化瘀，疏风通络之功。

六、痰瘀阻窍证

全蝎地龙汤

【药物组成】 全蝎3 g，地龙、天麻、僵蚕、钩藤、白蒺藜各12 g，白芷10 g，川芎6 g，丹参15 g。

加减：肝阳上亢者，加柴胡、黄芩、石决明、怀牛膝、白芍、杭菊；痰湿中阻者，加法半夏、白术、陈皮、茯苓、苍术；瘀阻经络者，加红花、赤芍、桃仁、牡丹皮；阴虚阳亢者，加知母、生地黄、黄柏、女贞子、旱莲草。

【适用病症】 偏头痛。症见一侧或双侧头痛，疼痛特点为搏动性或钻刺性痛，或见恶心欲呕。证属痰瘀阻络者。

【用药方法】 每天1剂，水煎，分早、晚服。1周为1个疗程。

【临床疗效】 此方治疗偏头痛60例，服药1个疗程后，痊愈（头痛症状完全消失，随访半年未见复发）34例，有效（头痛症状明显改善，随访半年无加剧）22例，无效（治疗后头痛症状不减或加重）4 例。总有效率 93. 3% 。

【验方来源】 项赛君. 全蝎地龙汤治疗偏头痛 60 例 [J]. 河北中西医结合杂志，1998 (11)：1785.

按：本方以疏风活血、通络止痛为主，其组方特点是以虫类药为君，配合川芎、丹参等药活血化瘀，临床可获良效。

芎芷二虫汤

【药物组成】 川芎 30 g，白芍 30 g，白芷 30 g，赤芍 15 g，羌活 12 g，全蝎 10 g，细辛 10 g，蜈蚣 2 条，代赭石 30 g（另包，先煎 30 min ）。

【适用病症】 偏头痛。症见头痛反复发作，有时剧烈跳痛难忍，影响饮食、睡眠；伴恶心、呕吐、心慌、出汗，舌质红、边尖有瘀点、苔白，脉弦数。证属痰浊血瘀，胃失和降者。

【用药方法】 每天 1 剂，水煎 2 次（第 1 次煎沸 15 min ，第 2 次煎沸 35 min ），将 2 次药液混合，分早、午、晚温服。7 天为 1 个疗程。

【临床疗效】 本方治疗偏头痛 68 例，痊愈（头痛症状完全消失，停药观察 30 日未复发）33 例，显效（头痛程度明显减轻，发作次数减少）18 例，有效（头痛减轻，发作次数减少）10 例，无效（无明显缓解）7 例。总有效率 89. 7% 。

【病案举例】 关某，男，28 岁。左侧头痛反复发作 3 年余。每月发作 1 ~3 次，持续 3 ~8 天。3 天前因加班疲劳后出现左颞部持续性胀痛，有时剧烈跳痛难忍，影响饮食、睡眠而就诊。诊见：伴恶心，呕吐，心慌，出汗，舌质红、边尖有瘀点、苔白，脉弦数。颅脑 CT 检查无异常。诊断为偏头痛。证属痰瘀阻滞清窍。治宜活血化瘀、化痰息风。予芎芷二虫汤加甘草 10 g，服 5 剂。二诊：服药后头痛明显减轻，上方川芎、白芷减量为 15 g，继服 5 剂，头痛消失。半年后随访，头痛未复发。

【验方来源】 刘继生，刘树鹏. 芍芷二虫汤治疗偏头痛 68 例疗效观察［J］. 山西中医，1996（3）：16.

按：本方中芍药、甘草有解痉、镇静、止痛、抗惊厥作用；川芎有抑制大脑皮层及扩张周围血管作用，抑制血小板聚集，善治少阳经、厥阴经头痛；白芷调节颅脑血管的舒缩功能，善治阳明经头痛；细辛善治少阴经头痛；羌活祛风散寒，善治太阳经头痛；全蝎、蜈蚣镇静镇痛；代赭石平肝、降逆、止呕。诸药配合，具有解痉、镇静、止痛之效。

通天止痛汤

【药物组成】 川芎、川牛膝、白芍各 30 g，当归、延胡索、钩藤、僵蚕、法半夏、胆南星、白附子、全蝎各 10 g。

加减：气虚者，加黄芪 30 g；热盛者，加黄芩 15 g；不寐者，加炒枣仁 30 g；易怒者，加柴胡 15 g；便秘者，加大黄 6 g。

【适用病症】 偏头痛。症见头痛反复发作，遇风、劳累、紧张时头痛加重或诱发。头痛剧烈；伴有恶心、呕吐、畏光，常有怕冷，舌质淡暗或紫暗或有瘀斑，苔白或稍腻，脉弦或涩或弦滑。证属痰瘀阻滞者。

【用药方法】 每天 1 剂，水煎分 2～3 次服。10 天为 1 个疗程，每月治疗 1 个疗程，共 4 个疗程。

【临床疗效】 本方治疗偏头痛 45 例，痊愈（头痛及兼证完全消失，停药 3 个月未复发）32 例，好转（头痛及兼症基本消失，停药 3 个月有复发，但发作次数减少，疼痛程度减轻）10 例，无效（治疗 3 个月，疼痛发作无改善者）3 例。总有效率 93. 33%。

【病案举例】 王某，女，36岁。发作性左侧头痛9年，加重1年，发作1天。患者每因情绪不畅而诱发，疼痛呈搏动性，伴恶心、呕吐、畏光和畏声，每年约发作5～7次，口服普通镇痛剂、安定能控制。1年前开始加重，发作频繁，几乎每月1次，疼痛剧烈，持续时间延长，难以忍受。曾到神经内科就诊，做脑血流图示时呈高血容量型，时呈低血容量型；做头颅CT等检查，排除器质性疾病，确诊为偏头痛。每次头痛发作需用酒石酸麦角胺肌内注射，口服盐酸奈福泮、盐酸氟桂利嗪等西药，并配合施以针灸方能控制。此次发作采用上述方法无效，患者十分紧张，遂来我院就诊。证属痰瘀阻滞清窍。治宜涤痰祛瘀通窍。方用通天止痛汤加味，经治疗1个月左右痊愈。随访1年未复发。

【验方来源】 欧亚龙．通天止痛汤治疗顽固性偏头痛45例［J］．实用中医药杂志，1999（4）：19.

按：通天止痛汤中以川芎为主药，活血化瘀，量大力专，是治疗头痛必不可少的一味药；配以白芍、当归、延胡索活血和营，祛瘀止痛；法半夏、胆南星、白附子涤痰通窍；钩藤、僵蚕、全蝎息风搜风，通络止痛。诸药合用，对偏头痛疼痛顽固、难以缓解者，疗效优良。

七、瘀血阻滞证

芎七芍芷汤

【药物组成】 白芷12 g，川芎15 g，三七6 g，白芍30 g，菊花10 g，蔓荆子10 g，生地黄20 g，僵蚕6 g，地龙10 g，甘草6 g。

加减：风寒者，加荆芥 15 g，细辛 5 g；风热者，加生石膏 30 g，竹叶 6 g；失眠者，加生龙骨、牡蛎各 30 g，夜交藤 20 g；大便秘者，加大黄 6 ~ 10 g；心烦易怒者，加柴胡 10 g，黄芩 10 g；恶心呕吐者，加姜半夏 10 g，竹茹 12 g；颠顶痛者，加藁本 15 g；视物模糊者，加枸杞子 15 g；血压高者，加夏枯草 12 g，怀牛膝 15 g。

【适用病症】　偏头痛。症见头痛反复发作，多位于一侧头痛，呈跳痛、针刺性痛；舌质紫暗，脉弦涩。证属瘀血阻络者。

【用药方法】　每天 1 剂，水煎，分早、晚服。10 天为 1 个疗程。

【临床疗效】　本方治疗偏头痛 36 例，痊愈（头痛症状完全消失，随访 2 年未见复发）24 例，好转（头痛症状明显改善）12 例。总有效率 100%。

【验方来源】　黄成远. 芎七芍芷汤治疗偏头痛 36 例体会［J］. 黑龙江中医药，1996（5）：32.

按：偏头痛反复发作，经久不愈，叶天士指出："初病在经，久痛入络，以经主气，络主血，则可知其治气治血之当然也……而辛香理气、辛柔和血之法，实为对待必然之理"。该方中白芍养血和营，入厥阴血分主降；川芎祛风活血止痛，入少阳气分主升；白芷辛温芳香，祛风通窍止痛；三七活血，菊花凉肝明目，蔓荆子清利头目，生地黄凉血养阴，配以僵蚕、地龙搜剔经络之风，可松透病根。

化瘀通络饮

【药物组成】　川芎 12 g，当归 10 g，丹参 15 g，白芷 10 g，僵蚕 10 g，蔓荆子 10 g，藁本 10 g，羌活 10 g，全蝎 4 g，蜈蚣 2 条，毛冬青 30 g。

加减：风寒偏重者，加防风、细辛；风热偏重者，加钩藤、石决明、菊花；伴失眠者，加柏子仁、酸枣仁；伴惊悸者，加远志、五味子；痰湿重者，加法半夏、胆南星；体质虚弱者，加黄芪、党参；寒凝重者，加熟附子、干姜、细辛。

【适用病症】　偏头痛。症见头痛反复发作，呈搏动性疼痛，疼痛可局限于一侧，或转至另一侧，或前额、眼眶为甚，或波及整个头部；伴有恶心、呕吐、羞明，舌质紫暗或有瘀斑，脉弦、脉细或细涩。证属瘀血阻络者。

【用药方法】　每天1剂，水煎服。7天为1个疗程。连服4个疗程评定疗效。方药用量根据患者年龄、性别、体质之不同而灵活应用。

【临床疗效】　本方治疗偏头痛96例，治愈（头痛症状完全消失，经1年随访无复发者）45例，显效（头痛症状基本消失或明显减轻者）26例，有效（头痛症状有不同程度减轻，发作次数明显减少，持续时间缩短者）21例，无效（治疗前后头痛症状无改变者）4例。总有效率95.8%。

【验方来源】　吴秀毅. 化瘀通络汤治疗偏头痛96例［J］. 上海中医药杂志，1999（5）：16.

按：头为诸阳之会，清阳之府，又为髓海之所在。凡五脏精华之血，六腑清阳之气，皆上注于头。故凡六淫之邪、内伤诸疾，导致气血逆乱，瘀阻经络，脑失所养，皆能导致头痛。故方中川芎、当归、丹参活血止痛，具有抑制血小板TXA_2（血栓素A_2）生成，对TXA_2的生物活性有直接拮抗作用，而对血管壁PGI_2（前列环素）生成则无影响，但对PGI_2生物活性有明显增强作用，并对血管平滑肌有解痉作用；全蝎、蜈蚣搜风逐血通络止痛；僵蚕息风豁痰；羌活、白芷、藁本、蔓荆子散风通络止痛；毛冬青引药上行，活血化瘀，缓急止痛。诸药合用共奏活血通络止痛之效。

芎葛汤

【药物组成】　川芎、葛根、白芍各 30 g，玄胡索 15 g，甘草 6 g。

加减：风寒者，加荆芥、防风、细辛、白芷、羌活；风热者，加桑叶、薄荷、金银花；肝阳上亢者，加代赭石、天麻、钩藤；肝肾阳虚者，加熟地黄、枸杞子、女贞子；气血双亏，劳则更甚者，加黄芪、党参、当归；痰湿偏盛者，加法半夏、竹茹、茯苓、白术；瘀血明显者，加丹参、乳香、没药、地龙。

【适用病症】　偏头痛。症见头痛反复发作，劳累、情绪紧张、心情不畅、月经前后等加重或诱发。头痛呈针刺痛、钻痛或搏动性疼痛，部位可一侧，也可双侧，或两侧交替；伴恶心、呕吐、眩晕、畏光厌声；舌质暗或有瘀斑、瘀点，脉弦或弦涩。证属瘀血头痛者。

【用药方法】　每天 1 剂，水煎服。10 天为 1 个疗程。

【临床疗效】　本方治疗偏头痛 30 例，痊愈（头痛及伴随症状消失，随访半年无复发）19 例，显效（疼痛强度减轻 2 级，伴随症状减轻，或发作次数或疼痛时间减轻 2/3 以上）7 例，有效（疼痛强度减轻 1 级，或发作间隔时间延长或头痛持续时间缩短，但不足 2/3）有效 4 例。总有效率达 100%。

【病案举例】　唐某，女，46 岁。右侧头部掣痛 10 年，痛如锥刺，每次发作持续 1 ~5 日，与月经周期有关，伴流泪汗出，记忆力减退。曾诊断为偏头痛，经卡马西平、桂利嗪、去痛片等治疗无明显好转，而求治中医。诊见：患者表情痛苦，头痛处固定如锥刺，舌质瘀紫，脉沉涩。询之 10 年前右侧头部曾有外伤史。据中医理论“有伤必有瘀”，辨证为瘀血头痛。治宜疏风活络、散瘀止痛。方用芎葛汤加丹参 15 g，乳香、没药各 6 g，当归 12 g，桃仁、地龙各 9 g，及引经药柴胡 12 g。服药 20 剂，头痛痊愈。随访至今未复发。

【验方来源】　刘煜．芎葛汤加减治疗偏头痛 30 例［J］．实用中医药杂志，1998（11）：16.

按：芎葛汤主要功效为活血化瘀。综合了现代药理学研究成果，方中川芎、葛根、玄胡索等均能扩张血管，改善微循环，抑制血小板聚集和抗血栓形成。葛根对痉挛血管有解痉作用，白芍中含的芍药苷有解痉、镇静、镇痛作用，玄胡索亦有镇痛作用，甘草具皮质激素样功效，可解痉、镇痛而达缓急止痛之功。诸药合用则可扩张血管，缓解血管痉挛，抑制血小板聚集，促进血液循环，改善脑组织的血液供应，从而达到活血化瘀、解痉止痛之效。

头　风　饮

【药物组成】　川芎 30 g，赤芍 30 g，蜈蚣 2 条，全蝎 6 g，白芷 10 g，柴胡 10 g，钩藤 10 g，威灵仙 10 g，白芍 30 g，甘草 10 g。

加减：兼鼻渊头痛，痛连目系者，加辛夷、细辛；兼牙龈痛，甚则面部抽搐者，加石膏、蝉蜕；兼外感风寒者，加荆芥、防风、细辛等；兼外感风热者，加薄荷、菊花、荆芥等；兼外感风湿者，加苍术、羌活等；兼瘀血阻络者，加桃仁、红花、乳香等；兼痰浊内盛、呕吐痰涎者，加法半夏、陈皮、天麻等；兼肝郁气滞者，加香附、郁金、白蒺藜；肝火上炎目赤者，加牡丹皮、栀子、龙胆草等；兼肝阳上亢者，加石决明、菊花、珍珠母等；兼肝肾阴虚，腰膝酸软者，加山萸肉、熟地黄等；兼心火亢盛，神烦不寐者，加黄连、酸枣仁等；兼气阴两虚者，加党参、熟地黄；兼气血两虚者，加党参、黄芪、当归等；兼阳虚寒凝者，加桂枝、羌活等；兼月经期头痛反复发作属肝肾阴虚者，加枸杞子、山茱萸、益母草、当归等；兼头晕目眩者，加泽泻、白术等；兼恶心呕吐者，加竹茹、法半夏等；头痛久治不愈者，加地龙，重用蜈蚣、全蝎。方中药物剂量可根据病情、体质和年龄、时令等增减。

【适用病症】　偏头痛。症见头痛反复发作，痛如针刺或跳痛或胀痛，痛处较固定；发作时伴有恶心、呕吐、畏光、眩晕等，舌质暗或有瘀斑、瘀点，脉弦细或弦涩。证属瘀血阻络者。

【用药方法】　每天1剂，水煎，分早、晚服。15天为1个疗程，用药期间停服其他药物。

【临床疗效】　本方共治疗偏头痛68例，痊愈（头痛及其他伴随症状均消失，随访1年无复发）38例；显效（头痛消失，偶有复发，但较前明显减轻，继续服药仍有效）15例；有效（头痛基本消失或减轻，发作次数减少或发作时间明显缩短）12例；无效（治疗3个月，头痛不缓减仍继续发作）3例。总有效率95.59%。

【病案举例】　孙某，女，39岁。患者反复发作左侧部头痛8年余，常因情绪波动而诱发，呈搏动性剧痛，伴恶心、呕吐、畏光、烦躁，每次发作持续2~3天方能缓解。经西医治疗效果不佳。诊见：面红目赤，舌质暗红、苔薄黄，脉弦。诊为偏头痛。证属瘀血阻络，兼有化热之象。治宜活血通络、祛风止痛、佐以清热。方用自拟头风饮加桃仁、红花、当归、香附、白蒺藜、郁金、栀子、竹茹、法半夏，每天1剂。7天后复诊，自诉服药2剂后头痛明显减轻，伴随症状亦消失；效不更方，守方再进7剂。服完药后，头痛及其他症状均消失而愈。随访2年未见复发。

【验方来源】　李伟．头风饮治疗偏头痛68例［J］．中国民间疗法，1999（6）：30.

按： 偏头痛不外由瘀、风、痰、火、寒、虚导致脉络瘀阻，不通则痛，或脉络失养，不荣则痛。治疗偏头痛总以活血为主，配以祛风平肝止痛之品。自拟方头风饮中以川芎活血行气，祛风止痛，又可引诸药上行头目，直达病所；赤芍祛瘀止痛，凉血活血，清肝明目；蜈蚣、全蝎搜风通络，解痉止痛，解毒散结；白芷辛温芳香，能上达通窍，散风寒，化湿浊；柴胡疏肝理气，解表和里；钩藤息风止痉，清肝热，平肝阳；威灵仙辛散善走，性温通利，能通行十二经，祛风除湿，通络止痛，消痰逐饮；白芍平肝敛阴养血，缓急止痛，即可柔肝解郁除烦，又能防止川芎等辛散之品太过伤阴，祛邪而不伤正；甘草可调和诸药，配白芍酸甘化阴养络，缓急止痛。全方共奏活血通络、祛风止痛、平肝潜阳、祛湿止痛之功。

活血化瘀止痛汤

【药物组成】 桃仁 15 g，红花 12 g，当归 15 g，川芎 30 g，生地黄 15 g，黄芩 15 g，白芷 15 g，延胡索 15 g，郁金 15 g，地龙 10 g，全蝎 8 g，黄芪 30 g。

加减：肝阳偏亢者，加天麻；高血压者，加钩藤；肾阴不足者，加熟地黄。

【适用病症】 偏头痛。症见头痛，痛如针刺，痛处不移，可因情志不畅、疲劳而诱发；舌质多紫暗或瘀斑，脉沉弦或沉涩。证属瘀血头痛者。

【用药方法】 每天 1 剂，水煎服。连用 2 周为 1 个疗程，停用 3 天，再进行第 2 个疗程。

【临床疗效】 本方治疗头痛 40 例，显效（服药 2 个疗程，疼痛消失）30 例，有效（服药 2 个疗程疼痛消失，停药后偶有发作，重服本方而有效）9 例，无效（服药 2 个疗程或加重者）

1 例。总有效率 97.5%。

【验方来源】 朱志成. 活血化瘀止痛汤治疗瘀血型头痛 40 例［J］. 实用中西医结合杂志，1995（10）：580.

按：本方为瘀血头痛而设，方中桃仁、红花、当归、川芎、延胡索、郁金等活血化瘀，解郁通络止痛；生地黄、黄芩养阴清热；白芷祛风止痛；地龙、全蝎息风通络止痛。全方活血之力强大，使瘀祛络通而痛止。

芎 芍 汤

【药物组成】 川芎 50 g，赤芍 20 g

加减：瘀血头痛者，加桃仁 10 g，红花 10 g，丹参 10 g；肾虚头痛者，加山萸肉 15 g，枸杞子 10 g，炙龟板 15 g；血虚头痛者，加当归 12 g，白芍 15 g，黄芪 20 g；痰浊头痛者，加厚朴 10 g，白术 10 g，茯苓 15 g；风寒头痛者，加白芷 10 g，藁本 10 g，羌活 10 g；前额、眉棱骨处阳明头痛者，加白芷 10 g；头之两侧，连于耳部之少阳头痛者，加柴胡 12 g；巅顶连目系之厥阴头痛者，加吴茱萸 15 g；头后部下连于项之太阳头痛者，加羌活 10 g；太阴头痛者，加苍术 10 g；少阴头痛者，加细辛 4 g。

【适用病症】 偏头痛。症见单侧或双侧头痛，呈胀痛，跳痛，刺痛，隐隐作痛；多伴头重头昏，目眩，恶心呕吐，纳差，眠差，舌质紫黯，脉弦涩等。证属瘀血阻络者。

【用药方法】 每天 1 剂，水煎，分早、晚服。20 天为 1 个疗程。

【临床疗效】 本方治疗偏头痛 42 例，1 个疗程后，显效（头痛及伴随症状基本消失）26 例，有效（头痛发作次数减少，疼痛程度减轻，持续时间缩短）15 例，无效（头痛及伴随症状无缓解）1 例。

【验方来源】 郭伟聪，林子雄. 芎芍汤治疗偏头痛 42 例［J］. 福建中医药，1999，30（3）：26.

按：头为清阳之府，又为髓海所在，凡五脏精华之血，六腑清明之气皆上注于头。故六淫之邪，或内伤诸疾，易导致气血逆乱，瘀阻经络，故立活血化瘀为大法。川芎用为主药，剂量达 50 g，具有活血化瘀、行气止痛、祛风燥湿的独特功效，《本草纲目》载“川芎，血中气药也，肝者急，以辛补之，故血虚者宜之；辛之散之，故气郁者宜之”；配合赤芍活血凉血，又可制川芎辛温燥烈之性。再结合辨证加减用药，疗效满意。

芎芷活血汤

【药物组成】 川芎 24～40 g，白芷 18 g，桃仁 12 g，红花 6 g，全蝎 10 g，蜈蚣 2 条，细辛 6 g，葛根 24 g，白芍 24 g，甘草 6 g。

加减：若血虚明显者，加归尾 15 g，黄芪 30 g；肝阳亢盛者，加栀子 15 g，菊花 15 g；痰湿为主者，加羌活 15 g，苍术 12 g。

【适用病症】 偏头痛。症见偏侧搏动性头痛，因劳累或情绪刺激而发；伴头晕头胀，恶心，呕吐及羞明，舌质暗边有瘀斑，脉弦涩。证属瘀血阻于脑窍者。

【用药方法】 每天 1 剂，水煎，分早、晚服。一般连续 8～10 剂。

【临床疗效】 本方治疗偏头痛 59 例，基本痊愈 28 例，显效 15 例，有效 9 例，无效 7 例。总有效率 88.1%。服药最少者 6 剂，最多者 28 剂。

【病案举例】 孙某，男，27 岁。有偏头痛病史 2 年余，常因劳累或情绪激动而发作。近 5 天来，因生气后出现右侧剧烈头痛。诊见：头晕脑胀，胸胁满闷，口干且苦，失眠多梦，舌质暗红，舌边有瘀斑、苔薄黄，脉涩且弦。诊断为偏头痛。证属瘀血阻窍，兼肝阳上亢。治以活血化瘀止痛，佐以清热平肝。方用芎芷活血汤化裁：川芎 30 g，白芷 15 g，桃仁 12 g，红花 6 g，全蝎 10 g，蜈蚣 2 条，葛根 24 g，栀子 15 g，菊花 15 g，细辛 6 g，白芍 24 g，煅龙骨、煅牡蛎各 15 g（先煎），甘草 6 g。4 剂。二诊：症状大为好转，守前方减栀子、煅龙骨、煅牡蛎，加当归 15 g，党参 18 g，夜交藤 30 g，再进 6 剂后，症状消失。随访半年旧恙未发。

【验方来源】 李夫贤，孙强．芎芷活血汤治疗偏头痛 59 例［J］．黑龙江中医药，1996（6）：34.

按：作者认为，偏头痛主要是由风、寒、湿邪等侵袭体内，血脉运行受阻，日久成瘀，瘀血内阻，脑窍失养所致。故方中川芎辛温香窜，走而不守，能上行头巅，行气活血；细辛、白芷能上达通窍、祛风止痛；桃仁、红花、全蝎、蜈蚣活血化瘀，有效地祛除头窍的积瘀；葛根解肌；白芍平肝止痛，并可制约诸药的温燥；甘草和中补气，调和诸药。诸药相伍，共奏活血化瘀、通窍止痛之功。

通窍镇痛汤

【药物组成】 当归、赤勺、白蒺藜、石菖蒲、炒酸枣仁、僵蚕、醋延胡索各 15 g，川芎、夜交藤各 30 g，菊花 12 g，白芷 9 g。

加减：面白唇淡、脉沉细者，加党参、熟地黄、黄芪；颈痛者，加葛根；舌淡红者，加钩藤、天竺黄；舌质紫暗者，加丹参、红花；失眠者，加琥珀、远志。

【适用病症】　偏头痛。症见头痛反复发作，痛有定处，或跳痛，或刺痛；伴恶心呕吐，舌淡暗或紫暗，脉弦或弦涩。证属瘀血阻滞者。

【用药方法】　每天1剂，水煎，分早、晚服。15天为1个疗程，病情好转可再服20剂，以固疗效。

【临床疗效】　本方治疗偏头痛86例，治愈（头痛及伴随症状完全消失，停药后3个月未见复发）52例，有效（头痛及伴随症状全部消失，停药后3个月又复发者）28例，无效6例。总有效率93.1%。

【病案举例】　王某，女，24岁。患右侧偏头痛5年，呈搏动性伴恶心，夜间多梦，每次发作持续3～4天。诊见：舌暗红、苔薄白，脉弦。神经系统及眼底检测未见异常。诊断为偏头痛。证属瘀血阻窍。治宜活血通窍。以本方加钩藤30 g，地龙15 g，琥珀4 g（冲服）。服3剂后，头痛减轻；继服9剂后，头痛消失。随访半年未复发。

【验方来源】　周继武. 通窍镇痛汤治疗偏头痛86例［J］. 四川中医，1993（5）：30.

按：偏头痛是脑血管的舒缩功能失调，引起血管的异常痉挛或持续扩张，导致血流障碍或阻滞，气血不畅。通窍镇痛汤中，川芎行气开郁，活血止痛，为治疗偏头痛的主药；当归、赤芍、白蒺藜祛瘀活血；石菖蒲有醒神、健脑、开窍、豁痰之功效；菊花明目；白芷气味芳香，通窍止痛，又为引经药；醋延胡索活血解痉止痛；炒酸枣仁、夜交藤镇静安神，养血通络。诸药合用，活血通窍，安神镇痛。

八、肝气郁结证

柴胡疏肝散

【药物组成】 柴胡6～10 g，川芎15～30 g，白芍15～30 g，香附10～15 g，枳壳6～10 g，甘草10～15 g。

加减：风寒型，加细辛、荆芥、防风；风热型，加菊花、薄荷、连翘；痰浊内盛型，加白芥子、陈皮、法半夏；瘀血阻络、头痛较甚者，加桃仁、乳香等；风湿型，加羌活、苍术、威灵仙；肝火上炎，目赤肿痛者，加龙胆草、牡丹皮、栀子等；肝郁气滞，情志抑郁者，加香附、郁金等；肝肾阴虚，腰膝酸软者，加熟地黄、山茱萸等；气血虚弱，神疲乏力者，加党参、黄芪、当归等；心火亢盛，神烦不眠者，加黄连、酸枣仁等；月经不调，痛经者，加当归、红花、乌药等；若头痛位于前额及眉棱骨者，加白芷；痛于两侧连及耳部不适者，重用柴胡、川芎，并加龙胆草、黄芩；痛及后脑连及颈部不适者，加葛根、羌活；痛于巅顶者，加防风、藁本；痛于颞部连及眼眶外侧者，重用川芎，并加蔓荆子；痛连齿龈，甚则面部肌肉抽搐痉挛者，加蝉蜕、石膏；鼻渊头痛，痛连目系者，加细辛、辛夷；久病入络，头痛缠绵者，加全蝎、蜈蚣等。

【适用病症】 偏头痛。症见：偏头痛反复发作，伴见眩晕、恶心、呕吐、精神忧郁，两胁胀满不适，舌苔白腻，脉弦滑。证属肝气郁结，痰浊阻滞者。

【用药方法】 每天1剂，水煎，分早、晚服。10天为1个疗程。

【临床疗效】 本方共治疗偏头痛66例，临床治愈（头痛症状消失，停药半年未见复发）40 例，显效（发作基本停止，偶尔发作一次，疼痛程度较治疗前明显改善）15 例，有效（发作次数减少，疼痛程度减轻）8 例，无效（治疗后头痛症状不减或加重）3 例。总有效率 95.4%。

【病案举例】　钟某，女，26 岁。患偏头痛已 3 年，每于月经来潮前 5 天左右发作，开始每次持续数小时，近几次发作常持续 3～5 天才能逐渐缓解，周期性明显。每次发作头痛难忍，感觉血管搏动；伴眩晕、恶心、呕吐，曾用麦角胺咖啡因、糖皮质激素、普萘洛尔、甲氧氯普胺、布桂嗪等治疗。3 年来多方治疗，收效甚微。经查脑电图、CT 等均未见异常。诊见：痛苦面容，精神忧郁，正逢发作期，疼痛位于左侧，自左额角至头顶连及枕部，左侧眼、耳各部有不适感，体温、血压、饮食、睡眠、月经均正常，舌苔白腻，脉弦滑。诊断为偏头痛。证属肝气郁结，痰浊阻塞。治以疏肝解郁、理气化痰。处方：柴胡 10 g，川芎 15 g，白芍 15 g，香附 15 g，法半夏 10 g，陈皮 10 g，白芥子 10 g，枳壳 10 g，细辛 3 g，白芷 10 g，甘草 10 g。4 剂，每天 2 剂，水煎分 4～6 次服。2 天后再诊：疼痛基本缓解，眩晕、恶心呕吐症状消失，按原方每天 1 剂，连服 7 天告愈。遂嘱患者每于月经来潮前 7 天左右取此方 7 剂，每天 1 剂，水煎，分 2～3 次服，连用 3 个周期。随访 5 个月未见复发。

【验方来源】　梁广义. 柴胡疏肝散加减治疗偏头痛 66 例 [J]. 北京中医，1998（1）：48.

按：作者在临证时发现本病与肝气郁结及血瘀阻络者较多见，并与精神因素有密切关系，故以《景岳全书》柴胡疏肝散为基本方，辨证加减治疗本病。

散偏汤Ⅱ

【药物组成】 川芎 30 g，白芷 20 g，白芍 20 g，香附 10 g，柴胡 10 g，白芥子 10 g，郁李仁 6 g，甘草 3 g。

加减：痛剧者，加地龙 15 g，全蝎 6 g；痛连前额者，加防风 10 g，重用白芷 130 g；痛连后颈者，加葛根 20 g、羌活 10 g；右侧痛者，加葛根 15 g、细辛 3 g、黄芪 20 g；左侧痛者，加龙胆草 6 g、红花 10 g；痛剧目胀如脱者，加紫贝齿 15 g、石决明 20 g。

【适用病症】 偏头痛。症见反复发作的两侧颞部、额部的剧烈跳痛；常伴有头晕、失眠，每因烦劳、焦虑、失眠、用脑过度及月经失调等诱发，舌质淡暗，脉沉弦。证属肝气不舒，郁而化火，风火夹痰，上扰清窍者。

【用药方法】 每天 1 剂，水煎，分早、晚服。10 天为 1 个疗程。

【临床疗效】 本方治疗偏头痛 108 例，治愈（临床症状消失半年以上不复发）88 例，显效（临床症状减轻，发病次数减少）14 例，无效（疼痛好转仍频繁发作）6 例。总有效率 94. 5% 。

【病案举例】 黄某，女，16 岁。左侧头痛 3 个月，多方治疗效不显，每因考试情绪紧张或看书超过 2 h 则头痛剧烈。诊见：伴有失眠，食欲不振，有时咳嗽，大小便正常，舌淡红、苔薄白，脉细弦。诊断为偏头痛。证属肝气不舒，郁而化火，风火夹痰上扰清窍，久则伤及脑络，血络不通所致。予散偏汤加龙胆草 10 g，红花 3 g，法半夏 10 g。连服 5 剂后疼痛大减，原方继服 15 剂后头痛已愈。随访至今未复发。

【验方来源】 何柏森. 散偏汤加减治疗血管性偏头痛 108

例［J］. 湖南中医学院学报，1994，14（4）：27.

按：本方与散偏汤Ⅰ组成相同，但用药剂量不同。本方的白芷、白芍均重用至 20 g，意在祛风止痛、疏肝解郁、柔肝解痉、化痰活血。可见方剂组成相同，但用量不同，功效亦有区别，因此临床上应师其意不泥其方。

柴胡细辛汤

【药物组成】　柴胡、当归尾、丹参、制半夏、泽兰、川芎、地鳖虫各 9 g，黄连、细辛各 3 g，薄荷 5 g。

加减：眩晕甚者，加钩藤、菊花；呕吐甚者，加姜竹茹、陈皮。

【适用病症】　偏头痛。症见颞侧头痛反复发作，呈周期性，每次持续数十分钟或数天；呈搏动性跳痛、胀痛、锥刺样痛；可伴头昏、头重、目眩、出汗、恶心等，舌质暗或淡、苔薄白，脉弦。证属少阳头痛者。

【用药方法】　每天 1 剂，水煎，分早、晚服。10 天为 1 个疗程。

【临床疗效】　本方治疗偏头痛 60 例，痊愈（偏头痛消失，1 年内未见复发）45 例，显效（偏头痛缓解，1 年内偶有复发，但症状明显减轻）12 例，好转（偏头痛有一定程度减轻）3 例。

【病案举例】　李某，女，27 岁。自诉左侧头部疼痛欲裂、昼夜不休，反复发作近 1 年，每月 1～2 次，常因疲劳或情绪激动而诱发；伴有眩晕恶心 2 天。既往发作服止痛片、镇静药缓解，因不能根治而请中医治疗。诊见：面白神疲，以手抱头，呻吟不止；舌淡红边稍紫黯、苔白微腻，脉弦滑。诊断为偏头痛。证属肝郁痰凝气滞，风邪上攻，袭于少阳。治以舒肝祛风、化痰通络。方用柴胡细辛汤加钩藤（后下）12 g，菊花 10 g，共服 2

剂。二诊：头痛明显减轻，原方再进5剂，症状完全消失。4年后随访未再复发。

【验方来源】 方大年. 柴胡细辛汤治疗偏头痛60例［J］. 新中医，1994，26（8）：53.

按：偏头痛多见于女性，可发生在头部一侧，属少阳头痛范围。治予舒肝祛风、疏通经络。方中细辛、薄荷祛风散邪；当归尾、丹参、泽兰、川芎、地鳖虫活血通络；黄连、半夏燥湿祛痰；柴胡舒肝解郁，且作为少阳引经之药，使诸药之性沿少阳经直达病所。

加味越鞠丸（汤）

【药物组成】 川芎15 g，香附12 g，神曲、栀子、苍术各10 g。

加减：气郁甚者，加柴胡、白芍；血郁甚者，加丹参、红花、延胡索；痰湿食郁甚者，加天麻、羌活、蔓荆子、竹茹；火郁甚者，去苍术，加黄连、菊花、钩藤、石决明、白蒺藜、龙胆草；病久肝肾阴虚者，加枸杞子、炒酸枣仁、夜交藤等。

【适用病症】 偏头痛。症见发作性搏动性头痛，头痛与情绪波动有关。伴有时头晕，失眠，纳差，干呕，偏盲，短暂失语；舌质偏红、苔薄，脉弦或弦细。证属肝气郁结，上扰清窍者。

【用药方法】 每天1剂，水煎，分早、晚服。连服4天为1个疗程。

【临床疗效】 本方治疗偏头痛50例，显效（服药后头痛消失，脑血流图恢复正常）45例，有效（病情好转）5例。总有效率100%。

【病案举例】 刘某，女，30岁。因右侧头痛2年，加重2

周就诊。诊见：右侧头痛较甚，服止痛片仅缓解一时，坐卧不安，痛苦面容，面色暗滞；伴头晕，干呕，纳差，烦躁，失眠，舌体略胖、舌质暗红、苔微黄腻，脉弦滑。诊断为偏头痛。证属气郁火逆，气滞血瘀。治宜行气解郁、清热活血化瘀。方用越鞠丸加白蒺藜、钩藤、菊花各 12 g，酸枣仁 20 g，珍珠母 30 g。连服 10 剂头痛消除；继服 6 剂诸症状消失，脑血流图正常。随访 1 年未见复发。

【验方来源】　于书本，王书芝．越鞠丸加味治疗偏头痛 50 例［J］．山东中医杂志，1991，30（16）：19－20.

按：本病有部分患者是由于精神刺激而致肝气郁结，气机失调，气血逆乱，上扰清窍所致。对此类患者单纯用活血化瘀、改善微循环来治疗是不够的，本方则是首选之方。气郁甚者重用香附，血郁甚者重用川芎，痰湿食郁甚者重用苍术、神曲，火郁甚者重用栀子。本方治疗偏头痛的机制是调理肝脾气机通畅，气行血行，痰湿食郁消除，清窍通利，头痛自止。

九、肝阳上亢证

镇痛护首汤

【药物组成】　白芷、藁本、川芎、辛夷、天花粉、郁李仁、全蝎、地龙、僵蚕、当归各 10 g，细辛 3 g，石决明 20 g，磁石 30 g。

加减：全头痛者，加羌活、吴茱萸；呕吐者，加姜半夏；血压偏低者，去磁石加升麻；伴失眠烦躁者，加远志、夜交藤。

【适用病症】　偏头痛。症见头痛反复发作，痛如刀劈，或掣痛，或左或右，或连及眼齿、面颊，或伴呕恶不止，绵缠不愈。证属肝阳上亢，气滞血瘀者。

【用药方法】 每天1剂，文火久煎，分早、晚服。7天为1个疗程。

【临床疗效】 此方治疗偏头痛55例，服药1~4个疗程，痊愈（头痛症状完全消失，随访半年未见复发）28例，好转（头痛症状明显改善，随访半年无加剧）24例，无效（治疗后头痛症状不减或加重）3例。总有效率95%。

【验方来源】 丁云龙. 自拟镇痛护首汤治疗偏头痛55例［J］. 湖南中医杂志，1999，15（3）：47.

【按语】 “巅高之上，唯风可到”。风为百病之长，易夹痰胶结难解，导致气滞血瘀。因此，头痛病机多为风邪上扰，气滞血瘀。本方仍以川芎为主药，取其辛温、升散、走窜；当归养血活血；白芷、细辛、藁本、辛夷辛温走窜，善搜脑风直达病所；全蝎、地龙、僵蚕既疏外风，又息内风，通瘀散结；妙在天花粉一味，其性甘寒，能制方中温燥刚烈之性，还能开郁结、降痰火，有利于头痛的康复。

宁痛散

【药物组成】 白芷70 g，甘草30 g，炒川芎30 g，炒川乌30 g，炒僵蚕30 g，怀牛膝60 g。

加减：肝火头痛者，加薄荷、栀子、黄芩；痰浊头痛者，加法半夏、天麻；有血虚兼证者，加白菊花、枸杞子。

【适用病症】 偏头痛。症见头痛反复发作，多由情志不畅、疲劳、精神紧张等引起；伴有恶心呕吐、失眠健忘、心烦易怒、情绪急躁，舌质偏红，脉弦或弦滑或弦数。证属肝阳上扰清窍者。

【用药方法】 上药配制成散剂或水丸剂，如绿豆大，每次服 5 g，每天服 3 次。15 天为 1 个疗程。反复发作的慢性患者，病程较长，以丸散之剂缓以治其本；若病情急者，以上方剂量比例，先以水煎剂内服，再以丸散剂服之。

【临床疗效】　本方治疗偏头痛 107 例，痊愈（经治疗 1～3 个疗程，头痛及伴随症状消失，1 年以上无复发，脑血流图明显改善或恢复正常）81 例，显效（临床症状基本消失，半年以上无复发，但在 1 年以内偶有轻微复发并不影响工作和生活，脑血流图有明显改善）14 例，好转（头痛及伴随症状减轻，发作次数减少，持续时间缩短）12 例。总有效率 100%。

【病案举例】　冉某，女，34 岁。主诉偏头痛 5 年余，每年发作 6～7 次，近日因心情不畅及劳累发作。偏头痛时作时止，发作时左颞部跳痛，左眼酸胀疼痛，视物闪光，继之左侧头痛剧烈，掣痛难忍，痛剧时欲抱头撞墙。患者自服颅痛定及麦角胺咖啡因 1 h 后疼痛缓解，之后疼痛如初。反复发作 2 天而就诊。诊见：舌质红、舌干无津，脉弦疾。诊断为偏头痛。证属肝阳偏旺，亢逆于上，扰于清窍。治宜平肝、祛风、解痉。拟宁痛散加味：白芷 18 g，炒川芎 12 g，炒僵蚕 10 g，炒川乌 10 g，生甘草 6 g，怀牛膝 18 g，白菊花 10 g，黄芩 10 g。服 2 剂，头痛可控制；再服宁痛散 1 个疗程，疼痛止。随访至今未复发。

【验方来源】　芦金枝．宁痛散治疗偏头痛 107 例临床总结［J］．河南中医，1999（6）：41.

按：本病部分患者因肝阴素虚，不能制约肝阳而致肝阳亢逆于上，扰于清窍，发为头痛，故治以平肝、祛风、解痉、止痛为主。方中白芷、川芎散风活血、通络止痛；川乌通络，可祛寒滞之疾，专主拘挛掣痛之症；僵蚕息风止痉，平肝潜阳，并具祛风清热止痛之功；怀牛膝活血通络引血下行，与川芎一升一降，川芎与牛膝用量成 1：2 比例对头痛疗效尤为满意。

偏 风 散

【药物组成】　当归（酒洗、晒干、炒），白芍（炒）、石膏（煨）、牛蒡子（炒）各 120 g。

【适用病症】　偏头痛。症见头痛反复发作，以偏侧头痛多见；伴有恶心、呕吐、眩晕、畏光，舌红或舌淡红、苔薄白或薄黄，脉弦数。证属肝阳偏旺者。

【用药方法】　上药研末，每次服 5 g，每天 3 次，酒冲服。2 个月为 1 个疗程，一般需服用 2 ~ 3 个疗程。

【临床疗效】　本方治疗偏头痛 52 例，第 1 个疗程后，显效（头痛缓解，颅内血管痉挛缓解）32 例，有效（头痛次数减少或程度下降，颅内血管痉挛有不同程度缓解）18 例，无效（头痛未缓解，颅内血管痉挛改善不大或无改善）2 例。经 3 个疗程治疗，头痛及血管痉挛缓解率竟达 100% 。

【病案举例】　黄某，男，30 岁。主诉反复右侧头痛 3 年，服麦角胺咖啡因可缓解，但易复发。今天复发，进行性加重而就诊。诊见：纳差，神萎，舌质淡红、苔薄白，脉弦数。经颅多普勒检查示：大脑右侧中动脉及基底动脉痉挛。诊断为偏头痛。证属肝火偏旺。治宜养血敛阴、柔肝泻火。方用偏风散，治疗 1 个疗程后头痛缓解；2 个疗程后经颅多普勒复查示：所有动脉痉挛均缓解，大脑供血良好；继续再服 1 个疗程以巩固疗效。随访 1 年未再复发。

【验方来源】　熊定波. 偏风散治疗偏头痛 52 例观察［J］. 实用中医药杂志，1998（11）：18.

按：作者认为，有一部分偏头痛患者发病与阴虚火热有关。由于肝血阴虚，肝阴不足，肝阳上亢而导致偏头痛，故为上实下虚、虚实夹杂之证。治疗上应以养血敛阴，清热泻火，柔肝止痛为原则。偏风散中以当归、白芍补血敛阴，活血柔肝；石膏、牛蒡子清热泻火，以制火热不致上亢。四药一补一泻，一养一清，补而不滞，泻而不伤正，更以酒送之而引药归经，充分发挥疗效。

菊花止痛汤

【药物组成】 菊花 15 g，川芎 15 g，白芷 10 g，佩兰 15 g，牛膝 15 g，白芍 15 g，枳壳 10 g，全蝎 6 g，钩藤 15 g。

加减：血瘀重者，加地龙、丹参、当归；阳亢重者，加天麻、白蒺藜、石决明；痰湿重者，加白术、泽泻；血虚重者，加夜交藤、酸枣仁。

【适用病症】 偏头痛。症见反复发作性头痛，重时痛如刀劈，或左或右，或连及眼、齿、面颊；常伴有头面部麻木、呕吐、失眠多梦，心烦易怒，舌质红或偏红、苔少，脉弦或弦细。证属风阳上扰者。

【用药方法】 每天 1 剂，水煎，分早、午、晚服。7 天为 1 个疗程，治疗 2 个疗程。

【临床疗效】 本方治疗偏头痛 96 例，痊愈（头痛症状完全消失，经半年以上随访无复发）61 例，显效（头痛症状基本消失或减轻）19 例，有效（头痛症状有不同程度减轻，发作次数明显减少）11 例，无效（头痛症状无改善）5 例。

【验方来源】 董锡安. 菊花止痛汤治疗偏头痛［J］. 吉林中医药，1998（2）：32.

按：作者认为偏头痛部分发病因素为内风、瘀血、夹痰或久病致虚，病机为风阳上扰，经脉痹阻。故用息风止痛、行气活血为法。方中菊花、钩藤镇肝息风；川芎行血中之气，祛血中之风，上行头目；牛膝活血化瘀，引血下行，补肝肾；白芷辛温走窜，善搜脑风；白芍柔肝养阴；佩兰芳香祛痰化浊；枳壳行气化痰；全蝎搜风通络，解痉止痛。诸药配伍，共起息风止痛、祛风活血、化痰祛浊之效，使头痛得以消散。

四物止痛汤

【药物组成】　当归 15 g，白芍 15 g，川芎 30 g，熟地黄 15 g，丹参 30 g，细辛 3 g，延胡索 15 g，夏枯草 30 g，钩藤 30 g，草决明 30 g，白芷 15 g。

加减：肝火上亢者，见头部烘热，面色潮红，目眩耳鸣，舌质红、苔黄，脉弦数，酌加生地黄、龙胆草、黄芩等，以清肝凉肝；兼肝寒者，见头部畏冷，吹风发作，手足不温，苔白薄，脉沉细缓，酌加吴茱萸、生姜以暖肝；夹痰者，面部痉挛，呕吐痰涎，苔白滑，脉弦，酌加法半夏、天麻、全蝎以搜风祛痰。

【适用病症】　偏头痛。症见头痛反复发作，伴有眩晕，恶心欲呕，面色苍白，心慌汗出，痛处喜温喜按，平素心烦，舌红或舌偏红，脉弦细或弦数。证属肝血不足，火动生风者。

【用药方法】　每天 1 剂，水煎服。10 天为 1 个疗程。

【临床疗效】　本方治疗偏头痛 56 例，显效（头痛及伴随症状基本消失，或头痛偶有轻微发作）38 例；有效（头痛发作次数减少，疼痛程度减轻，持续时间缩短）15 例；无效（头痛及伴随症状经服药 10 天后无明显改善）3 例。总有效率 94.6%。

【病案举例】　王某，男，32 岁。自述头痛反复发作 10 余年，经多次检查，诊为偏头痛，曾先后服用多种中西药治疗，均无效。近来头痛发作频繁，常以工作紧张或休息欠佳为诱因，每月发作 1～2 次，痛苦不堪。诊见：右颞部呈搏动性疼痛，延及前额、眼眶，痛处喜暖喜按；伴面色苍白，恶心欲吐，心慌汗出，舌淡红、苔白滑，脉弦。证属血虚夹痰。给予四物止痛汤原方去夏枯草加全蝎 10 g，制半夏 15 g，天麻 10 g，以搜风祛痰、养血活血。服 3 剂后，头痛减半；效不更方，又服 5 剂，诸症状基本消失。随访半年未见复发。

【验方来源】 柳素珍，张银展，鲍丽霞. 偏头痛从肝论治 56 例 [J]. 河南中医，1999 (2)：40.

按：肝为风木之脏，主藏血，性喜条达。如久病肝血不足，血虚生热，火动生风，风火上扰清窍，导致经脉阻滞，精血内痹，发为头痛。故辨证、立法及用药上，可从肝入手。本方用四物汤滋肝养血；加夏枯草、草决明、钩藤平息肝风；延胡索与丹参活血通络止痛；细辛芳香通窍止痛，虽其气味辛散，但与补血养阴之四物汤同用，并无耗血损阴之弊；白芷伍钩藤以疏风宁静清空。诸药合用，可使阴血足，肝木滋，清阳升，经脉通，头痛除。

钩 蝎 散

【药物组成】 炙全蝎、钩藤、紫河车各 18 g。

【适用病症】 偏头痛。症见头痛反复发作，经久不愈；发作时面红，口干，心烦易怒，腰膝腿软，舌质偏红、少苔，脉弦细。证属肝肾不足，风阳上扰者。

【用药方法】 上药共研末装胶囊，每粒胶囊含生药 0.3 g，每次服 0.9 g，每天 3 次。疼痛缓解后药量酌减，每天或隔天服 0.9 g，以巩固疗效。

【临床疗效】 本组 26 例患者都在服药后 12 h 内头痛渐趋缓解，48 h 后疼痛明显减轻，继则疼痛消失。1 年后随访 18 例，除 1 例复发 2 次（继服原方依然有效）外，余均未有复发。

【病案举例】 周某某，女，47 岁。左侧偏头痛 8 年，每因疲劳、过度用脑而诱发，每月发作 1～2 次，每次发作持续 5～6 天。曾经某医学院附属医院诊断为偏头痛，服用过多种中西药物（包括羚羊角粉、麦角胺咖啡因等）均无效。诊见：偏头痛发作 2 天，左颞部痛如锥刺，辗转不安，食寐俱废；苔薄、舌质微红，脉弦细。证属肝肾不足，风阳上扰。治宜益肾平肝息风。予钩蝎散治疗。服药 48 h 后头痛明显减轻，自诉如释重负，周身舒畅。继服上药疼痛完全消失。随访 4 年头痛未犯，能正常工作。

【验方来源】　孙刚．钩蝎散治疗偏头痛 26 例疗效观察［J］．江苏中医，1988（4）：10.

按：钩蝎散为江苏著名老中医朱良春先生的验方，其配伍精当，药味虽少，但药力专宏。紫河车滋补肝肾，钩藤平肝息风潜阳，全蝎搜风息风、通络止痛。三药合用，标本兼顾，相得益彰，疗效满意。

十、肝风痰瘀证

定　痛　饮

【药物组成】　川芎 15 g，白芍 30 g，天麻 15 g，全蝎 6 g（研细末分吞），钩藤 30 g（后下），菊花 15 g，赤芍 15 g，川牛膝 15 g，菖蒲 6 g，葛根 20 g，石决明 25 g。

加减：兼眩晕者，加龙骨、牡蛎；眼眶痛牵及眼球者，加白芷、旋覆花；伴恶心呕吐者，加法半夏、代赭石；若耳鸣目干、腰膝酸软者，加当归、生地黄、炙龟板。

【适用病症】　偏头痛。症见头痛反复发作，每次持续约 10 分钟或数小时、数日，发作时疼痛位于一侧或双侧，呈跳痛、牵痛、针刺样痛；常伴有恶心、呕吐，舌红、苔薄白或薄黄，脉弦。证属肝风上扰，瘀痰阻滞者。

【用药方法】　每天1剂，水煎，分早、晚服。15天为1个疗程。

【临床疗效】　本方治疗偏头痛100例，痊愈（头痛症状完全消失，观察半年以内未复发）41例，好转（头痛基本消失，停药1年有复发，但发作次数减少，疼痛程度减轻）56例，无效（无明显缓解）3例。总有效率97%。

【病案举例】　李某，女，38岁。于4年前无明显诱因发生左侧偏头痛。发作前眼前发黑，视物模糊，发作时左侧头痛较剧，呈胀痛、针刺样痛，可扪及血管搏动，时有呕吐，3～4 h缓解，此后每月均发作。西医诊断：偏头痛。给以麦角胺咖啡因治疗，可缓解一时，随后再发，也曾用中医诊治，但疗效不佳。近一月来，阵发性偏头痛，有时波及全头部，剧时如锥刺，令其家属用绳索束之头上，痛处不移；月经后延，其色黑有块。诊见：其人平素性急如火，无端与家人发脾气；伴恶心呕吐，舌红、舌下络脉迂曲，脉弦。证属郁怒伤肝，肝郁化热，日久暗耗阴液，而肝阳化风上扰。痛久有瘀，脑络阻滞，肝旺乘土，土虚湿困，化浊生痰。证属肝风上扰，瘀痰阻滞清空。治以平肝息风、化痰通络止痛。处方：全蝎6 g（研末分吞），川芎15 g，钩藤30 g（后下），菊花30 g，石决明20 g，白芍30 g，川牛膝15 g，赤芍15 g，天麻10 g，菖蒲6 g，葛根20 g，法半夏10 g，代赭石25 g。3剂。二诊：头痛明显减轻，再进6剂而痛止。后在上方的基础上减石决明，加炙龟板、当归改配丸药调理。追访2年未复发。

【验方来源】　赵培基，张东明．定痛饮治疗偏头痛100例临床观察［J］．实用中医内科杂志，1992，6（4）：30.

按：原作者近年来在众多病例治疗中发现，偏头痛的主要病因为风、火、痰、瘀、虚，其病位在脑，肝风上扰，痰瘀阻窍，气血亏损，肝肾不足，痰瘀互阻为主要病机。因此以平肝息风、化瘀通络定痛为治则，在临床上较为常用。

平肝息风化瘀通络汤

【药物组成】　全蝎 5 g（研细末服），川芎 15 g，钩藤 30 g，天麻 15 g，菊花 15 g，川牛膝 15 g，赤芍 10 g，白芍 20 g，菖蒲 6 g，葛根 15 g，石决明 20 g。

加减：兼眩晕者，加龙骨、牡蛎；若眼眶痛牵及眼球者，加白芷、旋覆花；伴恶心欲呕者，加法半夏、代赭石；耳鸣、腰酸腿软者，加当归、生地黄。

【适用病症】　偏头痛。症见头痛，呈针刺样痛或胀痛如裂；伴恶心呕吐，平素易怒，性情急躁，舌红、苔薄黄，脉弦或弦数。证属肝风上扰，瘀痰阻滞清窍者。

【用药方法】　每天 1 剂，水煎服。7 天为 1 个疗程。如头痛缓解后，当再服 3 ~6 剂，以巩固疗效。

【临床疗效】　本方治疗偏头痛 46 例，痊愈（头痛及兼证完全消失，脑血流图正常，停药 1 年内未见复发）29 例，好转（头痛及兼证基本消失，脑血流图基本正常，停药 1 年内有复发，但发作次数减少，疼痛程度减轻）14 例，无效（治疗后头痛无好转）3 例。总有效率 93.5%。

【病案举例】　吴某，女，39 岁。于 5 年前无明显诱因，发作左侧偏头痛。发作前眼前发黑，视物模糊，头痛呈针刺样，头胀，时有欲呕，约 3 ~4 h 缓解。此后每天发作 1 次，曾用中西药（药名不详）治疗，疗效不佳。近 1 月来，阵发性左侧头痛，有时波及全头部，痛甚时如锥刺，痛处不移，伴恶心呕吐。诊见：月经延迟、色黑夹少量瘀块，平素易怒，舌红，脉弦。脑血流图检查，左侧波幅增高。诊断为偏头痛。证属肝风上扰，瘀痰阻滞清窍。治以平肝息风，化痰通络止痛。处方：全蝎 5 g（研末冲服），川芎 15 g，钩藤 30 g，菊花 15 g，石决明 20 g，白芍 20 g，川牛膝 15 g，天麻 10 g，赤芍 10 g，菖蒲 6 g，葛根 15 g，法半夏 15 g，代赭石 20 g。3 剂。复诊：头痛减轻，再进 6 剂头痛等症状消失。脑血流图检查，两侧波幅对称。后在上方基础上减石决明、法半夏、代赭石加当归改配丸药治疗 1 个月。追访 1 年未复发。

【验方来源】 张维汉. 平肝息风化瘀通络法治疗偏头痛 46 例［J］. 湖南中医药导报，1998（4）：22.

按：一般认为，偏头痛的主要病因有风、火、痰、瘀、虚，其病位在脑，肝风上扰、瘀痰阻窍、气血亏损、肝肾不足等为其基本病机。尤其是在急性发作期，以风火痰瘀标实为主，应以平肝息风、化痰通络立法，这就是本方的立意。

息风化瘀汤

【药物组成】 石决明 30 g（先下），牡蛎 30 g（先下），代赭石 30 g（先下），钩藤 10 g，天麻 10 g，川芎 20 g，桃仁 10 g，红花 10 g，当归 10 g，全蝎 10 g，地龙 10 g，水蛭 10 g。

加减：若兼见失眠多梦，烦躁易怒，头晕或眩晕，耳鸣，舌暗红、苔薄黄，脉弦细者，加酸枣仁 10 g，珍珠粉 0.6 g（冲服）；苦兼见头胀，头晕，胸胁胀满，以头胀痛或串痛为主，苔薄黄，脉弦者，加柴胡 10 g，郁金 10 g；兼见尿黄，便秘者，加大黄 6～10 g，重者加芒硝 6～10 g（冲服）等；若兼见畏寒恶风，或遇风寒则发作或加重者，加制川乌 10 g、制草乌 3～6 g，桂枝 10 g；兼见头重如裹，肢体酸沉或疲乏，恶心呕吐，舌苔薄白或白腻，脉滑或弦滑者，加薏苡仁 30 g，吴茱萸 6～

10 g，清半夏 10 g；若兼见头晕，视物模糊或眼冒金星，月经来潮则发或加重，舌质淡、苔薄白，脉沉细或细者，加熟地黄 10 g，枸杞子 10 g，益母草 10 g。

【适用病症】　偏头痛。症见头痛，呈胀痛，跳痛，刺痛；伴头晕，恶心呕吐，失眠，多梦，烦躁，舌暗红或红绛、紫暗、瘀斑，苔薄黄，脉弦或弦细或弦滑。证属肝风痰浊者。

【用药方法】　每天 1 剂，水煎服。6 周为 1 个疗程。

【临床疗效】　本方治疗头痛 108 例，痊愈（临床主要症状消失，治疗后观察 1 年未复发）45 例，显效（临床主要症状基本消失，治疗后观察 1 年有复发，但发作次数明显减少或疼痛程度明显减轻）39 例，有效（头痛发作次数较前减少或头痛程度较前减轻）19 例，无效（治疗后主要症状无好转）5 例。总有效率 95.37%。

【病案举例】　宋某，女，54 岁。患者近 4 年来每周头痛发作 10 次以上，每次头痛持续 10 min 左右，头痛以右侧为主，间断性发作，呈刺痛或固定痛；伴头晕，多梦，急躁，双侧膝关节、肩关节、背部发凉疼痛。发作时服止痛片或其他西药无效。既往有痹证病史。诊见：舌质淡红、舌苔薄白，脉象弦细。神经系统检查未发现阳性体征，头颅 CT 检查未见异常。诊断为偏头痛。证属肝阳风动，血瘀挟寒湿，阻滞脑络。治宜息风化瘀、温散寒湿。方药息风化瘀汤加味：石决明 30 g（先下），牡蛎 30 g（先下），代赭石 30 g（先下），钩藤 10 g，天麻 10 g，川芎 20 g，桃仁 10 g，红花 10 g，当归 10 g，全蝎 10 g，地龙 10 g，水蛭 10 g，制川乌 10 g，制草乌 3 g，桂枝 10 g。10 剂，每天 1 剂，水煎，分 2 次服。二诊：经服上药后，头痛未发作，但头皮麻木，双下肢膝关节仍疼痛，舌质舌苔正常，脉弦细。继前方加白花蛇 1 条（研末冲服），再服 20 剂。三诊：药后诸症状消失，关节疼痛亦明显减轻。为巩固疗效，照原方 3 倍剂量为料，冻蜜为丸，每丸重 6 g，每次服 1 丸，每天服 2 次。1 年后追访，头痛已愈。

【验方来源】 隆呈祥. 息风化瘀法治疗头风病 108 例[J]. 北京中医药大学学报，1996（3）：35－37.

按：通过症候分析，偏头痛的主要病因病机是由于肝风、血瘀夹痰火或夹寒湿闭阻脑窍，脑络不通，致使头痛经久不愈，反复发作。该方中石决明、牡蛎、代赭石、钩藤、天麻均具有平肝镇阳、息风的功效；川芎、桃仁、红花、当归均为活血化瘀之品；再加全蝎、地龙、水蛭等虫类药搜风剔邪。诸药合用，可平肝息风，活血解痉，从而达到止痛的目的。

息风化痰祛瘀汤

【药物组成】 天麻、钩藤（后下）、当归、生地黄、法半夏、桃仁、胆南星各 10 g，川芎 15 g，白芍 30 g，陈皮、全蝎各 3 g。

加减：肝阳上亢者，加白蒺藜、夏枯草、石决明、怀牛膝；若失眠多梦者，加夜交藤；风热者，加菊花、黄芩；肝肾不足者，加山茱萸、女贞子、枸杞子、何首乌；气虚者，加黄芪、白术、党参；血虚者，加鸡血藤、熟地黄；兼见脾胃湿热者，加龙胆草、佩兰、泽泻；若面色苍白、呕吐痰涎、舌质淡者，加吴茱萸、细辛、制川乌。

【适用病症】 偏头痛。症见头部疼痛反复发作，经久不愈，呈搏动性痛、胀痛、空痛或刺痛；伴恶心呕吐，视物不清，畏光眼胀，失眠心烦，舌暗、苔白，脉弦。证属肝风上扰，痰瘀阻络者。

【用药方法】 每天 1 剂，水煎服。4 周为 1 个疗程。

【临床疗效】 本方治疗偏头痛 30 例，痊愈（头痛及兼证完全消失，停药半年无复发者）16 例，好转（头痛及兼证基本消失，停药半年有复发，但发作次数减少、疼痛程度减轻）12 例，无效（治疗后疼痛无好转者）2 例。总有效率 93.33%。

【验方来源】 梁振钟，祝向红，李乐愚. 息风化瘀祛痰法治疗偏头痛 30 例临床观察［J］. 新中医，1998，30（9）：31.

按：偏头痛的病位在脑，临床上常见病因有肝风上扰、风痰相兼、痰瘀互阻。本方以息风化痰祛瘀为主，以天麻、红花、钩藤镇肝息风；用四物汤养血治风；桃仁、红花活血行血；法半夏、陈皮、胆南星祛痰化浊；全蝎有息风止痛作用。诸药合用，取效满意。

芎牛琥珀汤

【药物组成】 川芎 20～30 g，牛膝 30～45 g，琥珀 5～10 g（冲服），蔓荆子 10～15 g，僵蚕 5～10 g，石决明 20～50 g（先煎）。

加减：气虚者，加党参、黄芪；肝血不足者，加当归、熟地黄、何首乌等；肝阳上亢者，川芎减为 10 g，再加珍珠母、龙胆草、菊花等；有痰湿者，可合二陈汤；有瘀血者，加桃仁、红花等。

【适用病症】 偏头痛。症见头痛反复发作，可因烦劳、焦虑、失眠、用脑过度或月经等诱发。头痛或左或右，或交替发生，呈跳痛或胀痛；伴有烦躁不安，头晕恶心，畏光怕声，目珠胀痛，舌质偏红、苔薄黄，脉弦细或弦滑。证属肝风上扰、瘀血内阻者。

【用药方法】 每天 1 剂，水煎，分早、晚服。病重者每天 1 剂半，分 3 次服，每 8 h 服 1 次。

【临床疗效】 本方治疗偏头痛 54 例，痊愈（头痛及伴随症状均消失，1年不复发者）44例，有效（症状显著好转，头痛偶有轻微发作，1年内发作少于3次）8例，无效（症状改善不明显者）2例。总有效率96.3%。

【病案举例】　王某，女，25岁。患偏头痛已8年，近1年加重。一般10～15天发作1次，发作每与烦劳或精神紧张有关。头痛先始于太阳穴，渐从前额至后头，甚则连及整个头部，疼痛呈搏动性，时轻时重，常需服麦角胺咖啡因类药物方能缓解，缓解后2～3天内仍有头晕目眩等不适之感。此次因疲劳过度及失眠而诱发，症状较以前明显加重，经服药、针灸亦不缓解而来就诊。诊见：患者颜面潮红，焦躁不安，自诉头胀痛，眩晕耳鸣，口苦咽干，失眠多梦，小便正常，大便微干，舌红苔薄黄，脉沉弦有力。血压及理化检查均在正常范围。诊为偏头痛。证属肝阳上亢，阳升风动。治宜平肝潜阳、安神镇痉止痛。投芎牛琥珀汤1剂，服初煎则痛止，再服二煎则诸症状悉除而酣然入睡。翌日再诊：诉头痛已止，微觉头晕。拟在原方基础上加滋阴之品以促阴阳之平衡，原方加熟地黄20 g，女贞子20 g，牡蛎20 g（先煎）。2剂。药后诸症状皆除。随访2年未复发。

【验方来源】　王文明．芎牛琥珀汤治疗血管性偏头痛54例［J］．吉林中医药，1988（3）：11.

按：作者用自拟芎牛琥珀汤中重用川芎行气活血、祛风止痛；重用牛膝以引气血及浮越之火下行，并兼益肝肾。两药配伍则有升有降，共为主药。琥珀平肝安神、活血清热；石决明凉肝、平肝潜阳；僵蚕平肝息风止痉，兼以化痰活血。三者共为辅药。蔓荆子质轻上升，祛风清头明目，利九窍，止眩晕，为佐使药。诸药合用，共奏平肝潜阳、活血祛风、安神镇痉止痛之效，其特点是药少力专效宏，临床效果良好。

十一、肝经风热（火）证

川芎头痛汤

【药物组成】　川芎 15～20 g，白芍 15 g，防风、白芷、天麻、全蝎、地龙各 10 g，细辛 3 g，钩藤 15 g，甘草 6 g。

加减：恶心呕吐者，加法半夏 10 g，竹茹 10 g；颈部胀痛者，加葛根 20 g；口渴欲饮者，加石膏 15 g；持续疼痛不止者，加蜈蚣 2 条，僵蚕 10 g。

【适用病症】　偏头痛。症见头痛反复发作，偏于一侧，呈钝痛、胀痛或刺痛；常伴有恶心呕吐，时有眩晕，舌质红、苔薄黄，脉弦。证属肝经风火，上扰于头者。

【用药方法】　每天 1 剂，水煎 2 次，混合后分早、晚服。服药最少 5 剂，最多者 29 剂，平均 14 剂左右。

【临床疗效】　本方治疗偏头痛 84 例，痊愈（头痛症状完全消失，观察半年以内未复发）58 例，显效（疼痛明显缓解，或疼痛基本消失在 3 个月以上者）12 例，有效（疼痛减轻或疼痛基本消失不足 3 个月又复发者）6 例，无效（无明显缓解）8 例。总有效率 90.3%。

【病案举例】　唐某，女，19 岁。自述左侧偏头痛已 3 个月，近半个月疼痛加重，曾用中西药治疗，效果均不理想。诊见：一侧头部呈持续性胀痛、跳痛，有时伴有恶心呕吐，多梦，心悸心烦，舌质红，脉弦细。脑血流图检查示：两侧流幅不对称，右低左高，波幅差 >30%。诊断为偏头痛。证属肝经风火上扰于头。治宜平肝息风、清热止痉。药用川芎、防风、白芷各 10 g，白芍 15 g，天麻、全蝎、地龙各 10 g，钩藤、石膏各

15 g，法半夏 10 g，酸枣仁 15 g，细辛 3 g，甘草 6 g。服药 3 剂后，头痛明显缓解。二诊守方续服 7 剂后头痛完全消失，半年之内未见复发。

【验方来源】 彭海棠. 川芎头痛汤治疗偏头痛 84 例［J］. 湖南中医杂志，1997，13（6）：23.

按：本方中仍以辛温走窜、走而不守的川芎为主药，可上行巅顶，下达血海，既可行瘀活血，又能理气止痛，为血中之气药，是治疗头痛头风的良药；配伍白芍敛阴缓急止痛，与川芎共用增强其活血之效，又能防止川芎之过于辛散；防风、白芷、全蝎、地龙等均为祛风通络止痛之品；甘草柔润缓急。诸药合用，可清肝疏风、活血通络、息风定痉、调和气血、缓急止痛。

解瘀通络汤

【药物组成】 全蝎 10 g、蜈蚣 2 条、地龙、僵蚕、郁金、葛根、菖蒲、川芎、天麻、白芷、蔓荆子、藁本各 10 g。

加减：风寒头痛者，加荆芥、防风、细辛、桂枝；风热头痛者，加钩藤、石决明、菊花；风痰头痛者，加法半夏、胆南星、制白附子；风瘀头痛者，加桃仁、红花、当归尾；气血两虚头痛者，加黄芪、归身、党参；阳虚寒凝头痛者，加熟附子、干姜、细辛。

【适用病症】 偏头痛。症见头痛暴作，痛势甚剧，或左或右，或连及眼、齿，痛止则如常人；伴恶心呕吐，有时性情急躁，头痛复发或加重，舌质红或紫暗，脉弦。证属肝经风火，痰瘀阻滞清窍者。

【用药方法】 每天 1 剂，7 剂为 1 个疗程。全蝎、蜈蚣、地龙、僵蚕焙黄研末分为 2 包，余药常规水煎 2 次，取药液 300 mL，分早、晚冲服。

【临床疗效】　本方治疗偏头痛138例，连服1～3个疗程，痊愈（头痛症状完全消失，随访1年未复发）83例，显效（头痛明显减轻，发作次数减少）35例，有效（头痛减轻，发作次数减少）16例，无效（无明显缓解）4例。总有效率97.1%。

【验方来源】　厉贵吉，马锡金，江秀富，等．自拟解瘀通络汤治疗偏头痛138例［J］．实用中医内科杂志，1996，10(3)：13.

按：偏头痛的临床特点符合中医的肝经风火上扰清窍，属内伤头痛，每常兼夹痰、瘀、寒、火、气血亏虚等证候，应立平肝祛风、豁痰开窍、活血通络为法，解瘀通络汤正由此法组方，临床上对病程短、疼痛持续时间短及偶尔发作者疗效尤为满意。

速痛消胶囊

【药物组成】　炙全蝎20 g，蜈蚣20 g，紫河车20 g，川芎20 g，钩藤18 g，当归18 g。

【适用病症】　偏头痛。症见头痛反复发作，伴恶心呕吐，心烦易怒，失眠多梦，舌质偏红、苔薄黄，脉弦细或弦数。证属肝经风热者。

【用药方法】　上药研末，装入胶囊，每粒胶囊含0.3 g生药，每次服4粒，每天3次。7天为1个疗程，可连续服用2个疗程。

【临床疗效】　本方治疗偏头痛50例，治愈（头痛消失，各项检查正常）39例，好转（头痛减轻，发作时间缩短或周期延长，经颅多普勒检查有改善）10例，未愈（头痛症状及各种检查无变化）1例。总有效率98%。

【病案举例】　周某，女，35岁。患者右侧偏头痛3年，每因劳累过度、用脑或月经前期诱发。每月发作1～3次，每次发作3～4天，经头颅多普勒检查未发现器质性病变，诊为偏头痛，曾中西医治疗无效。诊见：头胀痛，心烦，急躁易怒，口苦，不寐，舌红、苔薄黄，脉弦数。证属肝经风热，上扰清窍。治宜平肝清热。即予服速痛消胶囊，24 h后头痛明显减轻，续服上药2个疗程，头痛完全消失，可正常工作。随访1年未见复发。

【验方来源】　李玉杰. 速痛消胶囊治疗偏头痛50例［J］. 中国民间疗法，1999（6）：29.

按：临床上有部分偏头痛是由肝经风热、上扰清窍所致。因此本方中全蝎、蜈蚣可平肝息风解毒，搜风止痛；川芎辛散温通，为血中气药，偏于治血瘀，祛风止痛，兼以辛温升散，上达头面，外透肌肤，走而不守，是治疗头痛头风之要药；当归有养血息风之功，配川芎可增强散瘀活血之力，对外周血管也有扩张作用；钩藤息风镇静，紫河车可补精养血益气。诸药相伍，可清理肝经风火，活血通络逐瘀，头痛可止。

祛风止痛汤

【药物组成】　川芎、石膏各30 g，葛根15 g，羌活、菊花、白芷、防风、藁本各10 g，荆芥、薄荷、柴胡、甘草各6 g，细辛3 g。

加减：伴有耳鸣者，加僵蚕15 g，蝉蜕10 g；伴有鼻塞、流涕（柯氏位片提示有慢性鼻炎）者，加苍耳子、辛夷（包）、连翘、石菖蒲各10 g；伴有心烦、便干、舌红少苔者，加玄参30 g，生地黄15 g。

【适用病症】　偏头痛。症见头痛暴作，痛热甚剧，或左或右，或连及眼齿，痛止则如常人；平素心烦易怒，舌质偏红、苔薄黄，脉弦或弦数。证属肝经风火，上扰清空者。

【用药方法】　每天1剂，水煎，分早、晚服。10天为1个疗程。

【临床疗效】 本方治疗偏头痛50例，治愈（头痛及其伴随症状消失，随访1年未复发者）44例，有效（头痛及伴随症状消失，1年内复发，但发作次数较前减少一半以上者）4例，无效（头痛无改善，伴随症状亦不减轻）2例。总有效率96%。

【病案举例】 张某，女，25岁。患偏头痛病史10余年，每年发作10余次，服麦角胺咖啡因多可缓解。5 h前又出现左半侧头痛，呈搏动性疼痛，且逐渐加重，疼痛连及左侧眼眶；伴有头晕、耳鸣，即来我院门诊求治。神经系统检查无异常发现，头颅CT检查正常。诊断为偏头痛。证属肝经风热之证。治宜清泄肝火、祛风通络。即用自拟祛风止痛汤加生地黄20 g，僵蚕15 g，蝉蜕6 g，服3剂。二诊：药后疼痛明显减轻，效不更方，续进4剂而愈。随访2年未见复发。

【验方来源】 刘青军. 祛风止痛汤治疗偏头痛50例[J]. 浙江中医杂志，1996（7）：319.

按：偏头痛的部分病因与肝经风火上扰清空有关。作者自拟祛风止痛汤，方中川芎有升散之性，能上行头目，行血中之气，祛血中之风，为主药；葛根升举清阳，濡润脑络；荆芥祛风解表止痛；菊花、薄荷清利头目；柴胡行气解郁；白芷、细辛、藁本、羌活、防风祛风通络，引药上行，加强川芎之药力；石膏属重坠之品，引热下行，使肝经之火下泄；甘草调和诸药。因此本方既有祛风之药上行，也有重坠清火之品下降，升中有降，降中有升，升降并举，使肝火得降，风邪升散，脉络通畅，其痛自止。

加减柴胡汤

【药物组成】 柴胡、法半夏、菊花、竹茹、白蒺藜、黄芩各 10 g，钩藤、白芍各 20 g，岗梅根 30 g，甘草 6 g。

加减：兼见前额头痛者，加白芷、防风；痛及后项者，加葛根、羌活；目赤、目胀如脱者，加夏枯草、石决明；视物昏蒙者，加枸杞子、何首乌。

【适用病症】 偏头痛。症见头痛反复发作，呈胀痛，头胀如裂，或跳痛；发作时伴恶心呕吐，畏光，心烦易怒，口干，面红，舌质红、苔薄黄，脉弦数或浮数。证属肝胆风热上扰者。

【用药方法】 每天 1 剂，水煎，分早、晚服。20 天为 1 个疗程。

【临床疗效】 本方治疗偏头痛 36 例，治愈（头痛及其他伴随症状完全消失，周期性或反复发作性头痛经 3 个月随访无复发，持续性头痛经 1 个月随访无复发者）7 例，显效（头痛症状明显改善，疼痛程度减轻Ⅱ级以上，持续时间缩短一半以上，发作间期延长一半以上，伴随症状减少或明显好转）18 例，有效（头痛程度减轻Ⅰ级以上，持续时间有所缩短，发作间期有所延长，伴随症状有所减少或好转）9 例，无效（头痛及伴随症状无改善者）2 例。总有效率 94.5%。

【验方来源】 刘临兰. 加减柴胡汤治疗偏头痛 36 例临床小结［J］. 湖南中医杂志，1990（1）：9－10.

按：治疗偏头痛应抓住肝胆风火上犯这一病机，泻胆平肝，疏泄外风，若能胆火泻，肝风平，则头痛止。故加减柴胡汤中，柴胡“为足少阳主药，而兼治足厥阴”，能和解发越肝胆二经之郁火；黄芩、法半夏、竹茹等为清解胆火之品，胆火泻则肝风自平；而菊花、白蒺藜、钩藤均为平肝息风之品，肝风平则胆火自降；尤其岗梅根一味，性凉味甘苦，能清热解毒，平肝止痛，是治疗偏头痛的要药，提高临床疗效。

川芎止痛汤

【药物组成】　川芎 30 ~ 45 g，石决明（先煎）30 g，菊花、白芍、钩藤、何首乌各 15 g，炒白芷、炙僵蚕、防风各 10 g，制南星、炙全蝎各 5 g。

加减：恶心、呕吐者，加制半夏 12 g，炒竹茹 20 g；失眠烦躁者，加茯苓、炙远志各 10 g；大便干结者，加白术、何首乌各 30 g；口干舌红苔少者，加枸杞子、熟地黄各 10 g。

【适用病症】　偏头痛。症见头痛偏于一侧，突然发病，呈跳痛，刺痛，胀痛，或头痛如裂，时发时止，痛止则如常人；伴厌食、恶心，精神萎靡，畏光，厌声，烦躁失眠，舌红、苔薄黄，脉弦或弦数。证属肝经风火上扰，痰瘀痹阻脑络者。

【服药方法】　每天 1 剂，水煎，分早、晚服。10 天为 1 个疗程。

【临床疗效】　本方治疗偏头痛 58 例，痊愈（疼痛消失，半年内未见复发）42 例，有效（疼痛消失，半年内有复发）11 例，无效（无显著缓解或停药复发）5 例。总有效率 91.6%。

【病案举例】　戴某，男，63 岁。右侧偏头痛 8 个月，加重 10 天就诊。诊见：右侧头呈钻顶样跳痛，痛不欲生，右侧面肌痉挛、抽搐；纳差便干，心烦失眠，厌声畏光，舌红、苔根腻、少津，脉弦有力。诊断为偏头痛。证属肝经风邪上扰，痰瘀阻滞脑络。治宜平肝息风、化痰散瘀，通络止痛。方用川芎止痛汤加白术、何首乌各 30 g。连服 3 剂后，头痛减轻；续服 10 剂，头痛完全消失。半年内未复发。

【验方来源】　杨政. 川芎止痛汤治疗偏头痛 58 例 [J]. 四川中医，1998，16（10）：33.

按：偏头痛是由外感和内伤之因导致脑部气机逆乱，血行不畅，风火痰瘀痹阻脑络而发病。方中以大剂量川芎为君；以菊花、石决明、钩藤、僵蚕、全蝎平肝潜阳，息风解痉止痛为臣；佐以白芍、何首乌滋阴养血，既可补益阴血，使阴平而阳秘，又可制约辛散太过，以免耗伤阴血。诸药合用，可散瘀祛痰，滋阴潜阳，平肝息风，通络止痛。

自拟十味偏头康

【药物组成】　珍珠母 60 g，石决明 30 g，川芎 30 g，白芍 30 g，天麻 20 g，丹参 30 g，柴胡 12 g，全蝎 6 g，蜈蚣 4 条，甘草 10 g。

加减：兼风寒者，加白芷、防风各 15 g；兼风热者，加菊花、蔓荆子各 12 g；肝火旺盛者，加黄芩、龙胆草各 10 g；恶心呕吐者，加法半夏、竹茹各 15 g；阴液亏损者，加石斛、麦冬各 15 g；气虚不足者，加太子参、黄精各 15 g。

【适用病症】　偏头痛。症见反复发作性单侧或双侧头痛为主症，呈周期性或无规律性发作；多伴头晕，目眩，耳鸣，恶心呕吐，心悸，失眠，健忘，畏光，畏声，汗出，舌质红、苔薄黄，脉弦或弦滑。证属肝火上炎，脑络瘀阻者。

【用药方法】　病轻者，每天 1 剂；病重者，每天 2 剂。3 天为 1 个疗程。先煎珍珠母、石决明 1 h ，天麻另煎兑服，全蝎、蜈蚣研粉冲服。头煎加水 500 mL，取煎液 150 mL；二煎加水 400 mL，取煎液 150 mL，2 次煎液混合，分早、晚服。

【临床疗效】　本方治疗偏头痛 27 例，痊愈（服药 1 ~ 3 个疗程，自觉症状全部消除，头痛 2 年内未再复发）18 例，显效（服药 1 ~ 3 个疗程，自觉症状全部消除，1 年内头痛复发 1 ~ 2 次）5 例，好转（服药 1 ~ 3 个疗程，头痛未完全解除，尚能耐受，伴随症状全部消失）3 例，无效（服药 1 ~ 3 个疗程，头痛无改善）1例。总有效率96.3%。

【病案举例】　刘某，女，46岁。反复发作性左侧头部剧烈疼痛18年。发作时常服麦角胺咖啡因、吲哚美辛、氯丙嗪等西药方可减轻，严重时需注射派替啶。曾做脑血管造影和脑CT检查，均无异常。此次头痛发作，首先从前额部开始，旋即扩散至左边头侧剧痛，痛如锥刺，血管跳动，目胀如脱，彻夜不能伏枕；怕声畏光，烦躁易怒，恶心呕吐，口苦厌食，二便尚调，舌苔薄黄，脉弦略涩。诊断为偏头痛。证属肝阳上亢，脑脉瘀阻。治以平肝清火潜阳、化瘀通络宣痹。予自拟十味偏头康（药味剂量同上）加法半夏、竹茹各15 g，共服4剂，每天2剂（昼夜各1剂）。复诊：头痛十去其八，烦呕止，目胀除，能安然入睡，苔薄白，脉偏弦。继用上方去竹茹、法半夏，服3剂。后继服自拟十味偏头康加太子参、麦冬以兼顾气阴，巩固疗效。追访近4年，未再复发。

【验方来源】　李远良. 自拟十味偏头康治疗顽固性偏头痛27例［J］. 光明中医杂志，1996，3：41.

按：偏头痛在发作时的最基本病机是肝胆风火上逆，脑络血瘀闭阻，当以平肝降逆清火、化瘀通络开痹为原则。方中珍珠母、石决明咸寒清热，平肝潜阳，降火息风，镇静止痛；川芎活血搜风，开郁止痛；丹参养血活血，祛瘀生新，通络止痛；白芍柔肝育阴，养血缓急；天麻舒筋展络解痉，不仅长于平肝，尤善治头风头痛；全蝎、蜈蚣皆血肉有情之品，善搜风定痛，逐瘀通络；柴胡疏理肝胆气机，引药入肝胆二经，载药上浮直达病所；甘草调和诸药，与白芍相配，具有酸甘化阴、缓急止痛之效。纵观全方，平肝清降，育阴镇潜，活血化瘀，搜风通络，顽疾可解。

清肝息风汤

【药物组成】　黄芩、黑栀子、川芎、白芷、蔓荆子、菊花、柴胡各 10 g，白芍 12 g，夏枯草、钩藤（后下）各 15 g。

加味：夜寐不安者，加夜交藤、茯苓；胸脘痞满、纳食不香者，加炒枳实、焦山楂、焦神曲；痛有定处如锥刺者，加桃仁、红花、赤芍；久痛入络生风者，加僵蚕、全蝎、蜈蚣。

【适用病症】　偏头痛。症见偏侧头痛，呈搏动性跳痛、胀痛或刺痛，有麻木感，可持续数小时；多伴头晕，耳鸣，面红目赤，口干口苦，烦躁易怒，恶心呕吐，纳差，心悸，失眠、多梦，健忘，舌质偏红，脉弦或弦涩。证属肝郁化火，上扰清窍者。

【用药方法】　每天 1 剂，水煎 2 次，共取煎液 500 mL，分早、晚温服。10 天为 1 个疗程。

【临床疗效】　本方治疗偏头痛 36 例，痊愈（偏头痛与伴随症状消失，停药半年未发）23 例，好转（症状减轻，发作间隔时间延长）12 例，无效（治疗 2 个疗程症状无改变）1 例。总有效率 97.2%。

【病案举例】　沈某，女，38 岁。右侧阵发性头痛 2 个月余，近日疼痛加重，有如刀锯；伴两目发眩如冒金花，口干欲饮，胸脘痞满，纳食不香。每遇情志不畅而加剧。经服用颅痛定、谷维素、安定等药效果不显。诊见：舌红、苔薄黄，脉弦数。诊断为偏头痛。证属肝郁化火，上扰清窍，乘犯脾胃。治拟清泻肝火、调和脾胃。方用清肝息风汤加炒枳实、焦山楂、焦神曲各 10 g，服 3 剂。二诊：右侧头痛与伴随症状明显减轻，随症状加减再服 10 剂。药后右侧头痛与伴随症状消失。随访 1 年未见复发。

【验方来源】 张正明．“清肝息风汤”治疗偏头痛 36 例［J］．江苏中医，1997，18（5）：17．

按：偏头痛患者多因精神抑郁或性情急躁，致使肝失条达，气机不畅，久则郁而化火，循经上扰清窍，发为头痛。方中黄芩、栀子、夏枯草清肝泻火；川芎、白芷、蔓荆子、菊花祛风止痛，清利头目；钩藤息风清热平肝；白芍养血敛阴，柔肝止痛；加之柴胡疏肝理气，又引诸药入肝经。全方共奏清肝泻火、息风止痛之效。

柴胡加龙骨牡蛎汤

【药物组成】 柴胡 12 g，法半夏 10 g，人参 10 g，黄芩 10 g，茯苓 10 g，桂枝 10 g，大黄 10 g（后下），龙骨 15 g，牡蛎 15 g，大枣 3 枚，生姜 3 片，生铁落 10 g（原方为铅丹，有毒，且临床用之不多，故以生铁落代之）。

加减：若瘀血症重者，加桃仁、大黄（醋制）；失眠者，加远志、夜交藤；火甚者，加菊花、钩藤；病久肝肾阴虚者，加枸杞子；湿盛者，加苍术。

【适用病症】 偏头痛。症见头痛反复发作，一侧头痛，或双侧头痛，或全头痛；伴头晕、纳差、干呕或呕吐痰涎，多有心烦易怒，大便干，舌红，苔薄黄或黄腻，脉弦滑。证属肝郁化火，肝火上扰清窍者。

【用药方法】 每天 1 剂，水煎 2 次，分早、晚服。10 天为 1 个疗程。

【临床疗效】 本方治疗偏头痛 15 例，服药后头痛消失，脑血流图恢复正常者共 10 例，病情好转者 5 例。病情轻者，服药 5 剂即可减轻或治愈，病情重者服药 16 ~ 20 剂后均好转或治愈。随访 1 年内复发者 2 例，维持用本方治疗有效。

【病案举例】 某女，42 岁。头痛 5 年，复发加重 3 天。发作时眩晕，视物不清，头痛自右侧开始，逐渐波及全头，严重时烦躁失眠。初发时，静卧休息或服镇静药即可缓解。3 天前上述症状突然加重，服止痛片只能缓解一时。诊见：痛苦面容，面色微红，伴恶心，呕吐，心烦易怒，大便干，舌红苔黄而腻，脉弦数。脑电图、颅脑 CT 均未发现异常。脑血流提示：右侧脑血管紧张度增强。诊断为偏头痛。证属肝郁痰阻，火热上扰清窍所致。治以疏肝、化痰、降逆。方用柴胡加龙骨牡蛎汤加钩藤 15 g，菊花 10 g，枸杞子 10 g，大枣 5 枚。服 3 剂疼痛减轻，服 10 剂后疼痛锐减，停止痛片。效不更方，共服药 20 剂，诸症状消失，脑血流图恢复正常。随访 1 年未复发。

【验方来源】 李雷. 柴胡加龙骨牡蛎汤治疗偏头痛 15 例［J］. 河北中西医结合杂志，1997（5）：792.

按：柴胡加龙骨牡蛎汤源于《伤寒论》，原为太阳表证未解反用攻下剂引起的“胸满烦惊”等症状而设，用于偏头痛时，多以肝郁化火、肝火上扰、血瘀为论治依据。作者认为，许多偏头痛患者因情志或它病导致气机失调，气血逆乱，上扰清窍，或气机郁久化火，火扰神明，导致本病。因此方中柴胡有解热、镇痛、镇静作用，可疏肝理气，调畅气机；法半夏与茯苓配伍，燥湿健脾化痰，使清阳得升，浊阴得降；大黄以扫荡肠胃积热，合黄芩有解毒之功；龙骨、牡蛎召纳浮阳，合生铁落以增强镇静之效。诸药合用，可使气机得以调畅，血气得以畅行，脾气得健，湿气自除，气顺则火消，清窍得利，头痛可止。

十二、气（血）虚证

养血散风汤

【药物组成】　川芎 12 ~ 15 g，当归 10 g，白芍 15 g，生地黄 12 ~ 15 g，柴胡 6 g，白芷 10 g，蝉蜕 9 g，僵蚕 10 g，甘草 6 g。

加减：头痛剧烈为瘀血阻络者，加桃仁、红花；头胀痛、口苦者，去白芷，加黄芩、夏枯草、菊花；恶心呕吐者，加竹茹、生姜；兼有颠顶痛者，加藁本。

【适用病症】　偏头痛。症见头痛反复发作，可牵及眼球及巅顶，每因劳累而发作频繁；舌质淡暗、苔薄白，脉弦细。证属血虚，络脉不通者。

【用药方法】　每天 1 剂，水煎，分早、晚温服。10 天为 1 个疗程。

【临床疗效】　本方治疗偏头痛 80 例，痊愈（头痛及兼症完全消失，停药 6 个月未复发）62 例，好转（头痛明显减轻，发作次数减少）12 例，无效（无明显缓解）6 例。总有效率 92. 5%。

【病案举例】　张某，女，35 岁。患者于 5 年前开始头痛，每次发作前先出现眼冒金花，继而右侧太阳穴处搏动性疼痛，牵引右眼及巅顶，两目流泪，畏光。初半月到数月发作 1 次。近半月因劳累而发作频繁，每天早晨 6 时左右发作，持续数小时缓解。在某医院做脑电图，报告为血管张力增高，诊为偏头痛而来就诊。诊见：舌尖红、苔白簿，脉弦细。证属血虚生风，络脉不通。治以养血散风、通络止痛。处方：当归 10 g，白芍 15 g，生地黄 15 g，川芎 15 g，柴胡 9 g，僵蚕 10 g，蝉蜕 9 g，白芷 9 g，藁本 9 g，甘草 6 g，服 3 剂。3 天后复诊：诸症状俱减，再进原方 3 剂而愈。随访 1 年未复发。

【验方来源】　常风云. 养血散风汤治疗偏头痛 80 例［J］. 中国中医急症，1996，5（5）：237.

按：本方以四物汤为主，既能补血，又能活血，且四物汤中的川芎、当归、白芍等药恰恰是治疗头痛的常用药；生地黄滋阴养血，白芷祛风止痛，柴胡疏肝，蝉蜕、僵蚕搜经络之风，甘草调和诸药。诸药合用，共奏养血散风，通络止痛之效，抓住了治疗头痛的本质。

驯　龙　汤

【药物组成】　生地黄 25 g，当归 12 g，羚羊角 15 g，珍珠母、龙齿、钩藤各 20 g，独活、白芍、菊花各 10 g，桑寄生 18 g，薄荷 5 g，沉香 6 g。

加减：头痛甚者，加白芷、细辛、蔓荆子、藁本、川芎；贫血者，加熟地黄、黄精；心悸少寐者，加党参、夜交藤、合欢花；心烦者，加栀子；湿重者，加苍术；两侧头痛者，加柴胡、黄芩；前额头痛者，加葛根、升麻；后头痛者，加羌活、麻黄。

【适用病症】　偏头痛。症见反复发作性头痛，午后更甚，时轻时重，两眼畏光；伴五心烦热，神疲乏力，心悸寐少，舌淡或舌边红、苔薄，脉细弱或细弦。证属气虚血亏，内风欲动者。

【用药方法】　每天 1 剂，水煎至 90～100 mL，分 2 次，每次服 45～50 mL，早、晚饭后 10～15 min 服用。7 天为 1 个疗程，服 2～3 个疗程。

【临床疗效】　本方治疗偏头痛 73 例，治愈（头痛症状消失，实验室各项检查正常，3 个月内无反跳）46 例，好转（发作基本停止，偶尔发作 1 次，实验室检查有改善）21 例，无效（治疗后头痛症状不减或加重）6 例。总有效率 91.8%。

【病案举例】　曾某，女，51 岁。反复头痛半年余，近 2 个月头痛加重，以两侧及下午头痛为主，每次发作多与月经后或烦劳后有关。诊见：头痛呈搏动性、时轻时重，心悸寐少，神疲乏力，两目畏光，平时月经量多，舌淡、苔薄白，脉细弦或弱，血压 12/6.6 kPa。颅多普勒检查：椎—基底动脉血流速度正常低值。常服布洛芬片或酚氨咖敏片疗效欠佳。诊断为偏头痛。证属气虚血亏。治宜养血柔肝、滋阴潜阳。方用驯龙汤加减，服用 7 剂后头痛基本消失；服 15 剂后症状全部消失，血压为 16/7.7 kPa。嘱再服 10 剂以巩固疗效，复查颅多普勒结果正常。随访 3 个月，未见头痛复发。

【验方来源】　罗善佑. 驯龙汤治疗虚证头风 73 例［J］. 浙江中医杂志，1999（4）：149.

按：偏头痛又称头风，多与风相关，而风又有内、外之别。本文作者观察的病例均为气虚血亏患者。气虚不能行血，气血瘀滞不通，引动内风，闭塞清窍而致头痛。因此驯龙汤中，用生地黄、白芍、当归、桑寄生滋阴养血，活血止痉；羚羊角、珍珠母、龙齿、菊花、钩藤可息风镇肝凉肝；薄荷、沉香、独活芳香开窍。诸药合用，益气养血、滋阴潜阳、息风平肝、解痉止痛。

益气活血通脉汤

【药物组成】　黄芪 9 ~ 20 g，当归 10 ~ 12 g，桃仁 10 ~ 12 g，红花 9 ~ 12 g，川芎 6 ~ 10 g，川牛膝 15 ~ 20 g，地龙 9 ~ 12 g，柴胡 12 ~ 15 g，枳实 6 ~ 9 g，生地黄 12 ~ 15 g，细辛 1 ~ 3 g，赤芍 9 ~ 12 g，延胡索 9 ~ 12 g，五灵脂 10 ~ 12 g，桂枝 6 ~ 9 g。

加减：前额痛者，加白芷6～9 g，菊花9～12 g；头顶痛者，加藁本6～9 g，防风5～9 g；后头痛者，加葛根15～20 g，羌活6～9 g；剧痛者，加全蝎6 g。

【适用病症】　偏头痛。症见头痛或左或右，可由精神紧张、过度劳累等诱发。头痛或两侧交替，呈针刺痛、跳痛、胀痛或昏痛；伴有恶心、呕吐、眩晕，舌质淡红或淡，苔薄白，脉细或细弱。证属气虚血瘀者。

【用药方法】　每天1剂，水煎2次，分早、晚服。连续服用15～30剂。妇女妊娠、经期暂停服用。服本药期间，停用其他药物。

【临床疗效】　本方治疗偏头痛142例，治愈（6个月以上疼痛未发作或有偶尔轻微发作，但不影响工作，伴随症状消失）74例，显效（6个月内未发作或偶尔发作，但不影响工作，或发作时间明显缩短，疼痛明显减轻）43例，有效（3个月内发作次数减少，疼痛减轻和时间缩短，伴随症状减轻）18例，无效（服药后疼痛不减或症状无改善）7例。总有效率95%。服药最少12剂，最多52剂。

【验方来源】　甄德江. 自拟益气活血通脉汤治疗偏头痛142例［J］. 河北中医，1999（3）：145.

按：偏头痛反复发作，经久不愈，易致气血不足，气血滞涩，不通而痛，绵缠难愈。因此应立益气活血通脉法。方中黄芪、当归益气养血；川芎、生地黄、红花、牛膝、赤芍、五灵脂活血化瘀通脉；地龙、延胡索通络止痛；桂枝、细辛温经散寒；柴胡、枳实行气导滞。诸药合用，共奏益气活血、温经散寒、行气导滞、通络止痛之效。

三味止痛饮

【药物组成】　当归、党参各 24 g，羌活 15 g。

【适用病症】　偏头痛。头痛日久，劳累、睡眠欠佳等因素可诱发，头痛呈跳痛、空痛、重痛或钝痛；常伴恶心，神疲，乏力，舌质淡、苔薄白，脉弦细或细弱。证属气血亏虚，风邪犯上者。

【用药方法】　每天 1 剂，水煎服。10 天为 1 个疗程。

【临床疗效】　本方治疗偏头痛 30 例，痊愈（头痛及伴随症状消失，1 年以上未复发）16 例，好转（疼痛基本消失或明显减轻，全身症状明显改善）11 例，无效（症状无明显改善）3 例。总有效率 90%。

【病案举例】　叶某，男，50 岁。患偏头痛 4 年，反复发作，每因加班熬夜或不慎感寒而诱发。发作时先感双眼发胀，闭目羞光，旋即两侧颞部骤起掣痛，头不能摇，动则痛甚，疼痛难忍，有时刺痛，有时胀痛，痛连目系，甚而波及整个头部，夜寐不安，食欲不振，影响工作，曾诊断为偏头痛。先后服用过地西泮、去痛片、谷维素、维生素 E、颅痛定等，疗效不佳，头痛仍反复发作，甚是痛苦。诊见：精神不振，表情痛苦，喜手扪头，舌淡苔薄白，六脉浮缓，重按无力。血压正常。证属血虚风邪。法当养血祛风。予三味止痛饮。连服 4 剂。复诊：头痛减轻，续进 10 剂。药后头痛止，夜能寐，精神振，食欲增，病已瘥。随访多年，头痛未复发。

【验方来源】　张道诚．三味止痛饮治疗偏头痛 30 例［J］．湖北中医杂志，1995（6）：15.

按：正虚邪侵、风扰清空是发生偏头痛的常见病机，治疗上应扶正养血，祛风止痛。而养血首当补血，但有情之血一时难复，无形之气速补可至，气为血帅，补气则生血，气固则血充，故选用党参、当归为主药。党参为补气专药，若与补血药配合，亦善补血，气盛自能生血；当归为补血活血之品，与党参相伍，能使气血各有所归，能升能降，内润脏腑，外达肌表；佐以羌活，驱风除湿。三药合用，内可补血扶正，外可祛邪通络，从而达到治愈头痛的目的。

十三、其　　他

藏药二十五味珊瑚丸

【药物组成】　诃子 125 g，广木香 17.5 g，藏菖蒲 11.5 g，铁棒锤 37.5 g，麝香 6 g，珍珠母 300 g，珊瑚 50 g，珍珠 30 g，青金石 50 g，丁香 25 g，肉豆蔻 25 g，磁石 25 g，沉香 30 g，紫菀 30 g，禹粮土 30 g，木桔 30 g，芝麻 30 g，獐牙菜 30 g，泉华 50 g，银朱 15 g，龙骨 30 g，羊脑石 30 g，红花 50 g，甘草 50 g，川西小黄菊 50 g。

【适用病症】　偏头痛。症见头痛反复发作，呈跳痛、胀痛、针刺样痛等；伴恶心，呕吐，畏光。

【用药方法】　以上 25 味，除麝香另研末外，其余共研末，过筛，加入麝香末，混匀，用白糖加适量水泛为丸，阴干即得。每天服 1 次，每次服 1 丸（药丸研细浸泡一夜后，次日晨空腹服用）。治疗期间停用西药。

【临床疗效】　本方治疗偏头痛患者 120 例，痊愈 105 例，显效 7 例，有效 8 例。总有效率 100%。

【病案举例】　张某，女，46 岁。偏头痛，伴耳鸣、头晕 1 年余。曾多次服用中西成药治疗症状仍无缓解。服藏药二十五味珊瑚丸 7 天后，病情明显好转，延期服用 2 个月后症状痊愈。

【验方来源】　措吉. 藏药二十五味珊瑚丸治疗偏头痛 120 例疗效观察［J］. 中国民族民间医药杂志，1999（37）：89.

按：藏医认为，偏头痛属于内脉疾病，是由剧烈劳动，损伤机体脉络，瘟毒热邪和风的机能紊乱入于脉道所致。故用开窍、通络、止痛之药，疗效显著，是治疗偏头痛的良药。

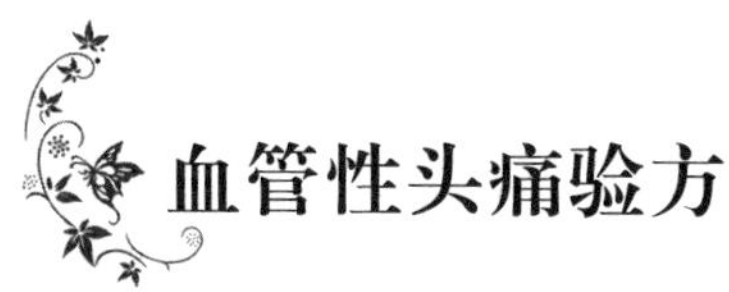

血管性头痛验方

一、风寒夹瘀证

芎芷辛丹汤

【药物组成】 川芎、丹参各 20 g，白芷、羌活各 15 g，细辛 8 g。

加减：痰浊上泛者，加法半夏、白术、茯苓；肝阳上亢者，加天麻、钩藤；气血亏虚者，加党参、黄芪、当归；肾虚者，加山茱萸、枸杞子；痛久瘀血阻络者，加地龙、桃仁、红花；巅顶痛者，加藁本、吴茱萸；发热者，加石膏、黄芩；兼外感者，加防风、薄荷。

【适用病症】 血管性头痛。症见反复头痛，呈持续性剧痛，疼痛部位有血管搏动感；面色苍白，少气乏力，寝食不安，恶心吐涎，身寒肢冷，舌紫苔腻，脉弦滑。证属风寒瘀阻，络脉不通者。

【用药方法】 每天 1 剂，水煎 2 次，分早、午、晚服。治疗时间最短 3 天，最长 32 天。

【临床疗效】 本方治疗血管性头痛 78 例，治愈（自觉症状消失，随访 1 年头痛未复发）45 例，好转（自觉症状明显减轻，遇诱因有轻微发作）29 例，无效（自觉症状无明显改善）4 例。总有效率 94.9%。

【病案举例】 张某，女，42 岁。主诉反复头痛 8 年，加重 1 个月。患者 8 年来头痛反复发作，在某医院作脑电图、颅脑 CT 等检查，诊断为血管性头痛，曾服用镇脑宁、盐酸氟桂利嗪等及中药煎剂，疗效欠佳。近 1 个月来，因情志不遂病情加重。诊见：头痛以眉弓至枕骨结节连线以上为重，呈持续性剧痛，疼痛部位有血管搏动感；形体偏胖，面色白，少气乏力，寝食不安，恶心吐涎，身寒肢冷，舌紫苔腻，脉弦滑。证属寒犯厥阴，痰瘀阻络。治以温散止痛、涤痰通络为法。方用芎芷辛丹汤加味：川芎 25 g，白芷、羌活、白术各 15 g，细辛 8 g，丹参 20 g，吴茱萸、藁本、法半夏、干姜各 12 g，服 3 剂。复诊：头痛减轻，现呈阵发性发作，肢体转暖，药既见效，守前方去干姜加香附 15 g，5 剂。三诊：头痛已基本消失，诸症状悉除，上方加减继服 10 余剂，以巩固疗效。随访 1 年，头痛未再复发。

【验方来源】 王来华，王定康．芎芷辛丹汤治疗血管性头痛 78 例［J］．实用中医药杂志，1999（5）：33.

按：血管性头痛反复发作，病程长。其病机多为风寒瘀阻，闭塞脉络，清窍不利。病久气血瘀滞或痰瘀互结，或久病入络，络脉失养，头痛反复发作。本方中川芎善治少阳、厥阴头痛，白芷善治阳明头痛，细辛善治少阴头痛，羌活善治太阳头痛。诸药合用，共奏祛风散寒、活血化瘀、通络止痛之功。临床随证加减，用治各型头痛，取得较好疗效。

通络止痛汤

【药物组成】 羌活、防风、桂枝、天麻各 15 g，川芎 20 g，制川乌（先煎）、干姜各 10 g，细辛、全蝎各 3 g，蜈蚣 2 条。

加减：前额痛重者，加白芷；巅顶痛重者，加藁本、吴茱萸；恶心呕吐者，加法半夏、陈皮；气血虚者，加黄芪、当归。

【适用病症】 血管性头痛。症见阵发性头痛或偏侧头痛，发作时抽掣剧痛，或痛如刀割，或头痛如裹，伴有窜痛、麻木；头晕，恶心，视力障碍，舌质淡暗，脉弦。证属风寒湿痹阻脑络者。

【用药方法】 每天1剂，水煎，分早、晚服。连服9天为1个疗程。

【临床疗效】 本方治疗血管性头痛34例，痊愈（服药后症状完全消失）29例，显效（症状明显好转）3例，无效（症状无好转）2例。总有效率94.1%。

【病案举例】 赵某，女，32岁。发作性头痛3个月就诊。诊见：前额、两眼部痛如裹，伴头重，头晕，胸闷恶心，肢体困倦，面色萎黄，嗜卧，舌红、苔薄白腻，脉沉濡。诊断为血管性头痛。证属脾阴不振，风湿阻络。治宜祛风除湿、温经通络。方用通络止痛汤加白芷，蔓荆子各5 g，苍术20 g，细辛5 g。服6剂后，头痛及两眼疼痛明显减轻；继服9剂后，诸症状消失。随访1年未复发。

【验方来源】 戴秀敏. 通络止痛汤治疗血管性头痛34例[J]. 吉林中医药，1996（1）：18.

按：本方适用于感受风寒邪引起的血管性头痛，以温经散寒、祛风除湿、通络止痛为主要作用。方中川芎行血中之气，祛血中之风，上行头目，为风寒头痛的要药；羌活、防风、细辛辛温散寒，疏风胜湿；制川乌、桂枝有较强的温经止痛作用；全蝎、蜈蚣、天麻同用，搜风散寒、祛风除寒、通络止痛的作用尤佳。使用本方时注意：祛邪之后需扶正，常为益气健脾之法，否则难以收全效。

头　痛　康

【药物组成】　熟附子 12 g，川芎 20 g，白芷 12 g，吴茱萸 9 g，全蝎 1 g（研末），蜈蚣 1 条（研末），白芍 15 g，茯苓 18 g。

加减：痰湿伴头晕者，加法半夏、天麻；气短懒言、神疲无力者，加党参、黄芪；恶心呕吐者，加法半夏、生姜；腰痛膝软者，加杜仲、桑寄生；头痛恶风或遇寒痛甚者，加麻黄、细辛；精神忧郁者，加香附、佛手；头痛发作与月经周期有关者，加淫羊藿、仙茅、当归；失眠多梦者，加酸枣仁、夜交藤。

【适用病症】　血管性头痛。症见头痛，痛如锥刺，或阵发性偏头痛，呈搏动样跳痛；纳差，神疲乏力，舌淡暗、苔薄白而润，脉弦紧。证属风邪夹寒湿，瘀阻经络者。

【用药方法】　每天 1 剂，水煎，分早、晚服。15 天为 1 个疗程，必要时服 2 ~3 个疗程。

【临床疗效】　本方治疗血管性头痛 48 例，痊愈（头痛发作消失，可参加正常工作，随访半年以上，遇原发作诱因时头痛不复发）36 例，好转（头痛遇原发作诱因时，偶有轻微疼痛发作，程度均显著减轻）10 例，无效（治疗后头痛症状不减或加重）2 例。

【病案举例】　王某，女，44 岁。患右侧偏头痛反复发作 5 年，头痛欲裂，痛连目系，痛甚则恶心呕吐，3 ~4 h 后缓解，每月均有发作。经中西医治疗，近半年来发展为持续性全头痛。诊见：阵发性偏头痛，痛如锥刺，呈搏动样跳痛，头痛纳差；神疲乏力，舌淡暗、苔薄白而润，脉弦紧。证属风邪夹寒湿入中经络，气滞血瘀，经气不利。治宜温经祛风除湿、活血通络止痛。用头痛康原方，服药 3 剂，头痛明显减轻；继用原方 5 剂，头痛完全消失；再服原方10剂以巩固疗效。随访半年未见复发。

【验方来源】 王爱章，杨儒谋．头痛康治疗血管性头痛48例［J］．河南中医，1994（3）：164.

按：“巅高之上，惟风可到”，可见风邪在头痛的发病中具有重要意义。风为百病之长，风邪常夹寒湿之邪侵袭清阳之府，留滞经络，气血不通，头痛乃作。本方以白芷、川芎、熟附子、茯苓、吴茱萸等温经散寒，祛风除湿止痛。而血管性头痛多数患者痛位固定，病程漫长，久病入络，故应重视活血化瘀药的应用，选川芎、全蝎、蜈蚣等活血化瘀、辛香走窜之品，促进血管机能恢复。鉴于本病易复发，所以应嘱患者特别重视生活调摄。

二、风瘀阻络证

葛根钩藤汤

【药物组成】 葛根30 g，地鳖虫10 g，钩藤、川芎、白芍各20 g。

加减：疼痛以颞侧为主者，加柴胡15 g；以前额为主者，加白芷10 g；以头顶为主者，加藁本15 g；以眼眶为主者，加僵蚕10 g；以后头痛为主者，葛根加至40 g；若兼恶心呕吐者，加法半夏、竹茹各15 g。

【适用病症】 血管性头痛。症见头痛反复发作，诱发因素多与情志、劳累、月经周期等有关。头痛呈跳痛、胀痛、钝痛或锐痛；伴恶心呕吐，舌质暗或紫暗，脉弦细。证属风瘀阻络者。

【用药方法】 每天1剂，水煎，分早、晚服。12天为1个疗程。

【临床疗效】 本方治疗血管性头痛150例，痊愈（治疗1

个疗程后，头痛症状消失，脑血流图恢复正常或明显改善，随访半年未见复发者）61 例，显效（经 1 个疗程治疗后，头痛症状基本消失或明显减轻，停药后虽有复发，但程度减轻）45 例，有效（经 1 个疗程治疗后，头痛有所减轻或发作次数减少，但仍有发作，脑血流图检查无明显改善者）35 例，无效（经 1 个疗程治疗后，头痛症状不减或加重）9 例。总有效率 94%

【病案举例】　万某，男，46 岁。2 年前开始反复头痛，剧痛时常伴恶心呕吐，在某大医院诊为血管性头痛。诊见：患者面色苍白，表情痛苦，舌质淡暗，苔白腻，脉弦细。脉证合参，此乃风瘀头痛夹痰上扰清阳。治以养血息风、祛瘀化痰止痛。以基本方加白芷、法半夏、竹茹各 15 g。服 6 剂后，头痛明显减轻；继服 6 剂，头痛痊愈。随访半年未复发。

【验方来源】　张仕英. 中医药治疗血管性头痛体会［J］. 新中医，1993（6）：50.

按：风瘀阻络是血管性头痛的主要病理机制之一，故提出风瘀头痛。方中葛根为主药，能解肌、濡润筋脉缓急，其含有的黄酮类物质具有镇静和扩张脑血管作用，可使异常的脑循环正常；钩藤为息风解痉要药，含有多种吲哚类生物碱，具有明显镇静作用，能使外周血管扩张，阻力降低，降低血管紧张度；土鳖虫为通络祛瘀要药，其含有总生物碱对脑缺氧有保护作用，能抑制血小板的释放功能；川芎、白芍为养血、息风、止痛要药。诸药合用，具有养血、息风、祛瘀、止痛功效。从现代药理而言，本方能调整脑血管舒缩功能，促使脑血管局部经络、气血通畅，从而减少脑血管阻力，或使某些致痛因素不易过多堆积，甚至可能对抗某些致痛因素，避免或减少导致脑血管感受器过敏，可使由于脑血管痉挛或扩张所引起的血管性头痛症状缓解或制止头痛。

头 痛 饮 Ⅰ

【药物组成】 川芎 20 g，地鳖虫 10 g，钩藤、白芍各 20 g，葛根 30 g。

【适用病症】 血管性头痛。症见头痛呈阵发性剧烈跳痛，伴恶心呕吐、面色苍白，舌淡暗、苔白腻，脉弦细。证属风瘀阻络者。

【用药方法】 每天 1 剂，水煎，分早、晚服。12 天为 1 个疗程。

【临床疗效】 本方治疗血管性头痛 300 例，痊愈（治疗 1 个疗程后，头痛症状消失，脑血流图恢复正常或明显改善，经半年以上随访无复发）122 例，显效（治疗 1 个疗程后，头痛症状基本消失或明显减轻，脑血流图复查有改善）90 例，有效（治疗 1 个疗程后，头痛有所减轻或发作次数减少，脑血流图复查无明显改善）70 例，无效（治疗后头痛症状不减或加重）18 例。总有效率 94%。

【病案举例】 杨某，男，46 岁。反复头痛 2 年，曾经中西医多次治疗效果不显。不久前额呈阵发性剧烈跳痛，伴恶心呕吐而来就诊。诊见：患者面色苍白，表情痛苦，舌淡暗、苔白腻，脉弦细。脑血流图检查示：双侧血管呈痉挛状态，血管内明显供血不足；脑电图检查示：轻度不正常脑电图；CT 检查正常。西医诊断为血管性头痛。证属风痰夹瘀上扰清阳。治以养血息风、祛瘀止痛、佐以化痰。给以头痛饮加白芷、法半夏、竹茹各 15 g。服 6 剂后头痛症状明显减轻，已无恶心呕吐；继用上方 6 剂，临床症状消失，复查脑电图和脑血流图结果正常。随访 1 年未见复发。

【验方来源】 高福厚. 头痛饮治疗血管性头痛［J］. 内蒙

古中医药，1998（1）：30.

按：本方适用于风瘀阻络型血管性头痛。方中川芎活血行气、散风止痛，为君；地鳖虫活血化瘀通络止痛，钩藤平肝息风定惊止痛，为臣；葛根解肌止痉生津除烦，白芍养血敛阴、柔肝止痛，为佐使。五药合用，共奏行气活血息风止痛之效。

活血平肝祛痰汤

【药物组成】　天麻 12 g，丹参 15 g，红花 15 g，川芎 9 g，赤芍 15 g，白芍 15 g，桃仁 9 g，石菖蒲 9 g，胆南星 15 g，僵蚕 12 g。

【适用病症】　血管性头痛。症见头痛呈发作性，呈刺痛，痛处固定不移，每次发作症状相似；伴恶心呕吐，舌淡暗、苔白腻，脉弦细。证属风痰瘀血阻络者。

【用药方法】　每天 1 剂，水煎，分早、晚服。3 个月为 1 个疗程。

【临床疗效】　本方治疗血管性头痛 119 例，临床控制（头痛症状完全消失，随访 3 个月未见复发）24 例，显效（头痛发作次数减少 70%，疼痛虽发作，但能忍受，能坚持正常工作与学习）55 例，有效（头痛发作次数减少 30% 以上，疼痛发作时，较治疗前程度有所减轻）30 例，无效（治疗后头痛症状不减或加重）10 例。总有效率 91.6%。

【验方来源】　周英豪. 活血平肝祛痰法治疗血管性头痛临床观察［J］. 北京中医药大学学报，1996（4）：53.

按：作者认为本病中医发病机制当以瘀血、肝风、痰浊为主，其中尤以瘀血多见。所以治疗原则应以活血化瘀、平肝息风、祛痰化浊为主，方中活血化瘀药几乎占一半。丹参活血；桃仁、红花、赤芍、川芎化瘀行气止痛；天麻走上窍，加入僵蚕，既能活血通络，又能搜痰剔邪；石菖蒲、胆南星豁痰开窍。本方对病程日久、顽固多发的血管性头痛患者尤为适宜。

祛风通络汤 Ⅰ

【药物组成】　全蝎、僵蚕、地龙各 10 g，蜈蚣（研末吞服）6 g，延胡索、鸡血藤各 15 g，丹参 20 g，炙甘草 12 g。

加减：痛及巅顶者，加蔓荆子 15 g；痛及前额者，加白芷 15 g；痛及后项者，加葛根 10 g；兼有肝阳上亢者，加天麻、钩藤、菊花各 15 g；兼有瘀血阻滞者，加桃仁、红花、川芎各 10 g；兼有痰湿内阻者，加陈皮、制半夏、胆南星各 10 g；兼有气血不足者，加党参、白术、熟地黄各 15 g；兼有夜寐多梦者，加酸枣仁、茯神各 15 g。

【适用病症】　血管性头痛。症见头痛反复发作，时发时止，每于劳累后或情志不畅时发作，胀痛不止；口干微苦，失眠多梦，舌质淡或淡暗，脉弦细或弦涩。证属风瘀痹阻脉络者。

【用药方法】　每天 1 剂，水煎，分早、午、晚服。10 天为 1 个疗程。

【临床疗效】　本方治疗血管性头痛 63 例，治愈（服药 1 个疗程后，头痛迅速控制及伴随症状消失，脑血流图检查正常，1 年以上无复发）28 例，有效（头痛及伴随症状消失或减轻，但脑血流图未恢复正常，或偶有轻度发作）33 例，无效（头痛症状无改善，脑血流图复查无改善）2 例。总有效率 96. 8%。

【病案举例】　马某，女，25 岁。头痛反复发作已 4 年，时发时止，每于劳累后或情志不畅时发作，发作时头痛难忍。近 1 年来头痛加剧，发作频繁，曾作头颅 CT 检查未见异常；脑血流图示：轻度血管痉挛。诊断为血管性头痛。服用卡马西平、盐酸氟桂利嗪等药物，初服时头痛尚可缓解，近来服之无效。诊见：

头痛以前额为著，胀痛不止；口干微苦，失眠多梦，舌红，苔薄微黄，脉弦数。此属风阳上扰，脉络痹阻。治以祛风通络、平肝潜阳。药用基本方加白芷 10 g，天麻、钩藤、菊花、酸枣仁各 15 g。服药 5 剂后，头痛减轻大半；继服 5 剂而痛止，1 个月后复查脑血流图无异常。随访至今未复发。

【验方来源】 曹方会. 祛风通络汤治疗血管性头痛 63 例[J]. 四川中医，1998（3）：29.

按：头为诸阳之会，风为阳邪，其性轻扬，伤于风者头先受之，故头痛多责之于风邪外袭，痹阻脉络所致。方中全蝎、蜈蚣性善走窜，为治风要药，相须为用，从而祛风通络止痛；地龙舒挛和络，僵蚕祛风散结。此四药相合，祛风通络止痛之力更强；延胡索、丹参、鸡血藤散瘀行气，解上下内外之痛；炙甘草缓急止痛，调和诸药。诸药合用，获祛风散结、通络止痛之功。对于疑难病症，一般常药难以取效，非虫药毒剂难以胜任。故本方重用虫类药，验之临床颇收良效。然虫类药善走窜，易伤正气，不宜久用。

祛风定痛汤

【药物组成】 徐长卿、当归各 12 g，蜈蚣 3 条，全蝎 3 g，川芎、蔓荆子、白芷、细辛、白芍各 10 g，炙甘草 6 g。

加减：恶心、呕吐、苔白腻、痰湿重者，加陈皮 6 g，制半夏、胆南星各 10 g；心悸、出汗、舌质淡，气血虚者，加黄芪 15 g，鸡血藤 12 g；耳鸣、口苦、苔黄者，加龙胆草、黄芩各 10 g；面赤、头晕者，加羚羊角骨 1.5 g，石菖蒲 10 g；失眠者，加酸枣仁、远志各 10 g；月经期头痛、量少者，加柴胡、川牛膝各 10 g，桃仁 12 g；便秘、牙痛者，加大黄、黄柏、枳壳各 10 g，石膏 15 g。

【适用病症】 血管性头痛。症见头痛，发作时疼痛难忍；伴眼眶内胀痛，头晕，面色苍白或青紫，恶心欲呕，舌质淡或紫暗，脉细弦。证属风瘀阻络者。

【用药方法】 每日1剂，水煎，分早、晚服。10天为1个疗程，可连服1~4个疗程。

【临床疗效】 本方治疗血管性头痛154例，治愈（头痛止，症状消失，1年以上无复发者）32例，显效（头痛止，半年后复发，再服本方仍有效）77例，有效（头痛止，半年内复发，或用药后头痛及伴随症状缓解）42例，无效（头痛未获缓解）3例。总有效率98%。

【病案举例】 许某，女，37岁。头痛反复发作，每于劳累后或月经前后发作。发作时头痛难忍，眼眶内胀痛，头晕，恶心欲呕，出汗。经脑电图、头颅CT、脑血流图等检查，诊断为血管性头痛。曾服多种西药，头痛未见痊愈。此次发病在1天前。诊见：左侧颞部头痛，血管搏动难忍；面色苍白，恶心干呕，手心有汗，月经刚净，舌质淡，脉细弦。证属风邪瘀血阻络。予祛风定痛汤加陈皮、制半夏、柴胡、黄芪各10 g。服药5剂，头痛基本消失，症状明显好转；继服10剂，诸症状消失。随访1年，未见复发。

【验方来源】 丁筠平．徐长卿祛风定痛汤治疗血管性头痛154例［J］．浙江中医杂志，1995（5）：235.

按：作者认为血管性头痛之病机多为外风及内有气滞瘀血同病。故治当祛风活血、通络止痛为法。本方用徐长卿，味辛性温，有祛风止痛、活血、利尿、解毒消肿之功，药理研究表明其全草含牡丹酚，根尚含黄酮苷、糖类、氨基酸等，对小鼠有止痛、镇静、解痉作用；蜈蚣、全蝎性善走窜，为治风要药；配伍细辛、蔓荆子、白芷，祛风止痛作用更强；细辛用量不拘于“不过钱”之说，配伍得当，用至10~15 g，未见副作用；川芎、当归养血活血；白芍、甘草缓急止痛。诸药合用，共奏祛风、活血、通经、止痛之功。

加味立愈汤

【药物组成】　何首乌、当归、天麻各 12 g，土茯苓 30 g，防风 10 g，全蝎 6 g，僵蚕 10 g。

加减：肝火偏亢者，加栀子、龙胆草、石决明各 10 g，钩藤 15 g；痰浊偏盛者，加胆南星、姜半夏各 10 g，天竺黄 6 g；瘀血明显者，加桃仁、红花各 15 g，老葱 3 根；肝肾亏虚者，加黄精、枸杞子、山茱萸各 15 g；气血不足者，加黄芩 30 g，党参 15 g，白术 10 g；寒盛者，加桂枝 10 g，细辛 3 g；痛连项背者，加葛根 30 g。另外，前额痛者，加白芷；后枕痛者，加羌活；两侧痛者，加黄芩；巅顶痛者，加藁本。

【适用病症】　血管性头痛。症见头痛，发则痛甚，恶风寒，常裹头，痛时欲呕、欲卧；纳差，记忆力差，少寐多梦，胸脘痞闷，苔白腻，脉滑。证属风痰瘀血，阻遏清阳者。

【用药方法】　每天 1 剂，水煎，分早、晚服，15 天为 1 个疗程。

【临床疗效】　本方治疗头痛 62 例，治愈（治疗后头痛及伴随症状消失，病情稳定 6 个月以上）36 例，有效（停药后头痛等症状明显减轻，发作次数显著减少，疼痛时间缩短）22 例，无效（头痛未见减轻，即使其他症状好转也视为无效）4 例。总有效率 94%。治疗时间一般为 1 个疗程，部分为 2 ~3 个疗程。

【病案举例】　陈某，男，47 岁。患者头痛 10 余年，发则痛甚，恶风寒，常裹头。诊断为血管性头痛。近月头痛甚且频而就诊。诊见：头痛时欲呕、欲卧，纳差，记忆力差，少寐多梦，胸脘痞闷，苔白腻、脉滑。证属风痰瘀浊，阻遏清阳，血脉失和。治宜除湿化痰、通窍止痛。药用何首乌、当归、天麻各12 g，土茯苓 30 g，防风 10 g，全蝎 6 g，僵蚕 10 g，天竺黄6 g，姜半夏 15 g，服 5 剂。复诊：诸症状均减。原方去天竺黄，加白蒺藜 15 g，再进 10 剂而愈。随访半年未见复发。

【验方来源】　钟旭敏. 加味立愈汤治疗内伤头痛 62 例[J]. 湖南中医杂志，1996（5）：30.

按：立愈汤方出自孟元瑞《春脚集》。孟氏在其方下注："治一切头痛，不拘正痛，或左或右偏痛，皆效。"方中何首乌补肝肾、益精血；土茯苓利湿导热，凉血解毒；天麻息风止痉止痛；当归补血活血止痛；防风祛风除湿，解痉止痛；再加全蝎、僵蚕息风通络止痛。全方共奏补血活血、祛风除湿、祛痰解毒、解痉止痛之功。临床辨证之际，当明辨诸证，灵活变通施治，切忌拘泥。

通络息风汤

【药物组成】　当归 15～30 g，蔓荆子 10～15 g，白芷 6～10 g，全蝎 2～3 g，蜈蚣 1～2 g，地龙 6～10 g，僵蚕 6～10 g，蝉蜕 3～6 g，水蛭 3～6 g，地鳖虫 3～6 g，露蜂房 3～6 g，炙甘草 6～10 g。

加减：痰浊者，加法半夏 10 g；瘀阻者，水蛭、地鳖虫适当加量；伴鼻塞者，加辛夷或苍耳子；苔白腻伴恶心者，加细辛或荜茇；巅顶痛甚者，加藁本；少寐多梦者，加夜交藤；血压偏高者，加怀牛膝、菊花。

【适用病症】　血管性头痛。症见头痛，或胀重，或隐痛，或钝痛；或兼目眩，舌红少苔或舌红苔白，脉缓或弦。证属风痰瘀血，上阻脑窍者。

【用药方法】　每天 1 剂，水煎，分早、晚服。10 天为 1 个疗程。

【临床疗效】 本方治疗血管性头痛 204 例，治愈（头痛消失，各项检查正常，半年内未复发）152 例，好转（头痛减轻，发作时间缩短或周期延长，各项检查有改善）41 例，无效（头痛症状及体征无变化或加重）11 例。总有效率 94.6%。

【验方来源】 雍履平．通络息风汤治疗血管性头痛 204 例［J］．上海中医药杂志，1999（1）：23.

按：中医认为，脏气变动为之风，聚液化浊为之痰，气滞血凝为之瘀，风痰瘀血上扰阻络可发为头痛。治当攻通搜逐。方中全蝎、蜈蚣一平一温，散寒息风解痉；地鳖虫、水蛭一平一寒，清热破血通络；僵蚕、露蜂房皆性平，化痰散结祛风；蝉蜕、地龙俱性寒，凉血镇静安神。诸药相伍为用，通络息风止痛作用倍增，对顽固性血管性头痛经久难愈，易反复发作者，颇有效果。其特点是，本方十味药中有八味为虫类药，祛风通络止痛之效甚显。不过虫类药毕竟走窜太过，易伤正气，不可久用，中病即止。

芎蝎散

【药物组成】 川芎 40 g，全蝎 15 g，蜈蚣 2 条，地龙、白芍各 15 g，僵蚕、地鳖虫、藁本、羌活、白芷、柴胡、蔓荆子、当归各 10 g，细辛 3 g。

加减：恶心呕吐者，加姜竹茹、法半夏、砂仁各 10 g；失眠者，加酸枣仁 20 g；耳鸣、口苦者，加黄芩、龙胆草各 10 g；便秘者，加大黄 10 g；恶风重者，加防风 10 g，黄芪 20 g。

【适用病症】 血管性头痛。症见头痛呈搏动样，头晕耳鸣，心悸恶心，舌质暗红、苔白腻，脉弦。证属风瘀阻络者。

【用药方法】 将芎蝎散所用药物烘干后研末（过 80～100

目筛）。每次取 10 g，加水 200～250 mL，煮沸后再煎约 3 min，用消毒纱布过滤药渣（药末较细时可不作过滤），取药液 150 mL左右，饭后约 1 h 温服，每天服 2 次，10 天为 1 个疗程。

【临床疗效】　本方治疗血管性头痛 103 例，治愈（头痛症状消失，脑血流图复查恢复正常或明显改善，经随访 1 年以上无复发）44 例，显效（头痛明显减轻. 无需其他止痛药，或停药后在头痛发作周期中仍有复发，但程度明显减轻，脑血流图复查有改善或明显改善）30 例，有效（头痛有所减轻，或发作次数减少，但仍有发作，脑血流图检查无明显改善者）23 例，无效（头痛症状无改善，脑血流图复查亦无改善者）6 例。总有效率 94. 17%。

【验方来源】　钟磊，任志敏. 芎蝎散治疗血管性头痛的临床观察 [J]. 中国中医药科技，1997（1）：63.

按：此方特点，一为重用川芎达 40 g，为治头痛要药；二为用大量虫类药，搜风通络止痛；三为补血用当归、白芍扶正，且能制约虫类辛燥之性。诸药合则攻补兼施，标本同治，故用之临床，收效颇著。

搜风止痛散

【药物组成】　全蝎、蜈蚣、僵蚕、地鳖虫、川芎、川牛膝、白术、砂仁各等份。

【适用病症】　血管性头痛。症见头痛，呈针刺样痛，痛有定处；多伴头晕目眩，恶心呕吐，纳差，眠差，舌质紫黯、苔白腻，脉弦细涩等。证属风邪阻络，瘀血内阻者。

【用药方法】　上药经过干燥粉碎灭菌后装入胶囊（每粒胶囊含药 0. 75 g）。每次服 4 粒，每天服 3 次。10 天为 1 个疗程，一般服用 2～3 个疗程。服药期间不用其他药物，忌劳累、郁怒及辛辣等刺激性食品。

【临床疗效】 本方治疗血管性头痛 68 例，治愈（头痛及伴随症状消失，随访半年无复发）58 例，显效（头痛减轻，发作次数减少或持续时间缩短，或近期内头痛基本控制，但停药后数天或几个月仍有反复）8 例，无效（头痛无改善，伴随症状不减）2 例。总有效率 97.1%。疗程最短 10 天，最长 45 天，平均 21 天。

【病案举例】 吴某，女，32 岁。患反复发作性左侧头痛 8 年，加重 2 个月。发病开始感左侧头痛，每因情志刺激或劳累后诱发或加重，曾在地级、省级医院先后多次检查眼底、脑电图、血液流变学等均未发现明显异常，西医诊断为血管性头痛。屡用麦角胺咖啡因、卡马西平止痛，虽能一时控制，但常反复发作。近 2 个月来因精神刺激出现左侧头痛加重。诊见：左侧头痛如锥刺，恶心呕吐，夜寐不安，胃纳大减，舌质紫暗、苔白腻，脉弦细。证属风邪阻络，瘀血内阻。治宜搜风散邪、通络止痛。投以搜风止痛散。每次服 4 粒，每天服 3 次。服药 3 天后痛势大减；服药 20 天后诸症状消失。半年后随访病未复发。

【验方来源】 李维华. 自拟搜风止痛散治疗血管性头痛 68 例［J］. 广西中医药，1996，19（1）：11.

按：本病起病急骤，痛在高巅，具有风的特点；反复不已，久病入络，又为有瘀之征。故本病的主要病机为风邪和瘀血阻络。搜风通络散中，全蝎、地鳖虫、蜈蚣、僵蚕等，取其“虫蚁迅速飞走之灵”之意，搜剔络道之瘀，宣通阳气；川芎味薄气雄，性最疏通，能行能散，引药入巅，祛风行气，活血化瘀；川牛膝行气血，上通下达；由于虫类药搜风通络之峻烈，可耗伤人体正气，故用白术益气扶正，砂仁和中养胃。诸药合用，搜风通络，化瘀止痛。

活血镇痛汤

【药物组成】 川芎 30 g，石决明 30 g，钩藤 15 g（后下），白芷 10 g，桃仁 10 g，红花 10 g，全蝎 5 g，僵蚕 10 g，羌活 10 g。

加减：失眠多梦者，加酸枣仁 10 g，夜交藤 20 g；口干、口苦者，加黄芩 6 g，栀子 10 g；恶心欲吐者，加姜半夏 10 g，吴茱萸 5 g；肢软乏力者，加黄芪 20 g。

【适用病症】 血管性头痛。症见头痛始于一侧，如颞、眼眶或前额，甚至整个头部，呈搏动性钻痛、刺痛，痛势剧烈，反复发作；伴恶心呕吐，舌质暗，脉弦。证属风瘀互结，阻滞络道者。

【用药方法】 每天 1 剂，水煎服。1 周为 1 个疗程。

【临床疗效】 本方治疗血管性头痛 50 例，经 1 ~ 4 个疗程，治愈（头痛及伴随症状消失，半年内无复发）28 例，有效（头痛明显减轻，发作次数减少）19 例，无效（头痛无好转，或中途易法治疗）3 例。

【病案举例】 杨某，女，50 岁。患者自诉头痛反复发作 10 余年，以两侧为甚，痛如针刺，发作时两眼畏光、恶心。西医诊断为血管性头痛，服一般止痛药无效果。诊见：神志清，精神欠佳，面色少华，舌质暗，脉弦。中医诊为头风。证属瘀血阻滞，夹风邪侵袭，络脉不通。治宜活血化瘀、祛风止痛。投以活血镇痛汤加减：川芎 30 g，白芷 10 g，桃仁 10 g，红花 6 g，全蝎 5 g，僵蚕 10 g，羌活 10 g，姜半夏 10 g，石决明 30 g（先煎），钩藤 15 g（后下），夜交藤 20 g，服 6 剂。6 天后复诊：再以原方加黄芪 20 g，调治月余，头痛痊愈。

【验方来源】 蒋胜贤. 活血镇痛汤治疗血管性头痛 50 例

［J］．河北中医，1997（6）：33.

按：头居巅顶，唯风可到，且风为百病之长，久病必瘀，风瘀互结，不通则痛。故拟活血化瘀、祛风止痛之法。方中重用川芎活血化瘀，行气止痛，配以桃仁、红花可增其化瘀之力；羌活、白芷辛温走窜，疏风止痛；全蝎、僵蚕息风止惊，疏风止痛；石决明平肝潜阳，滋补肝阴；钩藤息风止痉，平抑肝阳。全方配合，共奏活血化瘀、祛风镇痛之效。

三、瘀血阻滞证

头痛六味饮

【药物组成】　川芎 30～50 g，丹参 30 g，白芍 30～50 g，地龙、炙甘草各 10 g，川牛膝 15～25 g。

加减：肝气郁结者，加柴胡；肝火上炎者，加龙胆草、夏枯草；肝阳上亢者，加石决明、牡蛎；肝血亏虚者，加熟地黄、何首乌；痰湿者，合二陈汤加旋覆花；瘀血者，加桃仁、红花，并改白芍为赤芍；气虚者，加党参、黄芪；寒湿者，加附片、干姜。

【适用病症】　血管性头痛。症见发作性头痛，呈胀痛、掣痛、搏动痛、刺痛、热痛、炸痛、重痛、空痛及冷痛等，部位多在两颞、前额、头顶部；伴有目胀、失眠、便秘、头昏、多梦、恶心呕吐、倦怠乏力、口干苦等。证多属瘀血阻络，血虚风扰者。

【用药方法】　每天 1 剂，水煎，分早、晚服。5 天为 1 个疗程，痛减后进行第 2 个疗程。痛止后服 3～5 剂以巩固疗效。

【临床疗效】　本方治疗血管性头痛 37 例，痊愈（服药 5～

10 剂后，头痛和伴随症状消失，随访半年以上无复发者）17 例，显效（服药后头痛得止，伴随症状好转，复发后疼痛程度明显减轻，疼痛时间明显缩短，服本方继续有效者）10 例，进步（头痛及伴随症状减轻不显著，且时有发作者）7 例，无效（服药5～10 剂后头痛无减轻，需服其他药止痛者）3 例。总有效率 91.9%。

【病案举例】 方某，女，53 岁。患右侧后枕部疼痛 30 余年，复发 1 周就诊。诊见：右后枕部抽掣样痛，伴倦怠乏力、失眠多梦、目胀项强，舌淡红苔薄白，脉弦细。诊断为血管性头痛。证属肝血亏虚，瘀血阻络。治宜养血祛风、化瘀通络。方用头痛六味饮加葛根 30 g，当归、菊花各 12 g。服 3 剂后头痛大减，续服 3 剂后头痛若失。随访 4 年，头痛未发。

【验方来源】 舒鸿飞，张书昌，徐云祥. 头痛六味饮治疗内伤头痛 37 例的体会［J］. 光明中医，1998（3）：21－24.

按：内伤性头痛具有病程较长、发止迅速，伴头晕、失眠、乏力等特点。“久痛入络”“久痛必瘀”，主要病机当为瘀血阻络，而风、虚为重要的致病因素。故应以活血通络、养血祛风为主要治法，用药上选辛开、苦降、甘缓为原则。方中川芎剂量较大，用时需注意超过 30 g以上时宜逐渐加量，疼痛缓解后可酌情减量，且不宜久服，超过 10 剂无效者改用它法。为防止其副作用，方中白芍酸寒收敛之性可制川芎过散，与甘缓的甘草相配，加强缓急止痛之效，且方中川芎与导下的牛膝相配，升降相济，气畅血行，两者比例应为 2：1，否则影响主药川芎之辛散；而川芎、丹参活血化瘀，芍药养血滋阴，三药合用之则能通补兼顾，故用之于临床内伤性头痛，疗效较佳。另外本方应用时需注意：①低血压者，应监测血压；②瘀血或月经过多等下部出血者，应慎用或减少川牛膝量，或改用石决明等镇潜药物。

头痛灵汤

【药物组成】　当归、白芍、钩藤（后下）各 20 g，川芎、鸡血藤各 30 g，生地黄、桃仁、白芷、甘草各 10 g，红花、蔓荆子、防风各 6 g。

加减：久病气血不足者，加黄芪 30 g，党参 20 g；头顶痛者，加藁本 10 g；睡眠不佳者，加炒酸枣仁 15 g，夜交藤 20 g；久病入络而痛甚者，加僵蚕 10 g，全蝎 9 g，蜈蚣 2 条。

【适用病症】　血管性头痛。症见反复发作头痛，呈刺痛、跳痛，痛剧烈时如绞割样，部位多在一侧或巅顶部；多疑易怒，妇女则有痛经，月经异常，舌质暗或紫暗或有瘀斑，脉弦或弦细。证属血瘀者。

【用药方法】　每天 1 剂，水煎，分早、晚服，20 天为 1 个疗程。

【临床疗效】　本方治疗血管性头痛 42 例，治愈（头痛及伴随症状消失，停药后 1 年内无复发，脑血流图检查正常）28 例，好转（临床症状基本消失或减轻，脑血流图检查改善明显）12 例，无效（临床症状、发作次数及脑血流图检查均未减）2 例。总有效率 95.2%。

【病案举例】　李某，女，42 岁。头痛反复发作 10 年，复发并加重 1 天就诊。诊见：头痛难忍，抱头喊叫，面色青紫，双目乏神，舌质紫暗、边有瘀点，脉细涩。诊断为血管性头痛。证属气滞血瘀。治宜活血化瘀、行气通络止痛。方用头痛灵汤加黄芪 30 g，党参 20 g，全蝎 9 g，蜈蚣 2 条。服 8 剂后症状明显减轻，继服 8 剂后诸症状清除。随访 2 年未复发。

【验方来源】　房师勤. 自拟头痛灵汤治疗血管性头痛 42 例 [J]. 安徽中医临床杂志，1998，10（6）：335.

按：本病病机主要是颅内血管收缩或扩张，导致局部脑组织血液灌注减少，同时伴有血液黏滞性增高。故采用活血行气法以降低血液黏滞性和解除血管痉挛。如方中运用大量的活血化瘀药，尤其是川芎用量达 30 g。久病必虚，应加益气安神药，如方中的白芍、鸡血藤等配伍。

加减通窍活血汤

【药物组成】　桃仁、赤芍、当归各 15 g，红花、川芎各 10 g，黄芪 30 g。

加减：痛甚者，加全蝎、地龙；因寒而诱发或加重者，加细辛、桂枝；恶心呕吐者，加陈皮、法半夏；眩晕者，加天麻、钩藤。

【适用病症】　血管性头痛。症见周期性发作的头部胀痛或刺痛，或左或右，或连眼眶前额部；常伴恶心甚或呕吐、眩晕等，舌质暗红或紫暗或有瘀斑，脉弦细或弦涩。证属脉络瘀阻，清阳不展者。

【用药方法】　每天 1 剂，文火煎煮，取煎液 400 mL，分 3 次，于饭后服。6 天为 1 个疗程。

【临床疗效】　本方治疗血管性头痛 62 例，近期痊愈（头痛症状完全消失，随访 2 年未复发）31 例，好转（头痛症状消失，但因劳累或感冒后有轻度复发）27 例，无效 4 例。总有效率 93.5%。

【病案举例】　胡某，女，30 岁。两侧偏头胀痛反复发作 8 年，加重半年就诊。诊见：头痛如钻，目不能睁；伴恶心呕吐，眩晕，舌质暗红、苔薄黄，脉细涩。诊断为血管性头痛。证属久病入络，气血瘀滞，清阳不展。治以通窍活血、舒展清阳。方用通窍活血汤加地龙、天麻各 15 g，全蝎、陈皮、法半夏、钩藤各 10 g。连服 15 剂，诸症状悉除。2 年后随访未见复发。

【验方来源】　袁桂生. 加减通窍活血汤治疗血管性头痛 62 例［J］. 湖北中医杂志，1991（1）：6.

按：血管性头痛属祖国医学头痛、头风范畴。病机是由于脑窍脉络瘀阻，清阳不展，脏腑之气不能上荣于脑。遵《素问·阴阳应象大论》“疏其气血，令其条达，而致和平”之治则，加减通窍活血汤活血通窍，升清展阳。一般应用本汤取效后，连服 4 个疗程以巩固疗效。

归芎荆芍汤

【药物组成】　当归 20 g，川芎 25 g，蔓荆子 15 g，白芍 40 g，全蝎 12 g，细辛 6 g，甘草 10 g。

加减：前额痛者，加白芷 10 g；两侧痛者，加柴胡 12 g；头顶痛者，加藁本 12 g；痛久而剧痛者，加地龙 20 g，三七 10 g；舌尖红或兼有热象者，加黄芩 10 g；因情志不舒者，加郁金 15 g。

【适用病症】　血管性头痛。症见头痛剧烈难忍，有搏动感；苔薄黄、舌尖红、舌边有瘀点，脉弦数。证属血瘀络阻者。

【用药方法】　每天 1 剂，水煎，分早、晚服，10 天为 1 个疗程。

【临床疗效】　本方治疗血管性头痛 82 例，痊愈（头痛症状完全消失，随访 1 年未见复发）57 例，好转（偶有发作、时间短，症状明显减轻）17 例，无效（治疗后头痛症状不减或加重）8 例。总有效率 90%。

【病案举例】　杨某，男，42 岁。以右侧发作性头痛半年，加重 1 个月为主诉。头痛以右侧为重，多在夜间发作，发作时头痛剧烈难忍，常手持竹板打头以期缓减，每月发作 2～3 次，多以情志、劳累为诱因，一般持续 4 天，常用颅痛定、麦角胺咖啡因等药物治疗，但效果差。诊见：头痛剧烈难忍，右侧还有搏动感；苔薄黄、舌尖红、舌边有瘀点，脉弦数；血压 18.7/12.7 kPa，体温 36.5 ℃，理化检查无异常。诊断为血管性头痛。证属血瘀络阻头痛。治宜化瘀通络、息风止痛。以归芎荆芍汤加地龙 30 g，黄芩 10 g，三七 10 g。服 2 剂后疼痛缓减，继服 1 周巩固疗效。随访至今未见复发。

【验方来源】　吕哲，李岩，王桂年. 自拟方治疗原发性血管性头痛 82 例［J］. 河南中医药学刊，1995（1）：47.

按：血管性头痛，发病急，痛势剧，多属实证，临床应以祛邪为主。本方当归、川芎活血化瘀为治疗头痛要药，故药量亦重；白芍配甘草缓急平肝止痛；全蝎息风解痉止痛；高巅之上，唯风药可到，故用蔓荆子、细辛为使，引经通窍。诸药合用，共奏化瘀通窍、疏风散邪止痛之剂，又随临证加减，每获良效。

颅痛饮 Ⅰ

【药物组成】　当归、生地黄、赤芍、白芍各 12 g，白芷、蔓荆子、僵蚕、天麻各 10 g，菊花 15 g，石决明 30 g。

加减：风寒者，加荆芥、防风；风热者，加桑叶、白蒺藜；前头痛者，加葛根、石膏；头顶痛者，加藁本、吴茱萸；颞部痛者，加柴胡；枕后痛者，加羌活；头痛日久，固定不移者，加桃仁、红花、三七末（冲服）。

【适用病症】　血管性头痛。反复发作头痛，每遇心情不舒，或逢月经多发；伴两胁、乳房胀痛，嗳气纳呆，心烦少寐，舌质紫暗、苔薄黄，脉弦涩。证属肝郁血瘀者。

【用药方法】　每天 1 剂，水煎服。7 天为 1 个疗程。

【临床疗效】　本方治疗血管性头痛 58 例，治愈（头痛及伴随症状消失，1 年内无复发）38 例，好转（头痛消失，6 个月偶有发作、次数减少，持续时间短暂）16 例，无效（治疗后症状无明显变化）4 例。总有效率 93.1%。

【病案举例】 丁某，女，28 岁。患反复发作性头痛 5 年余。开始以两颞部为主，渐至整个头痛，每遇心情不舒，或逢月经至前 4 天左右加重；伴两胁、乳房胀痛，嗳气纳呆，心烦少寐，舌质紫暗、苔薄黄，脉弦涩。西医诊断为血管性头痛。中医辨证为肝气不舒，气滞血瘀。治宜疏肝理气、活血化瘀。用颅痛饮加柴胡、枳壳、桃仁各 10 g，丹参、炒酸枣仁各 15 g。服 7 剂痛止，诸症状悉除；继服 7 剂，以巩固疗效；又继服 7 剂，根除痼疾。随访 1 年，未见复发。

【验方来源】 邓存国. 颅痛饮治疗血管性头痛 58 例 [J]. 陕西中医，1995（9）：397.

按：本方在四物汤的基础上加减而成。方中当归、生地黄、白芍养血活血，血行风自灭；白芷、菊花、蔓荆子宣发清阳，醒脑，祛头风，止头痛；僵蚕、天麻搜风通络止痛；石决明平肝息风。诸药合用，共奏养血活血、疏风通络之功，故获良效。

颅痛灵汤

【药物组成】 全蝎、细辛各 3 g，蜈蚣 2 条，丹参 30 g，川芎、赤芍各 20 g，红花、白芷、甘草各 10 g

加减：结合脑血流图检查结果增减药物，如血管扩张性头痛者，加枳壳；血管收缩性头痛者，加葛根。

【适用病症】 血管性头痛。症见头痛，痛有定处，刺痛难忍，行经期或劳累头痛加重；伴恶心呕吐，舌质暗、苔薄白，脉弦。证属脑络瘀滞不通者。

【用药方法】 每天 1 剂，水煎，分早、晚服。7 天为 1 个疗程。

【临床疗效】 本方治疗血管性头痛 148 例，治愈（头痛症状消失，脑血流图检查正常或明显改善，1 年以上无复发者）71 例，显效（症状基本消失，头痛明显减轻）49 例，有效（头痛明显减轻，发作次数有所减少）23 例，无效（头痛症状无改善）5 例。总有效率 96.6%。

【病案举例】 李某，女，49 岁。自诉右侧头痛 3 年。患者 3 年前因车祸致头部外伤，表现为头痛、恶心呕吐。此后每逢经期头痛发作，以右侧为甚，痛有定处，经用西药治疗后恶心呕吐已止，头痛虽有缓解，但每逢行经期或劳累头痛加重。此次发作，抱巅泣哭，刺痛难忍。诊见：舌质暗、苔薄白，脉弦。诊断为血管性头痛。证属脑络瘀滞不通所致。治宜搜风活血、通络止痛。药用颅痛灵原方加藁本 10 g。服药 5 剂，头痛大减；继服 10 剂，诸症状悉除。随访 2 年未复发。

【验方来源】 朱天忠. 颅痛灵治疗血管性头痛 148 例[J]. 浙江中医杂志，1994（12）：535.

按：血管性头痛多剧痛暴发，痛有定处，证属风瘀阻滞脑络多见。故方中全蝎、蜈蚣搜风活血，镇惊止痛；白芷祛风止痛；细辛温经通络；丹参、川芎、红花、赤芍活血化瘀，疏通脑络；甘草调和诸药。全方具搜风活血，通络止痛之功。风散则症缓，瘀化血行，经畅络通而疼痛自除。本方特点贵在全蝎、蜈蚣的搜风定痛作用，如在治疗中减去这两味药，则止痛作用明显减弱。全蝎、蜈蚣虽属有毒之品，然用之得当，以疗顽疾沉疴，确有奇效。

川芎镇痛汤

【药物组成】 川芎 30 ~ 40 g，川牛膝 15 ~ 20 g，葛根

30 g，龙胆草 6 g，白芷、菊花各 12 g，红花 15 g，天麻 10～15 g。

加减：疼痛剧烈者，加全蝎、细辛各 10 g；伴恶心呕吐者，加法半夏、竹茹、生姜各 10 g；伴头晕者，加制何首乌 15 g，枸杞子 30 g。

【适用病症】 血管性头痛。症见患者头痛剧烈，痛如锥刺，有搏动感；伴心烦不安，舌质暗、苔薄白，脉弦涩。证属瘀血头痛者。

【用药方法】 每天 1 剂，水煎，分早、晚服。10 天为 1 个疗程。

【临床疗效】 本方治疗血管性头痛 54 例，痊愈（头痛消失，随访 1 年以上无复发者）40 例，有效（头痛减轻者）12 例，无效（头痛未减轻者）2 例。疗程最短者 5 天，最长者 20 天。

【病案举例】 李某，男，42 岁。自诉双侧头痛 3 年，每次发作可持续数天，呈搏动性刺痛。此次因劳累过度而诱发，在某医院服中西药治疗 1 周后无效，遂来本院就诊。诊见：患者头痛剧烈，以左侧为重，痛如锥刺，有搏动感；伴心烦不安，舌质暗。诊断为血管性头痛。证属瘀血头痛。治宜活血化瘀、通络止痛。予以川芎镇痛汤加全蝎、细辛各 10 g。服 2 剂后，头痛明显减轻；服 4 剂后，头痛止；续服 3 剂以固疗效。随访 2 年未见复发。

【验方来源】 杨峰. 川芎镇痛汤治疗血管性头痛［J］. 湖北中医杂志，1997（6）：41.

按：血管性头痛多为脏腑气血失调，气血瘀滞，痰浊痹阻，不通则痛。方中川芎祛风散寒化瘀，集三任于一身，恰中病机，量大（30～40 g）力猛，止痛迅速为方中君药，若取常量（9～15 g）则效差矣；并配白芷、川牛膝、红花上达巅顶，活血化瘀，行气止痛，并通达上下，协调升降；天麻、蔓荆子息风镇痉；葛根通脑络而疏风；菊花、龙胆草引经而泄郁热。诸药合用，取效满意。

化瘀止痛汤 I

【药物组成】 黄芪 60 g，川芎 15 g，当归 10 g，羌活 10 g，丹参 15 g，细辛 5 g，地龙 15 g，赤芍 10 g，桃仁 8 g，红花 8 g，蜈蚣 2 条（去头脚），僵蚕 10 g，全蝎 5 g。

加减：前额痛者，加白芷、蔓荆子；巅顶痛者，加吴茱萸、藁本；痛连项者，加葛根；恶心呕吐者，加法半夏、生姜；风寒痛者，加防风、荆芥；失眠多梦者，加酸枣仁、柏子仁或茯神、远志。

【适用病症】 血管性头痛。症见头痛以两侧为甚，忽轻忽重，痛处固定；伴面色暗滞，唇紫，舌质红、舌下脉络瘀紫、苔薄白，脉细涩。证属瘀血头痛者。

【用药方法】 每天 1 剂，水煎，分早、晚服。

【临床疗效】 本方治疗血管性头痛 25 例，治愈（自觉症状消失，随访 1 年头痛未复发）19 例，好转（自觉症状明显减轻，遇诱因有轻微发作）5 例，未愈（自觉症状无明显改善）1 例。

【病案举例】 周某，男 42 岁。头痛反复发作 6 年，以头部两侧为甚，忽轻忽重。经彩色多普勒检查提示：右侧脑血管痉挛，左侧脑血管供血不足。近两天因疲劳过度，诱发头部两侧抽掣样痛。诊见：痛苦面容，双手抱头，坐立不安；面色暗滞，唇紫，舌质红、舌下脉络瘀紫、苔薄白，脉细涩。西医诊断为血管性头痛。中医辨证为瘀血头痛。治宜益气活血、化瘀止痛。方以化瘀止痛汤加减：黄芪 60 g，川芎 15 g，当归 10 g，羌活 10 g，丹参 15 g，细辛 5 g，红花 8 g，赤芍 10 g，桃仁 8 g，地龙 15 g，僵蚕 10 g，全蝎 5 g，蜈蚣 2 条（去头脚），服 7 剂。复诊：自诉服药后，头部两侧抽掣痛减轻，时有呕吐。承上方加法半夏 8 g，生姜 8 g。续服 6 剂，1 周后，患者诉说各种症状消失，病已痊愈。随访 1 年，未复发。

【验方来源】　梁国川. 化瘀止痛汤治疗血管性头痛［J］. 中医研究，1998（3）：40.

按：本方重用黄芪补气，当归养血；赤芍、桃仁、红花等活血化瘀；顽固性头痛，忽作忽止，屡发不愈，非一般平淡之药力所能胜，必须在活血化瘀药中加入搜风通络之虫类药方能奏效，故用地龙咸寒，善通络，配僵蚕能加强清热息风镇痉以达到止痛功效；而蜈蚣、全蝎同入肝经，二药并用能增强搜风通络散结作用。

头痛饮 Ⅱ

【药物组成】　川芎 20～30 g，桃仁 12 g，当归 15 g，牛膝 9 g，蜈蚣 2 条，桔梗 6 g，丹参 24 g。

加减：气虚明显者，加党参 15 g，黄芪 18 g；血虚者，加何首乌 15 g，夜交藤 18 g，阴虚者，加枸杞子 15 g，山茱萸 12 g；痰湿盛者，加法半夏 9 g，胆南星 9 g；烦热口苦者，加菊花 12 g，栀子 9 g；前额痛者，加白芷；头枕部痛者，加葛根、羌活；巅顶痛者，加藁本。

【适用病症】　血管性头痛。症见头痛，痛处固定；面色暗滞，唇紫，舌质红、舌下脉络瘀紫，苔薄白，脉细涩。证属瘀血头痛者。

【用药方法】　每天 1 剂，水煎，分早、晚服。

【临床疗效】　本方治疗血管性头痛 59 例，痊愈（头痛及伴随症状消失，随访半年未复发）24 例，显效（头痛及伴随症状消失或明显减轻，半年内有复发）22 例，有效（头痛及伴随症状减轻）10 例，无效（头痛无缓解）3 例。总有效率 94.9%。

【验方来源】 张燕. 头痛饮治疗血管性头痛 59 例临床观察［J］. 河南中医药学刊，1996（3）：44.

按：本病多由于内外诸因致使脑部经脉阻滞，气血被遏，即所谓“不通则痛”。治疗原则以活血化瘀为主。方中重用川芎辛散温通，能上行头面，活血通络止痛，为治疗诸经头痛之要药；配以桃仁、当归、丹参活血化瘀止痛；加牛膝破瘀血而通经络，并引瘀下行，桔梗载药上行，两药相伍，一升一降，通上达下，使气血通达则头痛自止；蜈蚣搜风活络，定痛止痉。诸药合用，使瘀去络通，气血调和，通则不痛。

行气活血通络汤

【药物组成】 川芎 25～30 g，当归 20 g，丹参 20 g，全蝎 10 g，炙穿山甲（代）10 g，白芍 15 g，甘草 6 g。

加减：肝阳上亢者，加石决明、钩藤、天麻、菊花；痰湿阻滞、恶心呕吐者，加法半夏、蔓荆子、薏苡仁、枳壳；气血亏虚者，加黄芪、黄精、党参；肾虚者，加枸杞子、何首乌；遇寒痛甚者，加细辛、白芷；肝气郁结者，加柴胡、郁金。

【适用病症】 血管性头痛。症见头痛，失眠多梦，记忆力减退，烦躁易怒，不思饮食，神疲乏力，面色暗黄，舌质暗、苔薄，脉弦涩。证属瘀血阻滞，经络不通者。

【用药方法】 每天 1 剂，水煎，分早、晚服。7 天为 1 个疗程，连服 2～3 个疗程。

【临床疗效】 本方治疗头痛 56 例，痊愈（头痛症状消失，随访半年未复发）28 例，显效（头痛症状消失，较长时间后仍有轻度复发，再次治疗可控制症状）14 例，有效（头痛症状减轻，发作次数明显减少）11 例，无效（头痛症状无明显改善）3 例。总有效率 94.64% 。

【病案举例】 张某，女，40 岁。患者自诉左侧头痛反复发作 5 年，多于情绪波动后发作。近日感左侧面部麻木不适，伴牙痛，失眠多梦，记忆力减退，烦躁易怒，不思饮食。西医诊断为血管性头痛。曾多方治疗，效果不佳。诊见：神疲乏力，面色暗黄，舌质暗、苔薄黄腻，脉弦涩。证属气滞血瘀，经络不通，兼有湿热。治以行气活血、通络止痛、兼清湿热。处方：川芎 30 g，当归 20 g，丹参 20 g，白芍 15 g，全蝎 10 g，炙穿山甲（代）10 g，天麻 10 g，柴胡 10 g，郁金 10 g，枳壳 10 g，薏苡仁 15 g，菊花 9 g，甘草 6 g。7 剂。复诊：头痛明显减轻，其他症状亦有所缓解，守上方减薏苡仁，加枸杞子 10 g，继续服用 14 剂后，诸症状悉除而愈。随访半年未见复发。

【验方来源】 张德景. 行气活血通络法治疗头痛 56 例［J］. 中国民间疗法，1999（8）：29.

按：风寒湿邪侵袭、痰浊上蒙、肝阳上亢、血瘀阻络、气虚血亏、肝肾亏虚等均可导致气血逆乱，脉络受阻，脑失所养而出现头痛。故治疗应行气活血、祛风通络止痛为法。方中川芎行气活血、祛风通络止痛；当归、丹参养血活血化瘀；白芍养阴柔肝、敛阴祛风，可防川芎过燥，并能平抑肝阳、缓解痉挛；全蝎、炙穿山甲（代）等虫类药物善于走窜，性专行散，搜风通络祛邪，能直达病所而不损正气，与行气活血药配合，相得益彰；甘草调和诸药，和中解毒。随证适当加减，疗效满意。

息风通络汤

【药物组成】 川芎 10 ~ 30 g，当归、菊花、白蒺藜各

10 g，全蝎末 2 g（吞服），天麻 10 g，夜交藤、石决明（先煎）各 30 g。

加减：风寒诱发者，加细辛 3 g，白芷 10 g；夹痰者，加法半夏 10 g；阴虚明显者，加生地黄、枸杞子各 15 g。

【适用病症】　血管性头痛。症见发作性头痛，呈跳痛、胀痛或针刺性痛，部位多在两颞、前额、眼眶部；有时面色潮红，恶心呕吐，怕光畏声，眼球发胀，眩晕等。证多属瘀血阻络，风阳上扰者。

【用药方法】　每天 1 剂，水煎，分早、晚服，连服 5 天为 1 个疗程。

【临床疗效】　此方治疗血管性头痛 36 例，近期治愈（服药后头痛和伴随症状消失，随访 3 个月未再发作）13 例，显效（服药后头痛和伴随症状显著好转或头痛偶有轻微发作）13 例，有效（头痛及伴随症状好转，但仍时有发作）10 例。

【病案举例】　高某，男，52 岁。患发作性头痛 10 年，加重 2 天就诊。诊见：左侧颞部呈跳痛及针刺样痛，伴头晕恶心，夜寐多梦，舌质红、苔薄黄，脉细。西医诊断为血管性头痛。证属瘀血阻络，风阳上扰。治宜平肝息风、通络止痛。方用息风通络汤加生地黄 15 g。连服 5 剂，症状消失。随访 3 年，头痛未发。

【验方来源】　朱乐平．息风通络汤治疗血管性头痛 36 例临床观察［J］．江苏中医，1991（2）：17.

按：如果脏腑经络发生病变或气血运行不畅，均可引起头痛。其病理多为风阳上扰，瘀血阻络。故方用川芎、当归、全蝎通络搜风止痛；天麻、菊花、白蒺藜、石决明平肝息风潜阳；夜交藤和络安神。全方俱有平肝息风，通络止痛之功，可终止头痛，减少发作。

四、肝阳上亢证

祛瘀平肝汤

【药物组成】　白芍 15 g，甘草 5 g，蛇含石 30 g，川芎 10 g，丹参 15 g，白芷 15 g，谷精草 30 g，葛根 30 g，天麻 10 g。

加减：湿重者，加苍术、厚朴；痰甚者，加法半夏；气虚者，加参须或红参；阴虚者，加玄参、麦冬；血虚者，加熟地黄、阿胶；阳虚者，加熟附子；阳亢者，加钩藤、夏枯草；血瘀者，加当归、红花。

【适用病症】　血管性头痛。症见前额头痛牵掣两侧，伴恶心呕吐，神疲乏力，少寐多梦，舌红或紫暗、苔薄白，脉弦细或弦涩。证属肝阳上亢，气滞血瘀者。

【用药方法】　每天 1 剂，水煎，分早、晚服。10 天为 1 个疗程。

【临床疗效】　本方治疗血管性头痛 70 例，痊愈（头痛症状消失，随访 2 年无复发）35 例，显效（头痛程度明显减轻，伴随症状消失，复发频率减低一半以上）13 例，有效（头痛程度有所减轻，发作次数减少）11 例，无效（服药 3 个疗程症状无变化）11 例。总有效率 84. 3%。

【病案举例】　刘某，女，32 岁，已婚。患头痛 7 年，反复发作，诊断为“血管性头痛”，长期服西药治疗。初服止痛及镇静药尚可奏一时之效，后虽加倍服药剂量也无济于事而就诊。诊见：痛苦病容，前额头痛牵掣两侧，伴恶心呕吐，神疲乏力，少寐多梦，舌淡红、苔薄白，脉弦细，体温及血压均正常。脑血流图检查结果：“脑血管收缩痉挛，脑动脉中度供血不足”。西医诊断为血管性头痛。证属肝风夹瘀。治宜平肝镇潜、活血化瘀。处方：白芍 15 g，蛇含石 30 g，川芎 10 g，丹参 15 g，白芷 15 g，谷精草 30 g，葛根 30 g，天麻 10 g。5 剂。复诊：患者诉头痛明显减轻，继用原方 5 剂。药后头痛及伴随症状消失。随访至今未见复发。

【验方来源】 刘益新. 祛瘀平肝方治疗血管性头痛 70 例临床观察［J］. 湖南中医学院学报，1992（2）：27.

按：头为诸阳之会，清阳之府。若气机失调，致清阳不升，浊阴不降，乃致气血瘀阻，发为头痛。治当升清降浊、活血化瘀、镇静止痛。故方中白芍、甘草酸甘化阴，舒筋解痉，缓急止痛，为方中主药；蛇含石味苦甘性寒，入肝经，为镇静镇痛之要药；川芎活血行气、散风止痛；丹参活血安神；白芷善治阳明头痛；谷精草、葛根能升清阳；天麻平肝息风、定惊止痛。诸药合用，清阳升，浊阴降，气行血畅，心神安定，经脉舒缓而止痛。本方对血管收缩痉挛性头痛的疗效优于血管扩张性头痛；对血瘀、肝阳头痛的疗效优于痰浊、气虚头痛。

芎白止痛汤

【药物组成】 川芎 15 g，白芷、白蒺藜、菊花各 12 g，天麻 12 g，全蝎 10 g，细辛 3 g。

加减：头痛剧烈者，加蜈蚣、地龙解痉镇痛；恶心呕吐者，加陈皮、法半夏、川朴降逆化湿；针刺样头痛、舌紫暗夹瘀、脉涩者，加玄胡索、桃仁、红花活血止痛；头胀痛、面红脉弦者，加钩藤、枸杞子、石决明平肝息风。

【适用病症】 血管性头痛。症见头痛，伴头晕，烦躁，恶心，视物模糊，指端麻木，舌暗红、苔薄黄，脉弦。证属肝阳上亢，瘀血阻络者。

【用药方法】 每天1剂，水煎，分早、午、晚服。15天为1个疗程，一般治疗2～5个疗程。

【临床疗效】 本方治疗血管性头痛52例，治愈（头痛及伴随症状消失）27例，好转（头痛发作频率减少、程度减轻）19例，无效（治疗后头痛症状无明显改善）6例。总有效率88.5%。

【病案举例】 程某，女，33岁。患者素来性情抑郁、情绪易波动，10多年来每遇精神紧张或疲劳则出现右侧头面剧烈胀痛。近来发作频繁，每周发作1～2次，历时半天或1天，伴头晕、烦躁、恶心、视物模糊、小指麻木。经安静休养症状可减轻。曾服中药及西比林等扩血管药疗效不佳。诊见：舌暗红、苔薄黄，脉弦，眼底检查正常。脑多普勒检查示：两侧血流不对称，椎基动脉供血不足。西医诊断为血管性头痛。辨证属肝阳上亢，并兼病久瘀血阻络。治拟平肝息风、活血止痛。处方：川芎15 g，菊花、白芷、白蒺藜、天麻、玄胡索各12 g，钩藤10 g，枸杞子15 g，细辛3 g，全蝎10 g，蜈蚣2条，姜半夏9 g。在第1个疗程治疗期间，服药3天头痛发作1次，症状较前好转；第2个疗程头痛未有发作；再服药1个疗程巩固疗效。随访1年未复发。

【验方来源】 胡秋未. 芎白止痛汤治疗血管性头痛52例[J]. 四川中医，1995（6）：17.

按：现代医学认为血管性头痛是由精神、内分泌、变态反应等因素引起颅内血管舒缩功能失调所致。多见于女性。中医辨证与肝关系密切。临床上部分患者以肝阳、肝火常见。本方川芎活血祛瘀止痛；白芷通络止痛，能上行头目，为川芎使药；白蒺藜、菊花、天麻疏解肝郁，平肝息风；细辛温通止痛；全蝎虫类入络搜风止痛。诸药合用，具有平肝祛风止痛、活血化瘀之功。

细辛天麻三虫散

【药物组成】　细辛 30 g，天麻 20 g，蜈蚣 20 g，全蝎 20 g，僵蚕 30 g。

加减：气滞血瘀型，加川芎；风痰阻络型，加胆南星；肝阳上亢型，加龙胆草；气血不足型，加八珍汤或归脾汤。

【适用病症】　血管性头痛。症见头痛，呈搏动样痛，每逢过度疲劳或心情不快易于发作；伴面色苍白，双眼结膜充血，头晕，耳鸣，心悸，恶心，舌质暗红、苔白腻，脉弦。证属肝阳上亢，痰瘀阻窍者。

【用药方法】　上药共研末，过 7 号筛，贮瓶密封。每次服 6 g，早晚各服 1 次，以开水送服。10 天为 1 个疗程。

【临床疗效】　本方治疗血管性头痛 50 例，治愈（服药 3 个疗程内疼痛完全消失，1 年后随访未见复发）18 例，显效（治疗 3 个疗程或 3 个疗程以上，疼痛完全消失，1 年内偶然发作数次，发作时病情有明显减轻）16 例，好转（治疗 3 个疗程以上症状基本控制，反复发作频率减少，疼痛的程度减轻）12 例，无效（连续服用 3 个疗程，病情无变化或病情加重）4 例。总有效率 92%。

【病案举例】　许某，女，40 岁。自诉右侧头痛反复发作 8 年余，每逢过度疲劳或心情不快易于发作。脑电图及 CT 等检查均正常。有家族偏头痛病史。西医诊断为血管性头痛，先后应用各种药物，仅能暂时缓解。近 6 个月来病情加剧，每月发作 3 ~ 5 次，每次持续数小时，甚至数天。昨日因精神刺激，再次出现右侧面部疼痛而来诊。诊见：面色苍白，双眼结膜充血，头痛呈搏动样，伴头晕耳鸣，心悸，恶心，舌质暗红、苔白腻，脉弦；血压、体温正常，血、尿常规检查均未见异常。证属肝郁化火，久病入络，痰瘀阻窍，不通则痛。以细辛天麻三虫散1剂，研末分10天服。10天后复诊：诉头痛基本消失，仅感头晕乏力。续服细辛天麻三虫散，共服30天，诸症状消失。1年后随访未见复发。

【验方来源】 童湘谷. 细辛天麻三虫散治疗血管性头痛50例［J］. 中国民间疗法，1997（5）：30.

按：本方活血化瘀通窍、祛寒化痰息风。主要用于气滞血瘀、风痰阻络、肝阳上亢型头痛。且本方运用散剂，服用方便，药源广，经济价廉，见效快，无毒副作用，故应推广应用。

清肝通络汤

【药物组成】 蔓荆子12 g，茺蔚子12 g，槐花12 g，全蝎3 g，白蒺藜 12 g，白芍 15 g，炙甘草 6 g，地龙 12 g，当归12 g，延胡索15 g，天麻12 g，川芎12 g。

【适用病症】 血管性头痛。症见头痛眩晕，耳鸣，两目干涩，胸胁胀痛，心烦口苦，大便干，舌质红、苔少，脉弦细。证属肝肾阴虚，肝阳上亢者。

【用药方法】 每天1剂，水煎，分早、晚服。10天为1个疗程，一般连服3个疗程。

【临床疗效】 本方治疗血管性头痛32例，疗效标准按《中药新药临床研究指导原则》有关内容判定，痊愈20例，显效6例，有效4例，无效2例。总有效率93.75%。

【验方来源】 孙卫平. 清肝通络汤治疗血管性偏头痛32例［J］. 中国中医药科技，1999，（6）：417.

按：本病属内伤头痛，源于肝肾阴虚，肝阳上亢，血脉瘀滞，临床多呈本虚标实之象，故本方以蔓荆子、茺蔚子、槐花清肝行血；延胡索、川芎活血镇痛；天麻、白蒺藜平肝息风；全蝎、地龙搜风通络；配当归、白芍养血柔肝补中，且缓蔓荆子等辛燥之性。诸药合用，标本兼治，故收良效。

颅 痛 饮 Ⅱ

【药物组成】 一号方：白芍、钩藤、龙齿（先煎）、川芎各 30 g，葛根、白芷、白蒺藜各 20 g，细辛 15 g，石决明（先煎）60 g。

二号方：白芍、钩藤、龙齿（先煎）各 30 g，川芎 6 g，薄荷（后下）10 g，丹参、白芷各 15 g，葛根、白蒺藜各 20 g，石决明（先煎）60 g。

加减：痛剧时，若用一号方加泽泻 30 g；用二号方再加细辛 15 g；搏动感明显者二号方加麻黄 15～24 g（先煎 20 min，去上沫），心率较快、血压较高时则不加麻黄。

【适用病症】 血管性头痛。一号方适用于头痛无明显呕吐及血管搏动感，舌质偏暗或有瘀斑，痛时面色变白，辨证为瘀血而表现为血管收缩者；二号方适用于头痛伴明显呕吐、血管搏动，或痛侧目珠发红、面赤，血管扩张，证属阴虚阳亢，风扰清空，瘀血停留，脉络失和者。

【用药方法】 每天 1 剂，水煎，分早、晚服。个别病重者可增加半剂，即每天 1 剂半，水煎，分 3 次服。

【临床疗效】 本方治疗血管性头痛 569 例，控制发作（服药后头痛缓解并控制 2 个月以上不复发）400 例，显效（头痛明显减轻，不影响正常工作、学习。或服药痛止，停药痛作，需长期依赖药物）112 例，无效（头痛不能缓解，仍需加西药止痛）57 例。总有效率 90%。

【病案举例】 徐某，女，20 岁。反复左偏或右偏头痛 2 年余，复发 2 天就诊。诊见：头痛剧烈难忍，表情痛苦，横卧椅上，舌质偏红、苔薄白，脉弦细。诊断为血管性头痛。证属风阳上扰清空，瘀血停留脑络。治宜祛风通络、活血化瘀、镇静止痛。方用颅痛饮一号方加泽泻 30 g。连服 7 剂，症状消失；继服药 3 个月，以巩固疗效。随访半年，不见复发。

【验方来源】 姚永军，张亚民．颅痛饮治疗血管性头痛 569 例临床观察［J］．上海中医药杂志，1992（1）：27－28.

按：血管性头痛在一般人群中发病率约为 5%，其中约 50% 以上有家族史，女性多于男性。本病多由风扰瘀停或由内分泌失调等引起头颅部血管舒缩功能不稳定而致。颅痛饮Ⅰ、Ⅱ号方均具有活血化瘀、祛风通络、镇静止痛之功能。Ⅰ号方因川芎用量大，适用于血管收缩型头痛；高年脑动脉硬化者慎用，以防脑出血。Ⅱ号方川芎用量仅是Ⅰ号方的五分之一，无细辛加薄荷、丹参，药性平稳，用于血管扩张型头痛，也适用于老年患者。除老年、脑动脉硬化有出血倾向者外，如果Ⅰ号或Ⅱ号方效果不佳时，可以交替试用。治疗中发现，控制头痛的时间越长，则复发的可能性就越小，因此头痛控制后应坚持服药 3～6 个月。服用Ⅰ号方、Ⅱ号方时，个别患者大便次数增多，食欲增加，或胃中嘈杂，食欲下降；加麻黄后个别患者心跳增快、失眠、心烦，如先煎 20 min 去上沫能减轻此副反应，长期服药 3 个月以上，不影响肝肾功能和血压等。

五、肝风痰瘀证

丹钩芷芎汤

【药物组成】 丹参 20 g，钩藤 15～30 g，白芷 12～15 g，川芎 30～40 g，蜈蚣 2 条，全蝎 4～6 g，僵蚕 10～12 g，当归

15～20 g。

加减：寐差神疲者，加牡蛎、茯苓；遇风寒加重者，加细辛、制川乌、桂枝；胸脘满闷、呕吐痰涎者，加法半夏、羌活、苍术；肝阳上亢者，加牡丹皮、栀子、柴胡；瘀血重者，加全蝎、三七；大便秘结者，加熟大黄。

【适用病症】　血管性头痛。症见反复发作头痛，或跳痛，或胀痛；伴有恶心、呕吐、畏光，部分病例有面、舌、肢体发麻或蚁行感，舌质淡暗或紫暗，脉弦或涩。证属肝风上扰，瘀血阻络者。

【用药方法】　每天 1 剂，水煎，分早、晚服，7 天为 1 个疗程。

【临床疗效】　本方治疗血管性头痛 33 例，痊愈（头痛症状完全消失，停药半年以上无复发）24 例，好转（症状及体征消失，停药半年后复发，但次数减少，发作症状较轻微）5 例，无效（治疗后头痛症状不减或加重）4 例。总有效率 87.9%

【病案举例】　谢某，男，44 岁。患发作性偏头痛 8 个月，加重及频发作 1 个月。发作时头痛呈搏动性，时轻时重，短者 20～30 min，长则 3～4 天，需服麦角胺咖啡因能缓减，停药又发。诊见：头胀痛，眩晕，颜面麻木不仁，失眠，舌系带青紫，脉弦有力。诊断为血管性头痛。证属风瘀阻络。治以息风止痉、化瘀通络。投本方 2 剂后，疼痛明显减轻；继以原方略以加减，服药 4 剂善后。随访至今未复发。

【验方来源】　杨芬明. 血管性头痛的中医治疗［J］. 湖南中医杂志，1989（2）：16.

按：丹钩芷芎汤从息风活血立法，方中丹参性寒入血，祛瘀定痛；钩藤镇风止痉；白芷辛散通窍；川芎引诸药直达头目，活血止痛；当归甘温而润，辛香善行；僵蚕、全蝎、蜈蚣皆为虫类之品，走窜、通络、解痉之力最捷。诸药合用，具有息风止痛、化瘀通络之功。

息 风 汤

【药物组成】　钩藤 15 g，川芎 10 g，白芷 20 g，蔓荆子 10 g，细辛 6 g，制草乌 6 g，白蒺藜 10 g，赤芍 10 g，甘草 6 g。

加减：气虚者，加黄芪 10 g；血虚者，加当归 10 g；口渴者，去制草乌，加麦冬 20 g，淡婆根 20 g；呕逆者，加法半夏 6 g；月经不调者，加柴胡 6 g、桃仁 10 g、玄胡索 10 g。

【适用病症】　血管性头痛。症见头痛，多因精神因素而诱发。头痛剧烈难忍，痛侧血管有搏动感；伴恶心呕吐，畏光羞明，眼球胀痛，口渴思饮，舌质偏红、苔薄黄，脉弦细。证属肝风上扰，瘀血阻络者。

【用药方法】　每天 1 剂，水煎服。10 天为 1 个疗程。

【临床疗效】　本方治疗血管性头痛 81 例，痊愈（症状完全消失，随访半年未见复发）56 例，好转（头痛症状明显改善）22 例，无效（治疗后头痛症状不减或加重）3 例。总有效率 95%。

【病案举例】　王某，女，34 岁。患者反复头痛 4 年余，痛势剧烈难忍，痛侧血管有搏动感，伴恶心呕吐，畏光羞明，右眼球胀痛。此次因精神因素而诱发，经诊断为“血管性头痛”，服用多种止痛药效果不佳。诊见：患者痛苦病容，头部右侧剧痛，口渴思饮，舌质偏红、苔薄黄，脉弦细。证属风瘀阻络。治宜息风通络。方以息风汤去制草乌，加麦冬 20 g，淡婆根 20 g。服用 3 剂，头痛症状大减；继服 7 剂，头痛消失，经脑血流图检查未见异常。随访 1 年未见复发。

【验方来源】　曾立昆. 息风汤治疗血管性头痛 81 例［J］.

湖南中医杂志，1995（5）：37.

按：息风汤中，钩藤、白芷、蔓荆子、白蒺藜息风为君；川芎、赤芍活血破瘀为臣；以辛温之制草乌祛寒止痛为佐；重用细辛引诸药直通脑络为使，使本方具息风通络、破瘀止痛之效，对风邪上扰、瘀血阻络之血管性头痛有良效。但因方中药物多辛香燥烈，故阴虚血亏者不宜直接用之，须随证加减方能获效。

芍甘止痉汤

【药物组成】　白芍30~60 g，甘草、川芎、僵蚕、全蝎各10 g，蜈蚣2条，桃仁15 g。

加减：偏寒者，加桂枝、吴茱萸、细辛，偏热者，加牡丹皮、栀子、夏枯草；痰血瘀阻者，加红花、丹参、法半夏；阴虚内热者，加生地黄、知母、玄参。根据疼痛部位、经络循行路线选用不同的“引经药”，巅顶痛为主者，加白芷、藁本、吴茱萸；两颞痛者，重用川芎加柴胡、黄芩；前额及眉棱骨痛加白芷、蔓荆子、葛根。

【适用病症】　血管性头痛。症见头痛反复发作，每因用脑过度或情绪紧张而头痛发作；伴头晕耳鸣，心烦难眠，双目胀痛，舌质红、苔薄黄，脉弦数。证属肝风上扰，痰瘀阻络者。

【用药方法】　每天1剂，水煎，分早、午、晚服。15天为1个疗程。

【临床疗效】　本方治疗血管性头痛48例，治愈（头痛症状消失，脑血流图检查正常或明显改善，1年以上无复发）32例，有效（头痛明显减轻，脑血流图复查有改善）12例，无效（头痛症状无改善，脑血流图复查无改善）4例。总有效率91.7%。

【病案举例】　兰某，女，53岁。右侧头痛反复发作3年余，每因用脑过度或情绪紧张而头痛发作。近期因情绪不好，发作频繁。诊见：头痛欲裂，掣痛益甚；伴头晕耳鸣，心烦难眠，双目胀痛，舌质红、苔薄黄，脉弦数，血压 18/12 kPa（135/90 mmHg）。多次经内科、神经科检查均未检查到与头痛有关的阳性体征，口腔及耳鼻喉科亦未检查到与头痛有关病灶，眼底正常，脑血流图提示脑血管紧张度增高。西医诊断为血管性头痛。证属风瘀阻络。治宜祛风通络、活血止痛。用上述基本方（白芍 60 g、重用川芎 20 g）加柴胡 10 g，牡丹皮 15 g，夏枯草 30 g，栀子 10 g。服 6 剂后头痛大减；继服 15 剂后头痛及伴随症状完全消失，脑血流图复查恢复正常。随访 1 年无复发。

【验方来源】　柯昌旭．芍甘止痉汤加味治疗血管性头痛 48 例［J］．四川中医，1999（11）：27.

按：芍甘止痉汤由《伤寒论》芍药甘草汤加味而成。本方重用白芍 30 ~ 60 g，柔肝缓急止痛，并制约虫类药之辛燥；僵蚕、全蝎、蜈蚣祛风化痰，息风止痛；川芎、桃仁化瘀通络。诸药合用，符合血管性头痛“风”“瘀”“痰”“虚”的基本病机。

六、肝经风热（火）证

天麻芎蝎冲剂

【药物组成】　天麻 10 g，川芎 30 g，全蝎 10 g，水蛭 10 g，牛膝 30 g，菊花 10 g，白芷 15 g，柴胡 10 g，蔓荆子 20 g，甘草 10 g。

【适用病症】　血管性头痛。症见头痛，或胀痛、或钻痛、或搏动性疼痛；伴怕光，恶心，眩晕，口苦，烦躁易怒，舌质多红、苔白，脉弦或弦涩。证属肝经风火、气血阻滞者。

【用药方法】 上药研细末，掺匀，每次服 10 g，每天 2 次，开水送服。14 剂为 1 个疗程。

【临床疗效】 本方治疗血管性头痛 42 例，痊愈（服药后 5 天内头痛症状完全消失，随访半年未见复发）21 例，好转（服药 1 个疗程后仍有轻度发作，但发作时间短、间隔长）19 例，无效（治疗后头痛症状不减或加重）2 例。总有效率 95.2%。

【验方来源】 于淑云. 自拟天麻芎蝎冲剂治疗血管性头痛 42 例［J］. 河南中医，1995（4）：211.

按：血管性头痛是由于脑血管的舒缩异常，血管痉挛造成血流阻滞、气血不畅所致。而脑血管扩张与痉挛势必压迫附近组织累及痛觉纤维神经，因而引起剧烈的头痛。作者根据病因而立本方，具活血行气、平肝息风之功效。方中重用川芎，量大（30 g）力猛，止痛迅速为方中君药，若取常量则效果可能较差；水蛭活血行气；天麻、全蝎平肝息风、通络止痛；牛膝活血止痛；甘草调和诸药；蔓荆子、菊花、白芷疏散风热、清利头目；柴胡引药至少阳。诸药合用，共奏良效。

川　芎　散

【药物组成】 川芎 10 g，僵蚕 12 g，菊花（后下）15 g，石膏（先煎）15 g。

加减：风热者，加桑叶、荆芥、薄荷；痰湿重者，加法半夏、蔓荆子；肝火旺者，加龙胆草、栀子；内热郁结者，加黄芩、知母；瘀血阻络者，加丹参、当归尾、桃仁；肝肾阴虚者，加枸杞子、何首乌、生地黄；兼气血两虚者，加黄芪、党参等。

【适用病症】 血管性头痛。症见头痛经久不愈，呈周期性发作，多为剧痛，刺痛；常伴有口苦、恶心、失眠等，舌质红、苔薄黄，脉弦或弦数。证属肝经风热，瘀血阻络者。

【用药方法】　每天 1 剂，加水 500 ~ 800 mL，武火煮沸，文火煎 20 ~ 30 min，取药液 300 mL，分早、晚服，14 天为 1 个疗程。

【临床疗效】　本方治疗血管性头痛 86 例，痊愈（头痛及伴随症状完全消失，随访半年未见复发）47 例，好转（头痛症状明显改善，发作次数明显减少，伴随症状减轻）33 例，无效（治疗后头痛症状不减）6 例。总有效率 93.1%。

【验方来源】　王宏伟，郭芳，朱会友．川芎散治疗血管性头痛 86 例观察［J］．实用中医药杂志，1999（2）：20.

按：本方出自《卫生宝鉴》，主治肝经风热，瘀血阻络之头痛。方中川芎入肝经，上行头目巅顶，下行血海，有行气活血、祛风止痛功效；僵蚕有息风止痉、祛风止痛的作用；菊花清热疏风；石膏清阳明经火热之邪。诸药合用，散肝经风热，通络止痛，且药简力宏，故获佳效。

平肝通络汤

【药物组成】　菊花、钩藤、黄芩各 15 g，石决明 30 g，栀子、牡丹皮各 12 g，龙胆草、僵蚕各 10 g，全蝎 5 g，蜈蚣 2 条。

加减：热重者，加石膏。

【适用病症】　血管性头痛。症见头部胀痛，或呈针刺样痛；伴有口干苦，头顶部灼热感，舌质淡红、舌苔薄黄，脉弦。证属肝火旺盛，风阳上扰者。

【用药方法】　每天 1 剂，水煎 2 次，分早、午、晚服，10 天为 1 个疗程。

【临床疗效】　本方治疗血管性头痛 50 例，治愈（自觉症状消失，随访半年头痛未复发）45 例，好转（自觉症状明显减轻）3 例，无效（自觉症状无明显改善）2 例。总有效率 96%。

【病案举例】　王某，女，30 岁。自诉左侧头部胀痛、针刺样痛已 3 个月，伴有口干苦，头顶部灼热感，曾用正天丸、去痛片等治疗效果不明显。脑血流图检查示：左侧颈动脉痉挛，血流不畅。诊见：心肺无异常，舌质淡红、舌苔薄黄，脉弦。诊断为血管性头痛。证属肝火旺盛，阳热亢逆于上。治以清热平肝、通络解痉。给予平肝通络汤 3 剂，药后疼痛大减；继服上方 5 剂，诸症状消失。随访半年无复发。

【验方来源】　胡明生．平肝通络汤治疗血管性头痛 50 例［J］．陕西中医，1997（3）：116.

按：血管性头痛，部分患者因长期受外界暴热的刺激，或因肝火旺盛，阳热亢逆于上，扰动脉络而致。根据这一病机，结合病位在上，以平肝通络为主。方中菊花上疏头部风热；黄芩、栀子、龙胆草、牡丹皮清热泻火，凉血解毒；石决明平肝潜阳；钩藤、僵蚕、全蝎、蜈蚣通络止痛，解除血管痉挛。全方共奏清热平肝、通络止痛的功效。现代药理研究表明本方有消炎、降压、解痉、镇痛的作用。

颅痛饮Ⅲ

【药物组成】　石膏 20 g，细辛 3 g，僵蚕 10 g，石决明 15 g，胆南星 4 g，白附子 6 g，丹参 10 g，川芎 5 g，吴茱萸 3 g，甘草 3 g。

加减：湿热偏甚，舌苔厚腻者，加川连 3 g，夏枯草 9 g；痰湿重，苔白厚者，加法半夏 9 g，茯苓 10 g；风阳妄动伴眩晕者，加白蒺藜 10 g，珍珠母 30；呕吐者，加煅赭石 10～20 g，生姜 3 片；气虚者，加黄芪 15 g，太子参 15 g；血虚者，加白芍 9 g；病久瘀甚者，加赤芍 9 g；前额痛者，加白芷 6 g；后头痛者，加羌活 9 g；左侧痛者，加柴胡 5 g，连翘 9 g；右侧痛甚者，加白芍 12 g；眼眶眉棱骨痛者，加藁本 6 ~9 g。

【适用病症】 血管性头痛。症见头痛反复发作，呈周期性，每次持续数十分钟或数天，头痛部位限于一侧颞部、额部、眼眶、顶部，有较强烈的搏动性跳痛、胀痛、锥刺样痛；少数患者可伴有出汗、呕吐、恶心、颜面苍白或潮红、眼结膜充血、心烦易怒，舌质偏红、苔薄黄，脉弦细或弦数。证属风阳上逆，痰瘀阻滞者。

【用药方法】 每天 1 剂，加水 3 碗，石膏、石决明先煎 30 min ，后纳诸药再煎，细辛稍迟放入，滤取药液 1 碗 350 ~ 500 mL，兑入鲜生姜汁 3 ~5 滴服之。7 天为 1 个疗程。

【临床疗效】 本方治疗血管性头痛 53 例，近期治愈（头痛和伴随症状消失或头痛等症状消失 4 个月以上）34 例，显效（头痛和伴随症状显著好转或头痛偶有轻微发作）11 例，有效（头痛和伴随症状好转，但仍时有发作）7 例，无效（头痛和伴随症状无减轻，仍发作频繁）1 例。

【验方来源】 刘远庆，郑蕊清．颅痛饮治疗血管性头痛 53 例临床观察［J］．江西中医药，1998，29（1）：20.

按：临床上有部分血管性头痛表现为痰热壅阻，风阳上逆，血络不和，不通则痛。故颅痛饮方中，取石膏配白附子、胆南星清化痰热；石决明平肝潜阳息风；僵蚕属虫类灵动之品，搜风镇痉；川芎、丹参活血化瘀，通络止痛；再配以甘草、细辛、吴茱萸上走清窍以缓急止痛；姜汁佐服，和胃气，助药力而直达病所。诸药合用，清化痰热，平肝息风，活络止痛。

曙光血管性头痛方

【药物组成】　石决明 30 g（先下），川芎 9 g，白芷 4.5 g，细辛 4.5 g。

【适用病症】　血管性头痛。症见反复发作性头痛，头痛与情绪有关。伴恶心呕吐，目珠胀痛，心烦易怒，失眠，舌质淡红或红，脉弦。证属肝火偏旺者。

【用药方法】　每天 1 剂，水煎，分早、晚服。7 天为 1 个疗程。

【临床疗效】　本方治疗血管性头痛 100 例，痊愈（服药 30 剂，头痛发作停止，并稳定 3 个月无复发）53 例，好转（服药 30 剂，头痛发作次数减少及程度减轻）46 例，无效（治疗后头痛症状不减或加重）1 例。

【病案举例】　郁某，女，68 岁。头痛反复发作已 10 多年，在 4 年前曾服“曙光血管性头痛方”7 剂而愈。现头痛复发，伴有恶心，无呕吐，神经系统检查阴性，眼底检查未见异常。诊断为血管性头痛。证属肝火上炎。治宜平肝清火。服本方 7 剂后，头痛减轻；继服 14 剂，头痛消失。3 个月后随访未复发。

【验方来源】　马瑞寅. 曙光血管性头痛方治疗血管性头痛 100 例［J］. 上海中医药杂志，1983（7）：20.

按：本方的石决明清热平肝镇痛，川芎活血止痛，白芷有祛风止痛的作用，细辛有良好的止痛作用。对于病程长的慢性患者，可加枸杞子 12 g、青陈皮 4.5 g，借以养肝扶正，保护胃气，利于久服。

川芎磁石饮

【药物组成】 川芎 25 g，磁石（先煎）、石决明（先煎）、珍珠母（先煎）、代赭石各 30 g，牛膝、白芍各 20 g，菊花、白芷、柴胡、神曲各 15 g，甘草 10 g。

加减：风热者，加桑叶、荆芥、薄荷；痰湿者，加法半夏、竹茹、蔓荆子；肝火旺者，加龙胆草、栀子、僵蚕、全蝎、钩藤（后下）；内热郁结者，加石膏、知母、黄芩、黄连；瘀阻经络者，加当归尾、桃仁、红花、丹参；肝肾阴虚者，加生地黄、女贞子、枸杞子；兼气血两虚者，加黄芪、党参、补骨脂。

【适用病症】 血管性头痛。症见头痛反复发作，病程长，情绪紧张、暴怒、风吹、日晒、疲劳等常为诱发因素。头痛呈跳痛、胀痛、刺痛；常伴口苦，恶心呕吐，畏光，出汗，失眠；舌质红、苔薄黄，脉弦或弦数。证属肝郁化火，肝火上扰者。

【用药方法】 每天 1 剂，水煎，分早、晚服。

【临床疗效】 本方治疗血管性头痛 86 例，痊愈（头痛及伴随症状消失，脑血流图恢复正常，随访半年无复发）33 例，好转（头痛明显减轻，发作次数减少，伴随症状减轻，脑血流图好转，但停药半年后有复发）47 例，无效（治疗后头痛无改善，脑血流图无变化）6 例。总有效率 93.1%。

【验方来源】 汪文强．川芎磁石饮治疗血管性头痛 86 例［J］．中原医刊．1989（2）：23－24.

按：血管性头痛的病机多由肝气不舒，郁而化火，肝风内动，或郁火伤阴，肝阳上亢，导致气血逆乱，瘀阻脑络，上扰清空而致头痛。方中川芎入肝经，行气活血、祛风止痛；柴胡行气开郁；菊花清热疏风；白芷通窍止痛；石决明、珍珠母平肝潜阳，息风止痉，定志安神；磁石为重镇之品，增强镇摄元阳之功；白芍养阴柔肝，缓急止痛；代赭石、牛膝引血下行，滋养肝肾；神曲、甘草和胃调中，避免金石类药物碍胃之弊。诸药配合，疏肝解郁，活血通络，息风止痉，能奏良效。

加味芍药甘草汤

【药物组成】　川芎、赤芍、白芍各 30 g，甘草 10 g，细辛 5 g，代赭石 15 g。

加减：肝火偏盛者，加龙胆草 9 g；夹痰浊者，加法半夏 9 g；伴血虚者，加熟地黄 15 g，当归 9 g。

【适用病症】　血管性头痛。症见头痛反复发作，发作前有眼部先兆症状如怕光等。头痛偏于一侧，呈搏动性；伴有恶心呕吐，面潮红或苍白，舌质紫或暗、苔薄白，脉弦或弦涩。证属瘀血阻络，肝火偏旺者。

【用药方法】　每天 1 剂，水煎，分早、晚服。7 天为 1 个疗程，连用 2 个疗程。

【临床疗效】　本方治疗血管性头痛 40 例，痊愈（头痛症状完全消失，随访 1 年以上未见复发）19 例，显效（头痛症状明显改善，半年内无复发）13 例，好转（治疗后头痛减轻，但 3 个月内头痛有复发）7 例，无效（治疗后头痛症状不减或加重）1 例。总有效率 97.5%。

【验方来源】　黄毓斌. 加味芍药甘草汤治疗血管性头痛 [J]. 湖北中医杂志，1992（1）：25.

按：本方主要适用于瘀血阻络，肝火偏旺之血管性头痛。方中川芎活血化瘀善治头痛；细辛通窍止痛；赤芍活血散血，泻肝清肝；白芍平肝柔肝，合甘草缓急止痛；代赭石镇肝潜阳。如此配伍，升降相济，寒热平调，动静结合，为治疗血管性头痛之良方。

定　痛　散

【药物组成】　天麻 15 g，钩藤 15 g，菊花 15 g，川芎 15 g，三七 10 g，丹参 20 g，白芷 12 g，细辛 3 g，白芍 15 g。

加减：痰浊重者，加法半夏、竹茹；风火热盛者，加桑叶、金银花；肝肾阴虚者，加炙龟板、炮鳖甲。

【适用病症】　血管性头痛。症见头痛时作时止，缠绵不愈，或痛如针刺，或剧痛如裂；自感心烦易怒，或行经色暗量少，舌质暗红，脉细弦。证属肝郁化火，气滞血瘀者。

【用药方法】　每天 1 剂，水煎服。15～30 天为 1 个疗程。

【临床疗效】　本方治疗血管性头痛 30 例，痊愈（头痛症状完全消失，随访 4 个月未见复发）14 例，显效（头痛和伴随症状好转或头痛偶有轻微发作）10 例，有效（头痛及伴随症状好转，但仍时有发作）4 例，无效（头痛及伴随症状无改善）2 例。总有效率 93. 37%。

【验方来源】　顾卫. 定痛散治疗血管性头痛 30 例分析［J］. 实用中西医结合杂志，1998（5）：452.

按：本方的主要功用为平肝降逆、活血化瘀。方中天麻能散风，入肝经，善息内风；钩藤、菊花清心热、息肝风、定惊痫，且能抑肝木之盛和疏肝气之郁；白芍能养血柔肝、缓急止痛；川芎具有搜风、破瘀血、镇痛之力；佐以温通上达的细辛、白芷，可辛窜走头，协助散邪止痛；三七、丹参活血生新、安神止痛。诸药合用，菊花、钩藤可限制川芎、细辛、白芷温燥升散之太过，使升中有降，共奏平肝泄热、祛瘀止痛之功，对肝郁化火、气滞血瘀、脑脉痹阻者颇有卓效。

七、其　　他

葛根蜈蚣饮

【药物组成】　葛根 10～30 g，大蜈蚣 1～6 条（具体视患者体质和病之轻重来定量）。

加减：凡临床观察诊断为血管收缩性头痛者多呈抽、刺样痛，伴有少寐多梦，烦躁易怒，脉多细或弦细，舌淡、苔薄白，治宜葛根蜈蚣饮合四物汤加减；凡临床诊断为血管扩张性头痛者，多呈胀、跳痛，伴有体位性眩晕、低血压、倦怠乏力、纳呆、舌淡红、苔薄白者，治宜葛根蜈蚣饮合补中益气汤加减。

【适用病症】　血管性头痛。症见头痛，有胀跳感；伴有恶心，眩晕，倦怠乏力，纳呆，舌淡、苔薄白，脉细。证属气血亏虚，清阳不升，浊阴不降者。

【用药方法】　每天 1 剂，水煎，分早、晚服。3 周为 1 个疗程。

【临床疗效】　本方治疗血管性头痛 30 例，治愈（头痛和伴随症状消失，1 年内不复发）17 例，显效（头痛症状消失半年以上，脑血流图恢复正常）10 例，有效（头痛和伴随症状显著好转，或头痛有轻微发作）1 例，无效（头痛和伴随症状好转，服药 2 周后头痛仍有发作）2 例。

【病案举例】　患者，男，40 岁。患头痛 10 年，以左侧为甚，曾做脑血流检查，提示脑血管高度扩张。头痛加重 1 个月就诊。诊见：头枕部有胀跳感，伴有恶心，眩晕，倦怠乏力，纳呆，无鼻部症状及高血压病史，无烟酒嗜好，苔薄白，脉细。证属中气亏虚，清阳不升，浊阴不降。治宜祛风通络、益气升阳。

方用葛根 30 g，大蜈蚣 2 条，加补中益气汤及法半夏 10 g。连服 3 周。当用药 7 剂后头痛基本消失，又连服 2 周，诸症状皆除。复查脑血流，有显著好转。随访 1 年无头痛发作。

【验方来源】　金玲．葛根蜈蚣饮治疗血管性头痛 30 例疗效观察［J］．天津中医，1995（6）：32．

按： 本方药少、量大，力专。葛根甘辛凉，专治外感引起的项背强痛之症；蜈蚣咸温，有息风止痉，通络止痛的作用。两药配伍，一凉一温互相制约，无论风寒、风热皆可用之，再配合四物汤或补中益气汤，对气血亏虚的顽固性血管性头痛有良好作用。

清空愈痛汤

【药物组成】　川芎 12 g，柴胡 10 g，羌活 10 g，黄连 10 g，黄芩 10 g，枸杞子 10 g，山茱萸 12 g，鹿角胶（烊化）10 g，甘草 6 g。

加减：头晕者，加天麻、石决明。

【适用病症】　血管性头痛。症见头痛剧烈难忍，头痛时汗出；伴失眠，眩晕，舌苔黄厚，脉弦紧有力。证属湿热内盛，上扰清空者。

【用药方法】　每天 1 剂，水煎，分早、晚服。10 天为 1 个疗程，可连续服用 1 ~2 个疗程。

【临床疗效】　本方治疗血管性头痛 50 例，按《中药新药临床指导原则》头痛疗效标准判断，痊愈 26 例，显效 14 例，有效 8 例，无效 2 例。

【病案举例】　郑某，男，29 岁。以发作性头痛 10 余年，加重 5 天为主诉入院。10 余年前开始头痛，呈阵发性跳痛，曾用盐酸氟桂利嗪胶囊、颅痛定等药，头痛可暂时缓解。5 天前无明显诱因头痛加重。入院后服用盐酸氟桂利嗪、颅痛定无效；口服舒马普坦，头仍痛，且头痛渐呈持续性剧痛，严重影响睡眠。配服艾司唑仑，肌内注射氯丙嗪、甲氨二氮䓬等均效果不佳。诊断为血管性头痛。诊见：头痛剧烈难忍，头痛时汗出、拒用毛巾擦；舌苔黄厚，脉弦紧有力。证属湿热内盛，上扰清空。治以清利空窍、荣脑止痛。方用清空愈痛汤加味：川芎 12 g，柴胡 10 g，羌活 10 g，黄连 10 g，黄芩 10 g，枸杞子 10 g，山茱萸 12 g，鹿角胶（烊化）10 g，甘草 6 g，地龙 12 g。3 剂。当服药 1 剂，痛有所减；2 剂后痛减。3 剂服完，乃至第 4 天头痛又发，但疼痛较轻且持续时间短，晚上能入睡。又据脉症，前方加减用药计 20 余剂，头不痛，伴随症状消失出院。

【验方来源】 杨保林，崔维．清空愈痛汤治疗 50 例血管性头痛临床观察［J］．中医研究，1996（6）：34.

按：作者从临床观察到部分患者表现为湿热之象较重，由于湿热上扰清空、脑络失荣而痛，故以清利空窍、荣脑止痛为治法。方中川芎治各类头痛，羌活医足太阳膀胱经头痛，柴胡治足少阳胆经头痛，三味皆升散之品，且川芎、羌活能益脑脉、活脑络；黄芩、黄连原为清热除湿之药，与升散药同用，能上至巅顶，清空利窍；甘草和中益气，兼能协调苦寒与辛温并用的药性；况湿热滞阻脉道，脑络失养，湿热熏蒸于上，脑髓耗伤，故加地龙以通脉活络；枸杞子、山茱萸、鹿角胶以填髓益脑，使空窍清利。脑髓充盛，神机灵健，头痛可愈。

疏肝解郁汤

【药物组成】 柴胡、川芎各 10 g，白芷、当归、香附、菊花各 12 g，丹参、磁石、赤芍、白芍、鸡血藤、益母草各 15 g，钩藤（后下）30 g，甘草 6 g。

加减：疼痛剧烈难忍者，加细辛3～5 g；搏动性头痛者，加石决明15～30 g；发作时手足发凉者，减磁石、菊花，加吴茱萸10 g；发作时呕吐者，加清半夏12 g；发作后嗜睡者，减磁石加党参。

【适用病症】　血管性头痛。症见头痛反复发作，伴胸闷胁痛，善太息，恶心欲吐，苔薄白，脉弦细。证属肝郁气滞者。

【用药方法】　每天1剂，水煎，分早、晚服。15～20天为1个疗程。

【临床疗效】　因发作间隔时间不同，故规定1个疗程15～20天，停药后观察3个月，若不再发作者为治愈；经过服药症状虽减，但服药已超过3个月，定为未愈。本方共治疗血管性头痛50例，结果治愈47例，3例未愈。

【病案举例】　刘某，女，21岁。主诉头痛经常发作约5个月，3～5天发作1次，每次发作1 h左右，发作时懒言，伴恶心欲吐，闭目而卧。曾在当地医院服用麦角胺咖啡因，只能暂时缓解而不能制止发作，故要求中药治疗。诊见：自觉胸闷，善太息，饮食二便正常，苔薄白，脉弦细。诊断为血管性头痛。证属肝郁络滞。治当疏肝解郁活络。以疏肝解郁汤去磁石、菊花加红花10 g。4剂。服药后头痛未再发作。嘱其再服数剂以巩固疗效。随访8个月未复发。

【验方来源】　闫树河．疏肝解郁汤治疗血管性头痛50例临床观察［J］．四川中医，1996（2）：35.

按：作者认为血管性头痛的主要原因是血管拘急痉挛，多由恼怒或精神紧张后而诱发，从此点出发，而创疏肝解郁汤。本方偏于辛温，其主要功能为疏肝解郁、养血活血。方中柴胡、香附疏肝解郁；川芎配香附行血而理血中之气，配以当归、白芍则养血止痛效果尤佳；丹参、益母草、鸡血藤、钩藤活血化瘀，解痉通络；赤芍、菊花清肝养阴；磁石滋肾而潜降；白芷清上而散风，配甘草可缓急止痛。全方驱逐寒邪，解除血管痉挛，既治标，又治本，临床可效用之。

益气化瘀汤

【药物组成】　川芎 30 g，黄芪 60 g，当归、川牛膝、石菖蒲、全蝎各 10 g，蜈蚣 3 条，白芍 20 g。

加减：头晕者，加天麻 10 g；伴失眠者，加夜交藤 30 g；伴耳鸣、口苦者，加龙胆草 10 g；前额痛者，加白芥子、白芷各 10 g；伴巅顶冷痛者，加细辛 10 g，吴茱萸 6 g；伴痰湿明显者，加法半夏、胆南星各 10 g；枕部痛者，加葛根 30 g。

【适用病症】　血管性头痛。症见阵发性剧烈头痛，每因情志紧张或劳累而诱发；伴头晕、恶心、呕吐、畏光，面容少华，形体消瘦，神疲乏力，失眠心悸，频呕不欲食，舌质淡红、苔薄白，脉弦细。证属气虚血瘀者。

【用药方法】　每天 1 剂，水煎，分早、晚服，10 天为 1 个疗程，服药期间停服一切西药。

【临床疗效】　本方治疗血管性头痛 65 例，痊愈（头痛及伴随症状消失，随访 1 年未复发）39 例，显效（症状缓解或消失，一年后复发）16 例，好转（症状显著减轻或消失，停药后近期复发）8 例，无效（服药 2 个疗程，病情无变化）2 例。总有效率 97%。

【病案举例】　杨某，女，45 岁。自诉阵发性右额部剧烈头痛 20 余年，伴头晕、恶心、呕吐、畏光等症。每次发作均因情志紧张或劳累而诱发。前 10 余年发作次数间隔时间较长，近4～5 年发作较频，且疼痛加重，持续 5～6 天。曾在某医院做头颅 TCD 和 CT 扫描，确诊为“血管性头痛”。曾服中西药、针灸等治疗，未能彻底治愈。此次发作已 1 周。诊见：面容少华，形体消瘦，神疲乏力，失眠心悸，频呕不欲食，舌质淡红、苔白腻，脉弦细。证属气虚血瘀。治宜益气活血通络。方用益气化瘀汤加胆南星、夜交藤。服1剂，头痛大减；服5剂诸症状悉除；再服5剂巩固疗效。1年后随访未复发。

【验方来源】　程怀庆．益气化瘀汤治疗血管性头痛65例［J］．四川中医，1997（12）：21．

按：《普济方·头痛附论》云："若人气血俱虚，风邪伤于阳经，入于脑中，则令人头痛也。"作者认为血管性头痛总因气虚清阳不升，贼风乘虚而入，以致气滞血瘀所致。因而以益气升阳、化瘀通络为法，立益气化瘀汤。方中黄芪药量大，益元气，可鼓动血行助清阳之气达于头；重用川芎，配合当归、白芍以养血，散血中之气，行络之瘀；蜈蚣、全蝎通血脉，止疼痛；石菖蒲能填血补脑；川牛膝健肾益脑。诸药合用，对气虚血瘀之头痛有良效。

止　痉　散

【药物组成】　全蝎1 g，蜈蚣1条，鸡蛋1枚，香油适量。

【适用病症】　血管性头痛。可用于各种证型头痛。

【用药方法】　将全蝎、蜈蚣研末，鸡蛋去壳加药末搅匀，放锅内加香油煎炒至熟后即可吃。每天吃1次，10天为1个疗程，可用2个疗程。

【临床疗效】　本方治疗血管性头痛150例，治愈（临床症状消失，经颅多普勒复查正常，半年内随访未复发）114例，有效（头痛及伴随症状明显减轻或消失后半年内复发，经颅多普勒检查好转）30例，无效（症状无改善或用药期间头痛无好转）6例。总有效率96%。

【病案举例】　王某，女，22岁。患者自诉发作性头痛3年余，每于过度劳累或情绪波动后则出现头痛，每次发作需 5～7 天方能缓解，经中西药治疗效果不佳。昨天因情绪波动致再次发作，前来求治。经颅多普勒检查示：大脑中前动脉血管痉挛。诊断为血管性头痛。随给予止痉散如法服，1 天后头痛大减，连服 1 个疗程头痛止病愈，经颅多普勒复查恢复正常。随访至今未复发。

【验方来源】 梁晓燕，朱会友．止痉散治疗血管性头痛 150 例临床观察［J］．中国民间疗法，1998（4）：48.

按：止痉散中全蝎、蜈蚣二药走窜，为通瘀定痛之良药；鸡蛋宁神定魄，益气补血，以防伤正。本方治疗血管性头痛见效较快，疗效较高，且制药方便，无毒副作用，值得推广应用。

头痛嗅吸剂

【药物组成】 白芷 30 g，细辛 18 g，辛夷 15 g，川芎 24 g，苍术 12 g，菖蒲 10 g，没药、薄荷脑、冰片各 6 g，麝香 0.5 g。

【适用病症】 血管性头痛。症见头痛发作时额部跳动，伴恶心呕吐，烦躁易怒，舌质暗红、苔腻稍黄，脉弦滑。证属痰瘀阻络，风阳上扰者。

【用药方法】 将前 7 味药研末，过 100 目筛，后 3 味另研末，共混匀分装于自制嗅吸器内，密封备用。用法：头痛发作时，打开 A 端（喷药末端）盖帽，管口对准鼻孔。用手指挤捏嗅吸器管体，即可将药末喷入鼻孔，每侧鼻孔喷 3 次后改用 B 端（嗅气端）嗅闻药香（打开 B 端盖帽，盖紧 A 端盖帽），每次嗅闻 5～10 min，每天 3～5 次。头痛缓解后，停用 A 端喷药末，单用 B 端嗅闻药香（方法同上）。连用 1 个月为 1 个疗程。

【临床疗效】 本方治疗血管性头痛 78 例，痊愈（头痛及伴随症状消失，脑血流图恢复正常，随访半年无复发）35 例，好转（头痛明显减轻，发作次数减少，脑血流图改善，停药半年后有复发）38 例，无效（治疗后头痛、脑血流图无变化）5 例。总有效率 93.5%。

【病案举例】　郭某，女，37 岁。自诉反复发作性左侧头痛 6 年，头痛发作时额部跳动，伴恶心呕吐、烦躁易怒。曾服正天丸、氟桂利嗪等中西药物，疗效欠佳。诊见：舌质暗红、苔腻稍黄，脉弦滑。脑血流图检查示：双侧大脑前动脉血管紧张度增高。西医诊断为血管性头痛。证属痰瘀阻络，风阳上扰。治宜通窍活血、解郁清火、通络止痛。用头痛嗅吸剂喷药末及嗅闻药香治疗 15 min 后，头痛明显减轻；继以该法治疗 3 次后，诸症状消失。嘱患者继续嗅闻药香治疗 1 个疗程巩固疗效，复查脑血流图未见异常。随访 1 年未复发。

【验方来源】　朱新勇，张月娥，张龙雨，等. 头痛嗅吸剂治疗血管性头痛 78 例［J］. 陕西中医，1998（9）：404.

按：现代研究表明，鼻黏膜下血管非常丰富，神经末梢很短，药物既可从鼻黏膜进入血液，也可通过很短的神经纤维直接传入大脑而取效。其吸收、奏效之快接近肌内注射甚至静脉注射剂。不过临床使用时仍应注意：①孕妇禁用该嗅吸剂。②嗅闻药香时宜调整呼吸，即随手捏、松嗅吸剂管体而缓慢、均匀深吸深呼。③用 A 端喷药末时不宜深吸气。治疗期间停服其他中西药物。

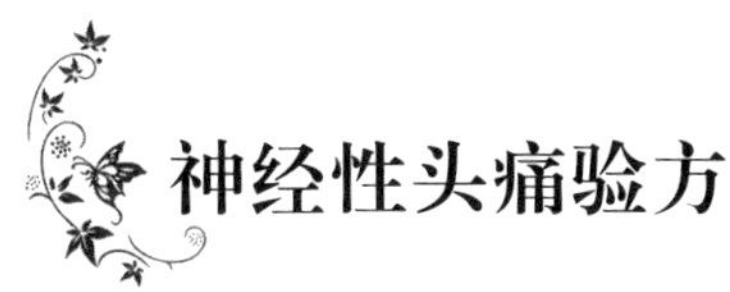

神经性头痛验方

杞菊地黄汤

【药物组成】　枸杞子 15 g，山茱萸 10 g，熟地黄 20 g，泽泻 10 g，牡丹皮 10 g，山药 15 g，茯苓 15 g。

加减：血压高者，加石决明 30 g，钩藤 15 g。

【适用病症】　神经性头痛。症见头痛，或昏痛，或胀痛；伴心烦口干，梦多或耳鸣，舌红、苔少而干，脉细数。证属肝肾阴虚者。

【用药方法】　每天 1 剂，水煎，分早、晚服。15 天为 1 个疗程。

【临床疗效】　本方治疗头痛 53 例，治愈（头痛消失，半年以上无复发）36 例，有效（头痛有所减轻，发作次数减少）13 例，无效（头痛未减，病情无变化）4 例。总有效率 92.5%。

【病案举例】　患者，女，56 岁。患者头痛 1 个月，以两侧太阳穴及前额为主，发有定时，一般上午 7 点多发，中午头痛减轻，夜晚头痛消失；脑电图和脑血流图检查未见异常，服中西药疗效欠佳就诊。诊见：患者用毛巾裹头，呻吟不止；伴口干苦，流泪，多梦，二便正常，舌边尖红、苔少而干，脉细数。诊断为神经性头痛。证属阴虚头痛。治以滋阴补肾。药用杞菊地黄汤加白芷 12 g，川芎 9 g。服 3 剂，痛减；继服 6 剂，头痛止。随访 1 年未复发。

【验方来源】　姚少卿. 杞菊地黄汤治疗阴虚头痛 53 例

[J]. 实用医学杂志，1996（6）：400.

按：本方为肝肾阴虚头痛而设。此类头痛患者多于白天头痛，午后或夜间减轻。一般认为，白天属阳，夜晚属阴。一天分上午为阳，下午为阴。患者阴虚阳亢，阴阳失调，不能适应自然界阴阳变化规律，所以患者上午阳气旺盛，头痛多较重；下午为阳中之阴，晚上属阴，故头痛消失。杞菊地黄汤中六味地黄丸为补阴要方，以滋补肝肾阴虚为主，枸杞子补益肝肾，菊花养阴清热。诸药合用，对于阴虚头痛，疗效满意。

加味吴茱萸汤

【药物组成】　吴茱萸 9 g，人参 9 g，干姜 6 g，大枣 4 枚，肉桂 3 g，当归 9 g，川芎 9 g，法半夏 9 g，藁本 3 g，全蝎 1 对，蜈蚣 2 条。

【适用病症】　神经性头痛。症见头痛，以头顶痛为主；伴有呕吐，吐涎沫，时发时止，苔白滑，脉沉细或迟细。证属厥阴头痛者。

【用药方法】　每天 1 剂，水煎 2 次，分 3 次服。12 天为 1 个疗程。

【临床疗效】　本方治疗神经性头痛 13 例，13 例全部临床治愈。服药最多者 12 剂，最少者 2 剂。总有效率 100%。经半年以上随访，均无复发。

【病案举例】　程某，女，42 岁。患者头顶剧痛，伴有呕吐已有 15 天，发作时全身畏寒。诊见：手脚发凉，胸胁痞满，干呕，吐涎沫或清水，不能进食饮水，脉沉细。西医诊断为神经性头痛，证属厥阴头痛。治宜暖肝益肾。处方：吴茱萸 9 g，干姜 6 g，肉桂 3 g，大枣 4 枚，当归 9 g，川芎 9 g，法半夏 9 g，藁本 3 g。2 剂。服药后头痛消失。半年后随访未复发。

【验方来源】　赵文举. 吴茱萸汤加味治疗厥阴头痛［J］. 上海中医药杂志，1982（6）：33.

按：《伤寒论》原文378条："干呕，吐涎沫，头痛者，吴茱萸汤主之。"由于肝胃虚寒，浊阴上逆，寒邪挟浊阴之气上逆乘胃，中阳不振，脾气不升，胃气不降，故干呕、吐涎沫；肝经与督脉会于巅顶，阴寒随经上逆，清阳被扰，故巅顶疼痛。因此以吴茱萸辛苦大热，入通于肝，暖肝温肾散寒；人参固元气而安神明；干姜、大枣调营卫；加肉桂可助吴茱萸温肾暖肝；当归助干姜、大枣补营卫；川芎活血化瘀止痛；法半夏降逆化浊；藁本引经至巅顶；全蝎、蜈蚣搜剔瘀浊，平肝息风止痉，使吴茱萸汤暖肝之力更强。

吴茱萸汤

【药物组成】　吴茱萸9 g，党参（原方中人参）18 g，大枣6 g，生姜10 g（切片）。

加减：脘腹嘈杂、舌质红、尿黄者，加苦参9 g；睡眠不宁、易汗者，加酸枣仁；不寐者，加夜交藤；有瘀血者，加川芎、丹参、红花。

【适用病症】　神经性头痛。症见头痛，眩晕，恶心欲吐，梦扰纷纭，恶寒怕冷，舌淡、苔薄白不干，脉细弱或滑。证属厥阴头痛者。

【用药方法】　每天1剂，水煎2次，分早、午、晚服，7天为1个疗程。

【临床疗效】　本方治疗神经性头痛180例，痊愈（头痛症状完全消失，1个月内无不适，或精神波动有轻度不适，随即消失）117例，显效（症状消失，停药10天后，又有轻度反复或不适，或情志不快引发，继续服药巩固）60例，有效（服药症状减轻，停药又有不适或轻度反复）3 例。总有效率 100%。

【病案举例】 患者，女，31 岁。患者素有头痛干呕，经常发作，时轻时重，曾求治于多家医院，皆诊为神经性头痛，经治效果均不佳，已 3 年之久。每遇情志不快和失眠时病情加重。此次因与丈夫争吵病情复发。诊见：头痛，眩晕，恶心欲吐，梦扰纷纭，舌淡苔薄白不干，脉小弱。证属肝寒郁滞头痛。治宜暖肝散寒、安神定痛。给予吴茱萸汤加夜交藤 20 g。服 1 剂，头痛明显减轻，呕止夜安；服 3 剂病去大半；继用 10 剂而痊愈。随访 3 个月病未发。

【验方来源】 李敬柱. 吴茱萸汤治疗 180 例神经性头痛的临床总结［J］. 实用中西医结合杂志，1997（10）：1895.

按：吴茱萸汤出自《伤寒论》，由吴茱萸、人参、生姜、大枣组成。吴茱萸能升能降，开壅滞之痰浊，降上冲之厥气；加生姜温中化痰；配大枣补中益气。四药同伍，相得益彰，可降厥逆、化痰浊、开壅塞，对伴呕吐之神经性头痛有良效。故作者用吴茱萸汤原方，在临床上结合辨证加减，即可取效。

加味四物汤 I

【药物组成】 川芎 15 g，当归 10 g，白芍 20 g，熟地黄、蔓荆子、白芷各 10 g，僵蚕 8 g，全蝎 10 g。

加减：肝火上扰者，加柴胡、薄荷、栀子、龙胆草；气虚者，加人参、黄芪；肾阴虚者，加枸杞子、女贞子；肾阳虚者，加熟附子、鹿角胶；瘀血重者，加桃仁、红花、丹参；痰浊者，加法半夏、石菖蒲。

【适用病症】 神经性头痛。症见头痛时作时止，每遇精神紧张或休息不好而发或加剧，发作时头目胀痛，眩晕；伴心烦、寐差，舌质淡红、舌边有瘀点、少苔、脉沉弦细。证属血虚失养者。

【用药方法】　每天 1 剂，水煎，分早、晚服。7 天为 1 个疗程。

【临床疗效】　本方治疗神经性头痛 21 例，痊愈（头痛症状完全消失，随访半年未见复发）17 例，好转（头痛明显减轻或消失，偶有发作，症状明显减轻）4 例。总有效率 100%。

【病案举例】　李某，男，42 岁。自诉反复发作性头痛 20 余年。20 余年来头痛时作时止，每遇精神紧张或休息不好而发作或加剧，发作时头目胀痛、眩晕，伴心烦、寐差。曾在外院多次做脑电图检查均无异常，诊断为神经性头痛，多方求治不效。诊见：痛苦病容，精神欠佳，舌质淡红、舌边有瘀点、少苔，脉沉弦细。证属阴血不足兼有血瘀。治宜活血养血、祛风止痛。给予加味四物汤：川芎 15 g，当归 10 g，白芍 20 g，熟地黄 10 g，白芷 10 g，蔓荆子 10 g，桃仁 10 g，丹参 20 g，全蝎 8 g，僵蚕 10 g。3 剂。复诊：头痛大减，继服 15 剂，诸症状悉除。随访 1 年未复发。

【验方来源】　张成良，赵翠华. 四物汤加味治疗神经性头痛 21 例［J］. 实用中西医结合杂志，1995（10）：639.

按：中医认为“头为诸阳之会”“脑为髓之海”。精明之府主要依赖肝肾精血及脾胃运化之水谷精微濡养，肝脾肾功能失调，气血不足不能上荣于脑为头痛的主要原因之一。本方川芎可上行头目、下行血海，既能行血中之气，又能祛血中之风，为血中气药，是治头痛之圣药；当归养血调血；白芍养血柔肝缓急止痛；熟地黄补益肝肾，填精益髓；白芷、蔓荆子清利头目止痛；全蝎、僵蚕辛酸咸寒，搜风通络，解痉止痛。

柴胡芎芷饮

【药物组成】　柴胡、黄芩、白芷、法半夏各 10 g，川芎、牛膝各 12 g。

加减：鼻窦炎者，加辛夷 10 g；目疾者，加草决明 10 g，白菊花 12 g；头痛如针刺、舌有瘀斑者，加桃仁 10 g，红花 12 g；久病头晕抽痛者，加僵蚕 10 g，天麻 6 g，全蝎或蜈蚣（研末冲服）6 g；腰膝酸软、溲黄便干、咽干口燥、五心烦热者，加制何首乌 15 g，山茱萸 10 g，女贞子 15 g；兼有风寒者，加细辛 3 g；兼有气虚者，加黄芪 15 g。

【适用病症】　神经性头痛。症见头痛如针刺，持续难忍，情绪波动时头痛症状加重；伴恶心心烦，寐差多梦，乏困无力，手足心热，舌质暗红、舌苔薄黄，脉弦或弦数。证属肝郁化火者。

【用药方法】　每天 1 剂，加水 500 mL，文火煎 30 min，取药液 300 mL，分早、晚服。6 天为 1 个疗程。

【临床疗效】　本方治疗头痛 103 例，经服药 6 ~ 12 剂，显效（头痛症状完全消失）71 例，有效（头痛症状明显改善）26 例，无效（头痛症状无明显改变）6 例。总有效率 94.2%。

【病案举例】　刘某，女，64 岁。自诉左侧头痛间歇发作 27 年，加重 2 个月，诊断为神经性头痛，多方治疗罔效。近 1 周来左侧头痛如针刺，持续难忍。诊见：伴左侧肢体麻木，恶心心烦，寐差多梦，乏困无力，手足心热，舌质暗红、舌苔薄黄，脉沉无力。证属肝郁化火，气滞血瘀。治宜疏肝清热、活血止痛。给以本方加女贞子、桃仁各 10 g，天麻 6 g。3 剂。复诊：病减半，上方加草决明 12 g，3 剂病愈。随访至今未复发。

【验方来源】　张西相．柴胡芎芷饮治疗头痛 103 例［J］．

陕西中医，1995，16（3）：106.

按：头痛一证，分外感，内伤两大类。外感多以风寒、风热为主，治宜疏散；内伤多以肝脾肾三脏气机失调所致，治以调理脏腑气机为主。本方中柴胡疏肝解郁；黄芩清解郁火；川芎活血行气，善治各种头痛；白芷祛风止痛，与柴胡相伍，通解内外之邪；法半夏燥湿降浊；牛膝引血下行。全方具有疏肝解郁，升清降浊，清解郁火，能升能降，调气活血，为治头痛良方。但全方偏于疏散，若气血虚损较重者不宜久服，或加入益气补血之品为宜。

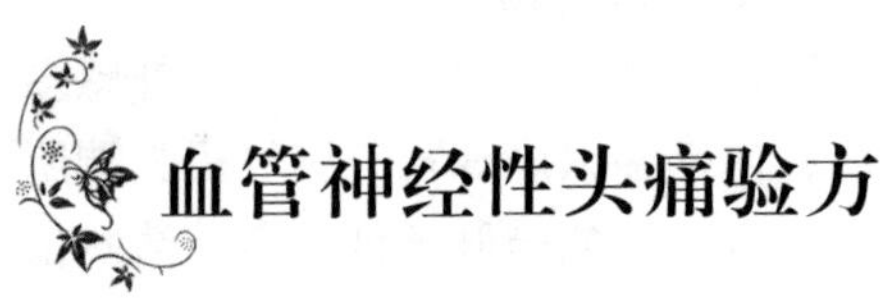

血管神经性头痛验方

一、风瘀阻络证

祛风通络汤Ⅱ

【药物组成】　菊花、钩藤各 20 g，川芎、白芷、僵蚕各 12 g，全蝎（研末冲服）5 g，当归、牛膝、赤芍、三棱、莪术、延胡索、藁本各 15 g，细辛 3 g。

加减：偏头痛者，加柴胡、青皮；枕后痛者，加羌活、蔓荆子。

【适用病症】　血管神经性头痛。症见两侧头部掣痛，伴恶心呕吐，失眠多梦，舌淡红、苔薄黄，脉弦。证属风瘀阻络者。

【用药方法】　每天 1 剂，水煎，分早、晚服。14 天为 1 个疗程。

【临床疗效】　本方治疗血管神经性头痛 30 例，痊愈（头痛症状完全消失，随访半年未见复发）24 例，好转（发作症状减轻，次数减少）4 例，无效（经治疗后头痛未减轻）2 例。总有效率 93.3%。

【病案举例】　刘某，女，50 岁。患者头痛 8 年余，经某医院诊断为血管神经性头痛，给予中西药治疗效果欠佳。近 1 个月病情加重。诊见：两侧头部掣痛，伴恶心呕吐，失眠多梦，舌淡红、苔薄黄，脉弦。证属风瘀阻络，兼有化热之象。治宜祛风通络、平肝清热。方用祛风通络汤加柴胡 12 g，炒酸枣仁、珍珠母、夜交藤各 30 g。3 剂。复诊：头痛明显减轻，伴随症状好转，继续服 6 剂，头痛消失。随访 1 年未复发。

【验方来源】 吕新军，陆春芝，张保花. 祛风通络汤治疗血管神经性头痛 30 例［J］. 安徽中医学院学报，1995，14（4）：29.

按：血管神经性头痛病程较长，反复发作，痛有定处。根据久病入络的特点，作者拟祛风通络汤，功能祛风通络、活血行气、解痉止痛。方中川芎、三棱、莪术活血化瘀；僵蚕、全蝎祛风解痉，通络止痛；当归、延胡索、赤芍养血活血，行气止痛；菊花、钩藤、牛膝平肝息风，引血下行；白芷、藁本、细辛引药直达病所，祛风止痛。本方临床用之甚效。

三虫醒脑汤

【药物组成】 蜈蚣 2 条，僵蚕、柴胡、赤芍、藁本各 10 g，全蝎、白芷、甘草各 5 g，羌活 6 g，当归 15 g，川芎 20 g，珍珠母 30 g。

【适用病症】 血管神经性头痛。症见头痛经久不愈，疼痛固定，痛时剧烈钻痛；伴眩晕，心烦闷，失眠，舌红边见瘀斑点、苔薄白，脉弦大。证属风瘀阻络者。

【用药方法】 每天 1 剂，水煎，分早、午、晚服。15 天为 1 个疗程。

【临床疗效】 本方治疗血管性头痛 28 例，痊愈（头痛及伴有症状消失，观察 6 个月未复发）24 例，有效（头痛明显减轻，伴随症状减轻，停药 6 个月后复发）3 例，无效（症状无改善或加重）1 例。总有效率 95.5%。

【病案举例】 张某，男，39 岁。自述头痛 5 年，经某医院确诊为血管神经性头痛，曾服中西药只能暂时缓解，停药后即复发。现每天以去痛片维持镇痛。诊见：疼痛固定在颠顶部位，痛时剧烈钻痛，每次数小时；伴眩晕，心烦闷，失眠，精神常紧张，舌红边见瘀斑点、苔薄白，脉弦大。血压正常，脑电图正常，无精神系统疾病。证属风火上炎，日久火郁阻壅经脉，气血瘀积。治以疏风活络、散瘀解痉之三虫醒脑汤，守方连续服 30 剂而痊愈。追访 1 年未复发。

【验方来源】　闵大炳．三虫醒脑汤治疗血管神经性头痛 28 例疗效观察［J］．四川中医，1995（4）：25.

按：本方中以白芷、藁本、羌活祛风通脑窍，引药上行，专攻头痛；以全蝎、蜈蚣、僵蚕三虫之类走窜经脉、息风止痉；重用川芎、当归、赤芍上行头巅，扩张血管，加速血流，以活血化瘀；柴胡行气解郁；珍珠母重镇引郁火下行，升中有降，降中有升，升降并举，引药上行祛邪下降，周转旋复，头脑得以清醒，其痛自止。

芎芍蝎芷汤

【药物组成】　川芎、白芍、白芷、葛根各 10 g，全蝎 5 g，丹参 15 g。

加减：肝阳偏亢者，加石决明、珍珠母、夏枯草、菊花、钩藤；痰湿偏重者，加法半夏、白术、天麻、陈皮、茯苓、泽泻；合并头昏晕，体位变动加重，或上肢麻木者，加生地黄、当归、威灵仙、鸡血藤等；气血亏虚者，加黄芪、枸杞子、当归；血脉瘀阻者，加当归、五灵脂、地鳖虫；肾气亏虚者，加熟地黄、山茱萸、菟丝子；妇女经期头痛甚伴恶心呕吐，口干苦，舌苔薄黄，脉弦，乃肝火偏盛者，加夏枯草、栀子、天麻；如妇女更年期肾虚阴阳失衡，加知母、黄柏、当归、仙茅、淫羊藿、紫草、炙鳖甲等。

【适用病症】　血管神经性头痛。症见头痛反复发作，或胀痛，或跳痛，痛有定处；伴恶心呕吐，舌质淡暗、苔薄白，脉细弦或弦滑。证属风瘀阻滞，清阳被遏者。

【用药方法】　每天1剂，水煎，分早、晚服。10天为1个疗程。

【临床疗效】　本方治疗血管神经性头痛40例，显效（头痛消失）32例，好转（发作次数明显减少，头痛减轻，症状缓解）7例，无效（头痛不减）1例。总有效率97.5%。

【病案举例】　王某，男，66岁。主诉头痛反复发作4～5年，加重月余。每次发作多因上腹不舒，恶心呕吐后头痛加剧。诊见：头痛时如裹，形瘦，面无华色，稍咳，痰多色白质黏，舌苔腻、舌质有紫气，脉细弦。证属脾虚痰瘀上蒙，清阳被遏。治拟健脾和中、化痰行瘀、平肝止痛。处方：丹参15 g，苍术、白术、厚朴、陈皮、法半夏、茯苓、川芎、白芷、葛根、天麻各10 g，全蝎5 g。服10剂后，上腹舒，痰量减，恶心呕吐好转，头痛明显减轻，舌苔渐化；又服1个疗程后头痛止。后以香砂养胃丸健脾胃，病情稳定。

【验方来源】　郑蓓．芎芍蝎芷汤治疗头痛40例［J］．陕西中医，1998（1）：11.

按：叶天士云："气血瘀痹而头痛者，用虫蚁搜逐血络"。本方全蝎有息风止痉、通络止痛的功效；丹参养血安神，活血祛瘀；川芎活血行气，祛风止痛，为血中气药，上行头目，乃治头痛要药；白芍缓急止痛；白芷祛风止痛；葛根升清阳。诸药配合，随症状加减，以达养血祛风止痛之功。

养血活血祛风通络汤

【药物组成】　葛根、白芍、川芎、当归、牛膝各 15 g，白芷、藁本、蝉蜕各 10 g，细辛 6 g，全蝎 3 g（研末冲）。

加减：伴失眠者，加酸枣仁 30 g，夜交藤 15 g；伴呕吐者，加法半夏 6 g，代赭石 15 g；兼痰湿者，加陈皮 12 g；血瘀甚者，加桃仁、红花各 10 g。

【适用病症】　血管神经性头痛。症见头痛头晕，面色无华或青紫，失眠，神疲乏力，舌质淡、苔白，脉细涩。证属中医血虚不荣，风瘀阻络者。

【用药方法】　每天 1 剂，水煎 2 次，共取药液 200 mL，分早、晚服。急性发作期，每天 2 剂，水煎，分 4 次服。头痛缓解期，仍每天 1 剂，以巩固疗效。10 天为 1 个疗程。

【临床疗效】　本方治疗血管神经性头痛 36 例，痊愈（头痛症状完全消失，随访 1 年未见复发）12 例，显效（头痛症状明显改善，1 年内虽有复发，经服上述药物症状明显减轻）22 例，无效（治疗后头痛症状不减或加重）2 例。总有效率 94.4%。

【验方来源】　刘朝阳. 养血活血祛风通络法治疗血管神经性头痛 36 例［J］. 河北中医，1998，20（2）：70.

按：血管神经性头痛属中医学头风、头痛等范畴。其病机主要为虚、风、瘀。治疗当养血活血、祛风通络。方中川芎活血行气，祛风止痛，为治头痛之要药；当归、白芍、牛膝养血活血；葛根、白芷、藁本、细辛、蝉蜕祛风止痛；全蝎息风通络。诸药合用，气血得补，风去瘀除，气血畅通，故获佳效。

定痛汤 I

【药物组成】 川芎 45 g，防风 30 g，白芷 30 g，天麻 10 g，钩藤 30 g，蔓荆子 15 g，白芍 10 g，白蒺藜 30 g，当归 12 g，香附 12 g，全蝎 10 g，细辛 6 g，胆南星 10 g，甘草 6 g。

加减：巅顶痛者，加藁本 30 g；两侧痛者，加柴胡 10 g，黄芩 10 g；枕部痛者，加羌活 12 g；前额痛者，加葛根 30 g；恶心呕吐涎沫者，加法半夏 10 g ，吴茱萸 10 g，代赭石 30 g；失眠多梦者，加炒酸枣仁 15 g，夜交藤 15 g；便秘者，加大黄（后下）10 g，芒硝（冲服）10 g；阴虚火旺者，加知母 15 g，黄柏 12 g；肝胆火盛者，加龙胆草 30 g，夏枯草 30 g，栀子 15 g；抽搐者，加蜈蚣 2 条，蝉蜕 10 g；四肢厥冷者，加熟附子 10 g，干姜 10 g；气血虚弱者，加党参 30 g，黄芪 30 g，熟地 15 g；有外伤史者，加桃仁 10 g，红花 10 g，三七末 3 g（冲服）。

【适用病症】 血管神经性头痛。症见头痛以两颞部为重，呈跳痛，刺痛；伴胸闷口苦，烦躁，舌苔薄白，脉沉弦。证属肝郁气滞，风瘀阻络者。

【用药方法】 每天 1 剂，水煎，分早、晚温服。15 天为 1 个疗程。

【临床疗效】 本方治疗血管神经性头痛 100 例，治愈（头痛和伴随症状消失，随访 1 年未复发）81 例，好转（头痛明显减轻，伴随症状显著好转，发作次数显著减少，或头痛消失 3 个月后又复发）17 例，无效（连续服药 1 个疗程，头痛及伴随症状无改善）2 例。总有效率 98%。

【验方来源】 牛晓亚，王培，刘文选. 定痛汤治疗血管神经性头痛 100 例疗效观察［J］. 河南中医药学刊，1996（6）：

53～54.

按：本方以活血化瘀、祛风止痛之药为主，以平肝解郁、行气化痰之药为辅。方中川芎性辛香，走窜行散，走而不守，故用其活血行气，祛风止痛，达到“通则不痛”之效；防风、白芷祛风散寒止痛；天麻、钩藤、白蒺藜、蔓荆子平肝息风，清利头目；与川芎、防风、白芷相配可除去头部浅在之风邪；当归活血；香附行气；细辛、全蝎辛热走窜，搜风通络；白芍养血柔肝，缓急止痛；胆南星祛风豁痰；甘草调和诸药，与芍药合用，有缓急止痛之功。本方组合，颇符合血管神经性头痛之病机，临床疗效较好。

芎蜈蠲痛汤

【药物组成】　川芎 20～40 g，蜈蚣 1～2 条（研末冲服），沙参 30 g，蔓荆子 6 g，防风 6 g，羌活 10 g，细辛 6 g。

药物加减：气血亏虚者，加黄芪、当归；痰湿壅盛者，加陈皮、法半夏、胆南星；头胀眩晕者，加天麻、牡蛎、怀牛膝；烦热口苦者，加栀子、牡丹皮、菊花；肝肾不足者，加枸杞子、山茱萸；前额痛者，加白芷；后头痛者，加葛根；巅顶痛者，加藁本；两侧痛者，加柴胡；头痛剧烈者，加全蝎、水蛭、当归。

【适用病症】　血管神经性头痛。症见两侧头痛，以钝痛、胀痛、压迫感、麻木感和紧箍感为主，病程长，常因劳累、情志不畅、月经等诱发；多伴头昏目眩，神疲乏力，心悸，失眠、多梦，纳呆等，舌质暗或有瘀斑、苔薄白，脉弦或弦细。证属风瘀头痛者。

【用药方法】　每天 1 剂，水煎 2 次，分早、晚服。10 天为 1 个疗程。

【临床疗效】　本方治疗血管神经性头痛 86 例，其中服药最少者5剂，最多者45剂。近期治愈（头痛及伴随症状消失，随访半年无复发）32例，显效（头痛及伴随症状明显减轻，发作次数减少一半以上）30例，有效（头痛发作次数及持续时间均有减少）18例，无效（连续治疗2个疗程，头痛无缓解）6例。总有效率93.1%。

【病案举例】　沈某，女，38岁。患右侧头痛10年余，头痛时轻时重，迁延不愈。半年来因工作紧张、情志不畅而头痛频繁发作，每月发作3～6次，每次持续1～3天，多为胀痛或刺痛，剧烈时恶心呕吐，烦躁不安。诊见：舌质暗红，苔白微腻，脉象细弦。神经系统及颅脑CT检查无异常发现。脑血流检查报告：右侧脑血管呈扩张状态。西医诊断：血管神经性头痛。证属风邪上犯清窍、瘀血阻塞脑络。治宜祛风止痛、活血通络。方用芎蜈蠲痛汤加天麻10 g，柴胡6 g，全蝎5 g。服药5剂，头痛锐减、精神爽快；继服15剂，头痛止、余症状悉除。随访1年未复发。

【验方来源】　胡任，王丽华. 芎蜈蠲痛汤治疗血管神经性头痛86例［J］. 江苏中医，1995，16（4）.

按：作者认为，风邪入络，脑部经脉阻滞，不通则痛是血管神经性头痛的主要病机，制定搜剔通络、祛风止痛的治法。方中川芎辛散温通，能上行头面，治诸经头痛，且有搜风通络镇痛之力；蜈蚣为虫蚁之品，搜风通络，定痛止痉；羌活、防风、细辛祛风止痛；蔓荆子可疗巅顶头痛；沙参可清热养阴。诸药合用，祛风通络，使头清目明，气血和调，头痛乃止。

镇　痛　汤

【药物组成】　川芎10 g，白芷10 g，丹参20 g，葛根15 g。

【适用病症】 血管神经性头痛。症见头痛反复发作，呈胀痛，跳痛，刺痛；多伴恶心呕吐，眠差，神疲乏力，舌质淡暗或紫暗、苔薄白，脉弦细或弦涩。证属风邪侵袭，瘀血阻络者。

【用药方法】 每天1剂，水煎，分早、晚服。10天1个疗程，可连服2个疗程。

【临床疗效】 本方治疗血管神经性头痛30例，经1～2个疗程的治疗，显效（头痛消失）23例，有效（头痛减轻，发作次数明显减少，症状明显减轻或缓解）7例。总有效率100%。

【病案举例】 郭某，女，45岁。患间断性头痛8年，加重半月余，入睡较差，每于劳累诱发。每次发作30 min至数小时不等。诊见：头痛以颞顶明显，呈跳痛，有时伴有恶心，呕吐(非喷射性)，腹泻，流泪，流涕，乏力，舌质淡暗、苔薄白，脉弦。神经系统检查无异常。诊断为神经血管性头痛。证属瘀血阻络，兼有血虚之象。治宜养血活血止痛。方用镇痛汤加当归10 g，葛根量加至20 g。服药过程中每天症状逐步减轻，服20剂后头痛消失。随访半年未见复发。

【验方来源】 梁玲阁. 镇痛汤治疗头痛30例［J］. 陕西中医学院学报，1998，21（3）：23.

按：镇痛汤中的川芎能活血祛风止痛，为血中之气药，可上行头目；葛根活血行气，通络止痛；配以丹参活血祛瘀，养血安神；白芷祛风，疏通络脉。合而用之，镇痛作用较强，故名镇痛汤。现代药理学研究也认为，川芎有镇静、镇痛、扩血管、抑制血小板聚集、改善微循环等作用；葛根有镇痛、改善脑循环的作用。此两药对血管神经性头痛有良好的治疗作用。

二、痰瘀阻窍证

通　荣　汤

【药物组成】　白芷 20 g，细辛 6 g，蔓荆子 30 g，泽泻 10 ~ 30 g，川芎 15 ~ 60 g，法半夏 10 ~ 15 g，代赭石 34 ~ 50 g，黄芪 30 ~ 60 g，当归 10 ~ 20 g，薄荷 6 ~ 10 g，蜈蚣 2 条，全蝎 9 ~ 12 g。

加减：痰湿盛者，加白附子 30 g，陈皮 20 g，僵蚕 15 g；气阴两虚者，加党参 30 g，麦冬 20 g；肝火上扰者，加黄芩 18 g；肝阳上亢者，加天麻 15 g，炙龟板 30 g；肝郁气滞者，加柴胡 12 g，白芍 30 g；风寒外袭而加重或诱发者，加羌活、防风各 15 g，荆芥 20 g；血瘀者，加丹参 30 g。

【适用病症】　血管神经性头痛。症见反复发作头痛，伴眩晕，畏光，怕噪音，恶心，呕吐，舌质暗或紫暗、苔薄，脉弦或弦滑。证属痰瘀阻滞，脑失荣养者。

【用药方法】　每天 1 剂，水煎，分早、晚服。

【临床疗效】　此方治疗血管神经性头痛 60 例，痊愈（疼痛完全消失，半年内未复发）25 例，显效（疼痛基本消失，半年内仍有 3 ~ 7 次极轻微疼痛）20 例，好转（疼痛减轻，次数减少，疼痛时间缩短）11 例，无效（治疗后疼痛无改善）4 例。总有效率 93. 33% 。

【病案举例】　王某，男，36 岁。反复头痛 6 年，加重 20 天就诊。诊见：全头昏闷胀痛，以前额及两颞部疼痛明显，伴眩晕、目花畏光、怕炎热及噪音，舌体胖大有齿印、舌质淡红苔白腻，脉弱。诊断为血管神经性头痛。证属痰湿阻络，脑络不通，脑府不荣。治宜祛痰渗湿、通络荣脑。方用通荣汤加白附子30 g，陈皮10 g，僵蚕15 g。服药4剂后，诸症状明显减轻；守方再进4剂，诸症状悉除。脑血流图复查未见异常。随访3年未复发。

【验方来源】　曲兆良，车兆勤，王福荣．通荣汤治疗血管神经性头痛［J］．山东中医杂志，1998，17（6）：259.

按：血管神经性头痛的病机多为血管舒缩功能障碍，大脑皮层功能失调，可因疲劳过度、气候炎热或寒冷、情绪低落或激动、房劳过度等诱发或加重。中医认为痰、湿、瘀阻滞脑络，气血不能上荣脑府，加之久病，暗耗真阴气血；或长期服药，克伐脾胃，肝肾受损，化源不足，精气亏乏而致。故本方以祛瘀湿、化瘀浊为主，佐以益气血，达到荣养脑府，收效颇佳。

加减旋覆代赭汤

【药物组成】　旋覆花10 g，代赭石30 g，姜半夏10 g，钩藤15 g（后下），石菖蒲10 g，川芎15 g，白芍20 g，甘草5 g。

加减：失眠多梦者，加夜交藤30 g，合欢皮15 g，远志10 g；眩晕明显者，加珍珠母30 g（先煎），牛膝10 g；神疲乏力、唇甲不华、病势绵绵者，加黄芪15 g，党参15 g，当归10 g。

【适用病症】　血管神经性头痛。症见头痛头重，伴头晕，耳鸣，恶心欲吐，嗳气，呃逆，舌淡苔腻，脉滑。证属痰浊上逆者。

【用药方法】　每天1剂，水煎，分早、晚服。1个月为1个疗程。

【临床疗效】　本方治疗血管神经性头痛45例，痊愈（头痛发作控制，随访1年无复发）30例，好转（头痛发作次数减少，头痛的程度明显减轻，伴随症状减轻或消失）12 例，无效（症状无改善）3 例。总有效率 93.4%。

【病案举例】 李某，女，34 岁。头痛反复发作 10 余年，每因用脑过度而诱发。复发 2 天而就诊。诊见：头部两侧胀痛明显，伴眩晕恶心，呕吐，多梦，舌淡红、苔薄白，脉弦滑。诊断为血管神经性头痛。证属肝阳上亢，风痰阻络。治拟平肝息风、涤痰开窍。处方：旋覆花 10 g（包），代赭石 30 g，姜半夏 10 g，钩藤 15 g（后下），珍珠母 30 g，石菖蒲 10 g，川芎 15 g，白芍 20 g，甘草 5 g，夜交藤 30 g，合欢皮 10 g，炙远志 10 g。5 剂。复诊：服药后疼痛明显减轻，唯晨起恶心，睡眠欠安。效不更方，前方续服 20 余剂，头痛及伴随症状消失。随访 1 年未见复发。

【验方来源】 来建琴. 旋覆代赭汤治疗血管神经性头痛 45 例［J］. 湖南中医杂志，1999（5）：26.

按：本方以旋覆代赭汤加味而成，方中旋覆花、代赭石、珍珠母、钩藤平肝息风，降逆化痰；佐以姜半夏降逆化痰；石菖蒲芳香开窍，化湿豁痰，使痰浊得清，清阳之气得以舒展；川芎升散，上行头目，祛血中之风，行血中之气，调理气血；白芍、甘草解痉，扩张血管。上述组方，升中有降，降中有升，升降并举，使肝火自降，风邪升散，痰浊自清，头脑清灵，脑部血管痉挛缓解，故疼痛自止。临床用之对痰浊上逆之头痛，伴见胃气上逆者有良效。

加味乌星煎

【药物组成】 制川乌 3 g，制南星 6 g，细辛 3 g，地龙 10 g，川芎 6 g，菊花 6 g，冰片 1 g。

加减：偏寒者，加重制川乌至 6 g，另加吴茱萸、干姜各

6 g；偏热者，加重菊花至 10 g，另加黄芩、白芷各 10 g；瘀血重者，加重地龙至 15 g，川芎 10 g，另加赤芍 15 g；痰湿重者，加重制南星至 10 g，另加法半夏、茯苓各 10 g，陈皮 6 g；肝阳偏亢者，加钩藤 15 g，石决明 30 g；肝肾不足者，加何首乌、白芍各 15 g。

【适用病症】　血管神经性头痛。症见头痛，伴畏风寒、恶心、烦躁不安、失眠、饮食无味，舌质暗红、苔白厚，脉弦略滑。属气血逆乱，痰瘀阻滞者。

【用药方法】　每天 1 剂，水煎，分早、晚服。14 天为 1 个疗程，根据病情需要服 1～2 个疗程。

【临床疗效】　本方治疗血管神经性头痛 58 例，痊愈（头痛消失，停药后随访 1 年以上未复发）36 例，好转（头痛消失，停药后观察半年至 1 年以内复发）16 例，无效（达不到上述好转标准）6 例。总有效率 89.7%。其中痊愈 36 例的平均治疗时间为 18.5 天。

【病案举例】　罗某，男。主诉患发作性头痛 15 年。发作时常以两侧太阳穴为主，甚则不欲睁眼，一般持续 3～5 h，最长可达 3 天。曾先后使用多种镇痛安神之中西药未能治愈，因而忧心忡忡，苦闷不堪。就诊前在某省级医院脑电图、头部 CT 检查未见异常，诊断为血管神经性头痛。诊见：伴有畏风寒，恶心，烦躁不安，失眠，饮食无味，舌质暗红、苔白厚，脉弦略滑。脉症合参，证属痰湿阻滞，上扰清阳。治宜升阳气化浊气、通脑络。以加味乌星煎加味：制川乌 6 g，制南星 10 g，细辛 3 g，地龙 10 g，菊花 10 g，川芎 6 g，法半夏 10 g，茯苓 10 g，陈皮 10 g，冰片 1 g。5 剂。复诊：头痛明显减轻，嘱其继续服 5 剂。三诊：头痛已除，唯睡眠欠佳，遂予养脑安神之品调理月余。追访 1 年，头痛未再复发。

【验方来源】　刘国胜. 加味乌星煎治疗血管神经性头痛 58

例［J］. 湖南中医杂志，1994，10（4）：30～31.

按：加味乌星煎，是借鉴已故老中医任应秋教授所拟乌星煎之意组方。方中制川乌、细辛温经散寒止痛；制南星燥湿化痰；川芎、地龙通络解痉；菊花清热平肝；冰片芳香开窍。全方针对本病病因复杂，证候多变的特点，寒热同施，痰瘀并祛，立意新颖，用药精当，具有升清阳、化浊气、通脑络之功。尤其是冰片一药，取其芳香走窜之性，引诸药迅速入脑络止痛，用药别具匠心。乌星煎治疗血管神经性头痛确有出奇制胜之效。

三、瘀血阻滞证

化瘀止痛汤Ⅱ

【药物组成】 当归、桃仁、红花、川芎、白芷、藁本、黄芪、生地黄各 15 g，丹参、龙骨、牡蛎各 25 g，细辛 5 g，蜈蚣 3 条，甘草 10 g。

【适用病症】 血管神经性头痛。症见发作性头痛，以两侧为主，发病突然，疼痛剧烈，跳痛难忍，痛如针刺，周期明显；伴胸闷，忧郁，心烦，失眠，舌紫，脉涩等。证属邪气入络，瘀血阻滞者。

【用药方法】 每天 1 剂，水煎，分早、晚服，如痛甚者可加服 1 次。1 周为 1 个疗程。

【临床疗效】 本方治疗血管神经性头痛 97 例，治愈（头痛症状完全消失，能够进行正常工作或学习）37 例，显效（头痛症状明显减轻，不用药，能坚持正常工作或学习）25 例，好转（头痛减轻，在服药下能坚持工作或学习）29 例，无效（头痛无减轻或加重）6 例。

【病案举例】 吴某，女，53岁。因头痛7年，复发2天就诊。诊见：头痛剧烈，如锥如刺，跳痛难忍；兼见视物不清、胸闷、恶心欲吐，舌暗而有瘀斑，脉迟涩。诊断为血管神经性头痛。证属邪气入络，气滞血瘀。治以活血通络、祛邪疏风。用化瘀止痛汤加法半夏10 g，竹茹15 g。2剂。复诊：头痛减轻，恶心消失，但出现多梦、失眠等症状，故去法半夏、竹茹，加桃仁、红花各15 g，生地黄、黄芪各25 g，龙骨、牡蛎改用50 g，连服6剂，病获痊愈。后改上方为散剂，巩固治疗2个月。随访2年病未复发。

【验方来源】 朴志贤，朴香竹，李树林. 化瘀止痛汤治疗血管神经性头痛97例［J］. 吉林中医药，1991（5）：14.

按：本病以头痛为主，发病突然，疼痛剧烈，或左或右为其特征。究其病机，虽然多数患者感受外邪或抑郁气滞等病因，最终乃因久病邪气入络，气血运行不畅，脉络瘀阻所致。故治以活血通络止痛法，佐以祛邪疏风而获效。现代医学认为：本病发生与头颈部血管收缩和缺血，或颅内动脉的收缩和局部灌流量减少有关。故本方选用有扩张血管作用的当归、桃仁、红花、川芎、丹参等为主药，以解决头颈部的血管收缩；选用龙骨、牡蛎等重镇安神药，减少发作期间体内5-羟色胺、组织胺的产生；黄芪能增强气的鼓动之力而加强血之循行，有治本之意。

头痛安汤

【药物组成】 川芎30～50 g，白芷3～5 g，苦丁茶8～10 g，徐长卿10～15 g，茺蔚子10 g，夜交藤15～20 g，白芍10～20 g，炙甘草5 g。

加减：头痛有拘急者，加细辛、荆芥；有灼热感者，加石膏；头痛久发不愈，痛势较剧者，加地龙、全蝎、蜈蚣；头痛以两颞为主者，加柴胡；眉棱骨痛者，加蔓荆子；颠顶痛者，加吴茱萸；满头痛者，加羌活、防风；痛及项背者，加葛根；头痛子夜为剧者，加玉真丸；寅卯时痛者，加柴胡、法半夏、黄芩；日晡痛剧者，加石膏。

【适用病症】　血管神经性头痛。症见头痛，呈持续性胀痛；伴恶心呕吐，眼球胀痛，满头痛连及两目胀痛，舌质紫、苔薄黄，脉弦细。证属瘀血头痛者。

【用药方法】　每天 1 剂，1 周为 1 个疗程。

【临床疗效】　本方治疗血管神经性头痛 78 例，服药 2 个疗程后判断结果，痊愈（头痛及伴有症状消失，观察 1 年未复发）52 例，好转（症状基本消失，偶有轻微头痛）23 例，无效（症状无改善或加重）3 例。总有效率 96%。

【病案举例】　患者，女，43 岁，已婚。头痛反复发作 20 年，疲劳、失眠或精神紧张及经前易于发作，以右侧头痛为主，呈持续性胀痛；伴恶心呕吐、眼球胀痛，每次发作连续数天，服麦角胺咖啡因、苯噻啶后可缓解。2 个月前于上海某医院检查，颅磁共振提示两额叶散在缺血灶。近 1 周来头痛反复发作加重，自服麦角胺咖啡因、苯噻啶无效而住本院。诊见：满头痛连及两目胀痛，舌质紫、苔薄黄，脉弦细。诊断为血管神经性头痛。证属瘀血阻滞。治拟活血化瘀。头痛安加减：川芎 40 g，白芷 3 g，苦丁茶 6 g，茺蔚子 10 g，夜交藤 15 g，白芍 10 g，炙甘草 5 g，防风 10 g，桃仁 10 g，红花 5 g，川牛膝 8 g，柴胡 15 g。服药 3 剂后头痛明显缓解，服药 6 剂后头痛消失。再以甘草 40 g，全蝎 60 g，蜈蚣 5 g，研末服，以巩固疗效。每次服药末 1 g，每天 2 次，连服 2 个月。随访 1 年余迄今未复发。

【验方来源】　朱洪．头痛安治疗血管神经性头痛 78 例疗效观察［J］．浙江中医学院学报，1998，22（2）：21．

按：西医认为血管神经性头痛乃血管舒缩功能发生障碍，符合中医气血运行不畅之病理特点。作者运用中医活血化瘀理论，以活血药为主，以求增强血管活性，从而使一些体液物质迅速恢复正常，达到遏制头痛的目的。方中川芎辛温，乃血中气药，能助清阳而开诸郁，上行头目，下行血海，搜风散瘀止痛；茺蔚子能治风解热，顺气活血；苦丁茶、徐长卿活血祛风止痛；夜交藤养心安神，通络祛风；白芍、甘草缓急止痛，且甘草调和诸药。由于本病极易复发，故作者在愈后多以全蝎、蜈蚣、甘草研末服，以防复发。

定痛汤Ⅱ

【药物组成】　水蛭 6 g，丹参、石菖蒲各 15 g，赤芍 12 g，白芷、川芎、柴胡、僵蚕、白芍、全蝎、甘草各 10 g，细辛 3 g。

加减：若久病气血不足者，加黄芪、当归；恶心、呕吐者，加陈皮、法半夏；苔黄、口干欲饮者，加石膏；失眠、多梦者，去丹参、赤芍，加龙骨、牡蛎、炒酸枣仁；女性月经或头痛、经量少者，加桃仁、红花。

【适用病症】　血管神经性头痛。症见头痛剧烈难忍，痛侧血管有搏动感；伴恶心，畏光，眼球胀痛，舌质暗红、有瘀斑、苔薄黄，脉弦。证属瘀血内阻，风痰阻络者。

【用药方法】　每天 1 剂，水煎，分早、晚服。15 天为 1 个疗程。

【临床疗效】　本方治疗血管神经性头痛 50 例，治愈（头痛消失，1 年以上未复发）31 例，有效（头痛消失，半年以内有复发）16 例，无效（头痛如故）3 例。总有效率 94%。

【病案举例】　马某，男，26 岁。右侧头部反复发作性疼痛 2 年余。发作时痛势剧烈难忍，痛侧血管有搏动感；伴恶心，畏光，眼球胀痛。常因劳累过度或饮酒而发病。曾多次去专科医院求治，经各种检查均未发现异常，确诊为血管神经性头痛。经口服多种中西药物及针灸治疗，未见明显疗效。本次因饮酒而发病3天，特来求治。诊见：痛苦病容，神清颈软，舌质暗红、有瘀斑、苔薄黄，脉弦。证属气滞血瘀，风痰阻络。治宜活血化瘀、息风通络。予以定痛汤加味：水蛭 6 g，丹参、石菖蒲各 15 g，赤芍 12 g，白芷、川芎、陈皮、法半夏、柴胡、僵蚕、白芍、全蝎、甘草各 10 g，细辛 3 g。5 剂。复诊：症状明显减轻，舌上瘀斑减退，脉稍弦。继投原方 5 剂。三诊：症状基本消失，舌质淡红、苔薄白，脉微弦。仍投原方 5 剂巩固疗效。随访 2 年未见复发。

【验方来源】　梁改凤. 定痛汤治疗血管神经性头痛 50 例［J］. 山西中医，1997（2）：16.

按：血管神经性头痛多见于中青年，常因学习紧张、工作劳累、饮酒等诱发。女性病例略多于男性，部分育龄妇女在行经前 2～5 天发作。作者认为本病的主要病机为血脉瘀阻。本方中水蛭、川芎、赤芍、丹参行气活血通络；柴胡清轻上升，载药上行；僵蚕、全蝎活络通窍，引药直达病所；白芍、甘草缓急止痛；细辛、白芷、石菖蒲宣窍通络，温经止痛；诸药合用，共奏活血化瘀、宣窍通络之功。

芎麻止痛汤

【药物组成】　川芎 10 g，天麻 6 g，当归 10 g，白芍 12 g，柴胡 10 g，丹参 10 g，菊花 10 g，生地黄 10 g，木香 6 g，陈皮 10 g，甘草 6 g。

加减：伴呕吐、苔白腻者，加清半夏 6 g；苔黄者，加黄连 3 g。

【适用病症】　血管神经性头痛。症见头部疼痛不断，晨起为重；伴口干苦，纳差，注意力不集中，头晕，恶心呕吐，舌尖偏红、舌苔薄白，脉细弦。证属气郁血滞，脉络瘀阻，脑失所养者。

【用药方法】　每天1剂，水煎，分早、晚服。2周为1个疗程，连续用药1～2个疗程。

【临床疗效】　本方治疗血管神经性头痛37例，治愈（服药1～2个疗程，头痛消失，活动如常，观察3个月未复发）13例，显效（服药1～2个疗程，头痛消失，但停药后复发，继续服药仍有效）16例，有效（服药2个疗程，头痛减轻，发作次数减少）8例。总有效率100%。

【病案举例】　张某，女，14岁。主诉头痛2年，以两侧太阳穴疼痛为主，严重时伴头晕，恶心呕吐，每周发作1～2次，经常服用安乃近等对症治疗。近月余每天头痛不断，晨起为重；伴口干苦，饮食欠佳，注意力不集中，学习成绩下降，大便正常，舌尖偏红、舌苔薄白，脉细弦。脑血流检查示：脑血管轻度扩张。诊断为血管神经性头痛。证属气郁血滞，脉络瘀阻，脑失所养而致。治宜行气活血、通络止痛。方用芎麻止痛汤，3剂。复诊：药后头痛减轻，已停服安乃近，舌脉无明显变化，效不更方，继上方6剂。三诊：药后头痛明显好转，口干口苦消失，饮食增加，原方稍作加减，调服半个月，头痛消失，复查脑血流正常。随访3个月头痛无复发。

【验方来源】　李瑞足. 芎麻止痛汤治疗血管神经性头痛37例［J］. 河北中医，1996（6）：9－10.

按：芎麻止痛汤中的川芎、丹参活血化瘀，散风止痛；当归、白芍养血和血，与生地黄、川芎组成四物汤，既能补血，又能活血，其中川芎、当归、白芍三药在治疗头痛选药中出现最频繁的，是治疗头痛的重要药物；柴胡、天麻、菊花疏肝平肝清肝；木香行气；陈皮理气；甘草调和诸药。诸药合用，共奏疏肝解郁、行气活血、平肝止痛之效。

颅 宁 汤

【药物组成】 川芎 10 ~ 15 g，白芍 25 ~ 30 g，白芷 12 g，甘草 10 g，细辛 3 g，当归 12 g，蝉蜕 10 g。

加减：心血虚易见心悸、心烦失眠者，当归加至 25 g，加炒酸枣仁 10 g，远志 12 g；痛在前额者，重用川芎至 20 g，白芷至 15 g；痛在巅顶者，加吴茱萸 9 g，藁本 9 g；痛在两侧者，加柴胡 9 g，黄芩 4 g，川芎重用至 20 g；因受冷诱发或加重者，加桂枝 9 g，防风 9 g；有痰或伴恶心呕吐者，加清半夏或竹茹 9 g；伴气短懒言、体倦乏力者，加黄芪 20 g，党参 12 g；伴头晕而胀、心烦、口干苦属肝阳上亢者，去细辛，加夏枯草 12 g，菊花 10 g，怀牛膝 15 g；久治不愈，血瘀经脉或舌有瘀斑点者，加地龙 10 g，全蝎 4 g，赤芍 10 g，或合用失笑散。

【适用病症】 血管神经性头痛。症见头痛头晕，每因恼怒或劳累诱发或加重，痛甚则呕；伴口苦，心烦易怒，胸胁胀满，嗳气，舌边尖红、苔薄黄或薄白，脉弦或弦涩。证属气郁血瘀者。

【用药方法】 每天 1 剂，水煎，分早、晚服。

【临床疗效】 本方治疗血管神经性头痛 50 例，经服药 3 ~ 46 剂（平均服药 14 剂），治愈（头痛发作消失，脑血流图检查正常）29 例，显效（头痛基本消失，但遇劳累或情绪波动偶有轻度发作）11 例，好转（头痛减轻，发作次数减少，间歇期延长，脑血流图检查较以前有所改善）7 例，无效（治疗前后，症状及脑血流图检查均无明显改善）3 例。总有效率 94%。

【病案举例】 吴某，女，27 岁。因头痛反复发作 4 年，加重3个月初诊。其痛呈跳痛或胀痛。每因恼怒或劳累诱发或加重。曾反复服用西药止痛药，只可缓解片刻，尔后头痛发作。诊见：头痛，痛甚则呕；伴头晕，口苦，心烦易怒，胸胁胀满，嗳气，溲赤便干，舌边尖红、苔薄黄很厚，脉弦数。脑血流检查示：脑血管痉挛。诊断为血管神经性头痛。证属肝郁化火，清窍受扰。治以清肝泻火、理气安神定痛为法。方选颅宁汤去细辛，加柴胡12 g，菊花15 g，黄芩9 g，龙胆草12 g，栀子12 g。3剂。复诊：头痛大减，唯夜寐欠安，纳食不香。予上方加远志15 g，炒麦芽15 g。4剂。三诊：以逍遥丸善后，诸症消失。随访1年未见复发。

【验方来源】　刘淑云，张立营，曹洪生. 颅宁汤治疗血管神经性头痛50例临床观察［J］. 河北中医，1992（5）：15.

按：血管神经性头痛多反复发作，病情顽固，病机复杂，多为本虚标实，寒热错杂之证。可由气郁恼怒，忧思伤神，劳倦伤脾，年老肾亏，清窍失养，或由痰涎、风火、瘀血遏阻脑络所致。其病机为阴阳失调，气血逆乱，脑络瘀滞。故治疗当以协调阴阳，和平气血，化瘀通络为法，颅宁汤基于此组方而成。

偏　头　散

【药物组成】　天麻、细辛、川芎、延胡索、全蝎各等分。

【适用病症】　血管神经性头痛。症见头痛或头痛不止、头晕，痛有定处，多位于额、颞、枕、巅顶部等部位，也可游走不定；伴有恶心呕吐，胸闷，心烦易怒，气短，叹息，舌质暗淡或紫暗、苔薄白，脉弦或弦细。证属肝郁气滞，瘀血阻络者。

【用药方法】　上药研末，每天服2次，每次服5 g，饭后服用。12天为1个疗程。

【临床疗效】　本方治疗血管神经性头痛375例，治愈（头痛、头晕症状消失，随访1年未复发）317例，显效（症状基本消失，1年内复发）58例。总有效率100%。

【验方来源】 宋令春. 偏头散治疗脑血管神经痛375例分析［J］. 吉林医学，1995，16（3）：183.

按：作者认为，血管神经性头痛部分患者与肝郁气滞，肝气不舒，肝阳上亢有关。偏头散中川芎祛风行瘀止痛，能扩张血管，镇静止痛；天麻、细辛、全蝎能祛风平肝潜阳，并有解痉、镇静、止痛、活血祛瘀之效；延胡索能活血行瘀，提高痛阈，行气止痛。全方合用，对头痛有较好的疗效。

加味桃红四物汤

【药物组成】 桃仁15 g，红花10 g，川芎15 g，当归15 g，生地黄15 g，赤芍15 g，丹参20 g，延胡索15 g，没药10 g，地龙15 g，炙甘草5 g。

【适用病症】 血管神经性头痛。症见头痛，以前额、巅顶多见，呈刺痛或跳痛；伴头昏，恶心呕吐，眠差，记忆力减退，舌质紫暗、苔薄白，脉弦涩或弦细。证属瘀血阻络者。

【用药方法】 每2天1剂，水煎，分早、晚服。

【临床疗效】 本方治疗血管神经性头痛120例，其中服药最少者6天，最多者32天。痊愈（治疗后疼痛消失，1年以上无复发）78例，有效（疼痛消失，半年后复发，但症状较轻，再次服药，病情可缓解）36例，无效（疼痛无缓解者）6例。总有效率95%。

【验方来源】 马五华. 桃红四物汤加味治疗血管神经性头痛120例［J］. 云南中医中药杂志，1998，19（2）：29.

按：作者认为，本病的发生与情志失调、肝郁气滞、用脑过度等因素有关。由于肝疏泄失常，肝郁气滞，进而血瘀，导致脉络阻滞，不通则痛，血瘀是贯穿于病程的始终。故加味桃红四物汤中，以桃仁、红花、当归、川芎、赤芍活血化瘀；生地黄、丹参养血活血；延胡索、没药行气活血止痛；地龙通络；炙甘草缓急止痛。诸药合用，共奏活血化瘀、行气止痛之效。现代药理研究认为，桃红四物汤有扩张血管，增加外周血流量，改善毛细血管通透性，调节神经功能的作用，这可能是其发挥疗效的药理基础。

四、肝阳上亢证

天麻葛根汤

【药物组成】　天麻 10 g，葛根、川芎各 10 ~ 30 g，僵蚕、白芷、甘草各 6 g，细辛 3 g（后下），全蝎末（分冲）3 g，蜈蚣末（分冲）1 条。

加减：兼风热者，加菊花、黄芩；肝阳上扰者，去细辛、白芷，加白蒺藜、夏枯草、钩藤、石决明、牛膝；痰浊上扰者，合温胆汤加减；肝肾不足者，加何首乌、枸杞子、山茱萸；血虚者，加熟地黄、当归、阿胶；气虚者，加黄芪、白术；血瘀者，加丹参；高血脂者，加何首乌、决明子。

【适用病症】　血管神经性头痛。症见两侧头角、眼眶钻刺样痛，痛时颞部跳动，青筋暴露；伴恶心呕吐，舌质偏红、苔薄黄，脉弦细。证属肝阳头痛。

【用药方法】　每天 1 剂，水煎，分早、晚服。30 天为 1 个疗程。

【临床疗效】　本方治疗血管神经性头痛 60 例，痊愈（头痛症状完全消失，随访半年未见复发）38 例，有效（头痛症状明显改善，1 年内虽有复发，经服上述药物症状明显减轻）17 例，无效（治疗后头痛症状不减或加重）5 例。总有效率 91.67%。

【病案举例】　患者，女，36 岁。自诉右头角、眼眶钻刺样痛，痛时颞部跳动，青筋暴露，恶心呕吐，严重时不省人事，已历时 4 年。诊见：血压、眼底、脑脊液、头颅、鼻旁窦片均无异常。诊断为血管神经性头痛。证属风瘀阻络。治宜息风通络止痛。服用天麻葛根汤 4 剂，结合甲氧氯普胺穴位注射，补液，头痛缓解。5 天后因感冒诱发头痛，原方加菊花、黄芩，继服 7 剂头痛痊愈。随访至今没有发作。

【验方来源】　薛春柏. 天麻葛根汤治疗血管神经性头痛 60 例［J］. 实用中西医结合杂志，1997（5）：487.

按：血管神经性头痛是内科常见病，属中医头风病范畴。由风、火、痰痹阻脉络，不通则痛。应用本方平肝息风、化痰散结、活血通络、镇静止痛，配合随症加减，对各型头痛均有较好疗效。

全蜈天藤汤

【药物组成】　全蝎 5 g，蜈蚣 2 条，天麻、川芎、延胡索各 15 g，钩藤、白芍、当归各 20 g。

加减：情志不畅者，加柴胡、郁金；高血压者，加石决明、夏枯草；伴有瘀血重症者，加益母草、三七；伴有寒象者，加细辛、羌活、桂枝；伴痰浊阻络者，加法半夏、胆南星；前额痛甚者，加白芷；头侧痛甚者，加藁本。

【适用病症】　血管神经性头痛。症见头痛反复发作，其痛暴发，痛势剧烈，或左或右，或连及眼齿，痛止如常人；伴心烦易怒，失眠，腰膝酸软，舌质偏红、苔薄黄，脉弦或弦数。证属肝阳偏亢，瘀阻脑络者。

【用药方法】　每天 1 剂，水煎，分早、晚服；重者每天 2 剂，水煎，分 4 次服。10 天为 1 个疗程。

【临床疗效】　本方治疗顽固性血管神经性头痛 48 例，治愈（头痛症状消失，随访 1 年无复发）19 例，有效（头痛明显减轻，发作次数减少，半年后复发再用上方仍有效）26 例，无效（治疗前后症状无改变）3 例。总有效率 93.7%。

【病案举例】　陈某，女，47 岁。自诉头痛反复发作 10 余年，遇辛劳及情志波动易发作。发作时头痛如裂，痛及目系，甚则上攻巅顶波及满头部，短则 10 min，长则数天不止。此次发作因情志不遂，1 天头痛 2 次，即来我院就诊。诊见：头痛难忍，抱头顶巅泣哭；伴口苦，性急，少寐，便秘，苔薄黄，脉弦。脑电图检查正常；脑血流图示：血管痉挛。诊断为血管神经性头痛。证属肝阳偏亢，肝风上扰清窍。治宜平肝息风、活血搜风。给予全蜈天藤汤加赤芍、郁金各 15 g，大黄 5 g（后下）。服药 3 剂，头痛止；继服 5 剂诸症状悉除。随访 2 年无复发。

【验方来源】　庄海萍. 全蜈天藤汤治疗顽固性血管神经性头痛 48 例［J］. 陕西中医，1996，17（6）：256.

按：本病以女性较多，部分患者与肝肾不足，肝阳偏亢，肝风上扰，瘀阻脑络，不通则痛有关。方中用全蝎、蜈蚣、天麻、钩藤平肝息风，解痉止痛；佐以川芎、白芍、当归、延胡索活血化瘀，行气止痛，且养血益阴。诸药相合，颇合病情。本方之所以能治顽固性血管神经性头痛，与伍用了虫类药有一定的关系。虫类药的特性是行走攻窜，通经达络，疏逐搜剔，远非草本植物所能及。故叶天士指出：“病久则邪正混处其间，草木不能见效，当以虫蚁疏逐，以搜剔络中混处之邪”。

川 芎 饮

【药物组成】 川芎 30 g，钩藤 15 g（后下），当归 12 g，石决明 30 g（先煎），菊花 12 g（后下），细辛 10 g，全蝎 12 g，薄荷 12 g（后下）。

加减：肝火炽盛者，症见头痛而眩，面红口苦，心烦易怒，舌质暗红、苔薄黄，脉弦有力等，应去当归，加石膏 30 g，龙胆草 12 g，夏枯草 30 g，代赭石 30 g，黄芩 12 g，牡丹皮 10 g；痰热上扰者，症见头痛昏蒙，恶心呕吐，舌质暗、苔黄腻，脉弦滑等，可加天麻 10 g，代赭石 20 g，黄芩 12 g，旋覆花 12 g，法半夏 12 g；瘀血阻络，见头痛经久不愈，痛处固定，痛如针刺或有外伤史，舌质紫暗、苔薄白，脉细涩等，可加僵蚕 12 g，地龙 20 g，益母草 15 g，红花 12 g。

【适用病症】 血管神经性头痛。症见头痛呈胀痛、跳痛，甚则头痛如裂，可呈窜走样痛或痛有定处；伴有头昏，头重，目眩，口干口苦，心烦易怒，夜寐不安，恶心呕吐痰涎，舌质偏红、苔薄白或薄黄，脉细数或弦细。证属肝风上扰，肝阳偏亢者。

【用药方法】 每天 1 剂，水煎 2 次，分早、晚服。连服 10 天为 1 个疗程。

【临床疗效】 本方治疗血管神经性头痛 48 例，痊愈（头痛终止，余症状消失，2 年以上未复发）38 例，有效（发作次数比以前减少或发作症状减轻）10 人。总有效率 100%。

【病案举例】 李某，女，25 岁。因头痛反复发作 5 年，加重 1 天初诊。自诉 5 年前与家人生气后出现头痛，头痛呈搏动性，以双侧太阳穴处为甚；伴恶心呕吐，急躁口苦。曾到某医院求治，诊断为血管神经性头痛，给予镇静安神药治疗，效果不佳，故此次发病来我处求治。诊见：神清，舌质暗红、苔薄黄而腻，脉豚弦有力。呼吸、血压、脉搏、体温均正常，心肺检查未见异常，腹部平软无压痛，神经系统检查正常。证属肝火炽盛型头痛。治以清热平肝息风。方用自拟川芎饮加减：川芎 30 g，石决明 30 g（先煎），钩藤 15 g（后下），菊花 12 g（后下），细辛 6 g，薄荷 12 g（后下），全蝎 12 g，地龙 20 g，夏枯草 30 g（后下），代赭石 30 g（先煎），黄芩 12 g，牡丹皮 10 g，石膏 30 g（先煎）。5 剂。复诊：服上方药后症状大减，效不更方。继服 5 剂，诸症状消失。随访 2 年未见复发。

【验方来源】 刘清林，孙文进. 自拟川芎饮治疗血管神经性头痛 48 例［J］. 广西中医药，1994，17（4）：12.

按：血管神经性头痛的中医病因病机为肾阴不足，内火炽盛，肝阳偏亢。若风火之邪，郁于少阳，兼之痰浊瘀血阻滞经络，不通则痛，故应拟清热平肝息风、活血通络止痛为治法。川芎饮中川芎为主药，可入肝胆二经，行血中之气，搜血中之风，上行头目；菊花、薄荷、钩藤清热息风止痛；当归、川芎合用，体现了“治风先治血，血行风自灭”，可通经脉，利气血，缓急止痛；大剂量石决明清热平肝，潜阳息风；全蝎可息风解痉，通络止痛；细辛辛香走窜而止头痛。全方共奏清热息风，活血通络之功。

头风协定方

【药物组成】 石决明（先煎）15～30 g，川芎 10 g，白芷 10 g，细辛 2 g，补骨脂 10 g，蜈蚣 1～2 条，全蝎粉（分吞）1～2 g。

加减：若见妇女周期性发作之偏头痛者，加山羊角（先煎）20 g，制川乌 3 g，全当归 10 g；口干舌质红者，加牡丹皮 6 g，生地黄 10 g；大便干者，加大黄 10 g，玄明粉（冲）5 g；病久属肝肾阴虚者，加枸杞子 12 g，菊花 9 g，山茱萸 9 g；肝火炽盛者，加龙胆草 9 g，栀子 9 g，黄芩 9 g，石膏 10 g，知母 9 g；便秘者，加生大黄（后下）10 g。

【适用病症】 血管神经性头痛。症见头痛，女性多见，多始于青春期，常有家族史，一般发作前可有一定的诱因，如月经来潮、情绪波动、疲劳等，头痛呈周期性发作；常伴有烦躁，恶心，呕吐，畏光，面色苍白，舌质淡暗或紫暗、苔薄白，脉弦细或弦数。证属肝火偏旺，风瘀阻络者。

【用药方法】 每天 1 剂，水煎 2 次，分早、晚服。10 天 1 个疗程。

【临床疗效】 本方治疗血管神经性头痛 100 例，近期治愈（指服本方 20 剂以内，头痛发作停止，甲皱微循环或眼底微循环血液流变学改善，并稳定 3 个月以上未见复发）55 例，好转（指服本方 20 剂以内，头痛发作次数减少及程度减轻，甲皱微循环或眼底微循环血液流变学略见改善）45 例。总有效率 100%。

【病案举例】 程某，男，35 岁。7 天前因右侧头痛剧烈，抱头来医务室求诊。自诉头痛如裂，如针灼感，伴视力下降。颅脑 CT 检查无异常发现，测眼底微循环血流缓慢，见红细胞聚集；甲皱微循环呈粗发夹样变化，血流缓慢。诊断为血管神经性头痛。曾予以止痛片、麦角胺咖啡因，山莨菪碱注射剂注射等对症处理无效。据上诉症状，证属肝风血瘀，治宜平肝息风、活血通络。给予头风协定方加丹参、钩藤、天麻、枸杞子。服 5 剂后，头痛消失。半个月后复查眼底微循环，血流变快，无红细胞聚集现象。

【验方来源】 梁珑. 自拟头风协定方治疗头风 100 例［J］. 上海中医药杂志，1994（11）：30.

按：本方中的川芎活血化瘀，可抑制大脑皮层作用及扩张周围血管、降低全血黏度、降低红细胞压积，使血流加速，改善微循环；白芷辛温芳香，温通上达，祛风通络止痛，可兴奋血管运动中枢，调节血管舒缩功能；石决明有平肝镇静作用；细辛温通经络，散寒止痛；补骨脂补肾，滋养肝阴，有潜阳之效；蜈蚣和全蝎为虫类药，能搜剔络中伏邪，息风通络止痛，可使药直捣病处。再结合辨证加减，临床可获良效。

加味夏枯草散

【药物组成】　夏枯草 20 g，香附 10 g，菊花 15 g，当归 12 g，赤芍、白芍各 15 g，甘草 6 g。

加减：肝阳上亢者，加石决明、钩藤、牛膝；气郁化热者，加川楝子、牡丹皮、黄芩、栀子、龙胆草；血瘀头痛者，加川芎；血虚头痛者，重用当归、白芍；前额痛者，加白芷、防风；后头部痛者，加羌活、蔓荆子、葛根；偏头痛者，加柴胡、黄芩、川芎。

【适用病症】　血管神经性头痛。症见头痛，呈跳痛、胀痛、钝痛、刺痛、隐痛，有时表现为压迫感、麻木感和紧箍感；可伴头晕耳鸣，面红目赤，口干口苦，烦躁易怒，心悸，失眠多梦，舌质红、苔薄黄腻，脉弦数。证属肝郁化火，风阳上扰者。

【用药方法】　每天 1 剂，用清水浸泡1 h ，武火煎沸 10 min 后滤取药液 300 mL；再加水，文火煎沸 30 min 滤取药液 300 mL。2 次药液混合后，分早、晚温服。连服 15 天为 1 个疗程。

【临床疗效】　本方治疗血管神经性头痛 68 例，治愈（临床症状消失，随访 1 年无复发）35 例（其中 1 个疗程治愈 19 例，2 个疗程治愈 16 例），显效（临床症状基本消失，但 1 年内有复发）21 例，有效（临床症状明显减轻，发作间隔时间延长或发作时间缩短）7 例，无效（临床症状有所好转，但不明显，或病情无改善）5 例。总有效率 92.65%。

【病案举例】 陈某，女，45 岁。患间断性头痛 2 年余，每因劳累、情绪不畅而发作。1 周前因生气后出现右侧颞部阵发性跳痛。诊见：伴心烦易怒，口苦，善太息，胸胁胀痛，舌质红、苔薄黄，脉弦数。诊断为血管神经性头痛。证属肝郁化火，上扰清窍。治宜疏肝解郁、清肝泻火、通络止痛。处方：夏枯草 20 g，香附 10 g，菊花 15 g，当归 12 g，赤芍、白芍各 15 g，甘草 6 g，柴胡 10 g，黄芩 10 g，川楝子 10 g，栀子 10 g，钩藤 10 g，郁金 10 g。服 3 剂后症状明显减轻，服 6 剂后症状基本消失，服 1 个疗程后改为丹栀逍遥丸加杞菊地黄丸口服，以巩固疗效。随访 1 年无复发。

【验方来源】 朱鸣琴，徐吉祥. 加味夏枯草散治疗血管神经性头痛 68 例［J］. 江苏中医，1999，20（6）：17.

按：作者认为，血管神经性头痛多见于女子。女子以肝为本，肝为藏血之脏，主疏泄而性喜条达。若七情所伤，情志不舒，精神抑郁，则肝失条达，肝气郁结，气滞血瘀；肝气郁滞日久化火，则循经上犯，或肝阴不足，阴不制阳，肝阳上亢等，均可致清窍被扰，血瘀阻络，经络不通，诸多因素均可发为头痛。故本方中夏枯草清肝火，散郁结，治头痛头胀；香附子疏肝解郁，行气定痛，其性宣畅，能通行十二经、八脉的气分；菊花清利头目；当归、赤芍、白芍养血柔肝，活血止痛；甘草清热解毒，缓急止痛，调和诸药。全方共奏解郁清热、活血止痛之功。临床在应用本方时，结合随症加减，可获较好的疗效。

疏肝化瘀汤

【药物组成】 柴胡、郁金、栀子、川芎、当归、桃仁各15 g，白芷、地龙、牛膝、红花各10 g，细辛5 g，全蝎7.5 g。

加减：肝阳上亢者，加石决明、天麻、钩藤；痰多者，加姜半夏、胆南星；气虚者，加黄芪、党参；肾虚者，加枸杞子、山茱萸；失眠多梦者，加合欢花、夜交藤。

【适用病症】 血管神经性头痛。症见头痛，疼痛多位于一侧颞部，亦可出现全头疼痛，反复发作，经久不愈，疼痛性质多呈胀痛或跳痛，重时可出现剧烈疼痛；伴有头晕，视物模糊，畏光，烦躁易怒，口干口苦，舌红苔黄，脉弦。证属肝郁气逆，化火上犯者。

【用药方法】 每天1剂，水煎2次，共取药液400 mL，分早、晚服。15天为1个疗程，一般可连用2~3个疗程。

【临床疗效】 本方治疗血管神经性头痛38例，治愈（头痛及伴随症状完全消失，经半年以上随访无复发）9例，显效（头痛及伴随症状基本消失，偶有复发，用药后仍有效）15例，有效（头痛明显减轻，发作次数明显减少，持续时间缩短）11例，无效（服药2个疗程头痛无改善）3例。总有效率92.1%。

【病案举例】 李某，女，32岁。主诉左侧头部疼痛反复发作3年。近半年头痛发作频繁，2天前因精神紧张而发作，头部胀痛难忍，时有跳痛，伴头晕、视物模糊、畏光、失眠多梦等，以前经常服用止痛药物维持治疗，此次用药后头痛不缓解而就诊。诊见：舌质红绛、苔薄黄，脉弦细略数。经神经内科检查无阳性体征，头部CT、脑电图检查均正常。西医诊断为血管神经性头痛。证属肝郁化火扰神。治宜疏肝解郁、平肝安神、活血止痛。给予疏肝化瘀汤加合欢花20 g，夜交藤25 g。服药3天，头痛明显减轻，睡眠好转；服药半个月，诸症状悉除。为防止复发，继服药1个月，并嘱其避免精神刺激、劳逸适度、生活有规律。随访半年头痛未再复发。

【验方来源】　张赫焱，冯桂梅，宫晓燕，等．疏肝化瘀汤治疗血管神经性头痛38例［J］．吉林中医药，1998（3）：21．

按：头为诸阳之会，五脏六腑之精气皆上注于头。由于肝失疏泄，郁而化火，气血逆乱，肝气上犯于头，瘀阻清窍而致头痛。治宜疏肝理气、活血化瘀。方中的柴胡、郁金疏肝理气解郁；栀子清热泻火除烦；当归、桃仁、红花、牛膝活血化瘀，通络止痛；川芎为血中之气药，能活血理气，祛风止痛；白芷、细辛辛温走窜，通络止痛；活血之品中加入全蝎搜风通络，使本方解痉镇痛、活血化瘀之力更强。诸药合用，可疏肝清热、活血化瘀、通络止痛，标本兼治，则头痛可去。

头风汤

【药物组成】　全蝎10 g，白芷、防风各12 g，细辛、菊花各15 g，葛根、白芍、川芎各30 g，甘草6 g。

加减：肝阳上亢者，加天麻、钩藤、黄芩；痰浊甚者，加胆南星、茯苓；恶心呕吐者，加陈皮、法半夏、代赭石。

【适用病症】　血管神经性头痛。症见头痛剧烈，坐卧不安；伴恶心呕吐，难寐，舌质红、苔腻稍黄，脉弦数。证属肝风瘀血阻络者。

【用药方法】　每天1剂，文火水煎2次，共取药液400 mL，分早、晚温服。10天为1个疗程，2～3个疗程后评定效果。

【临床疗效】　本方治疗血管神经性头痛100例，痊愈（头痛症状完全消失，随访1年未见复发）34例，显效（头痛症状消失，但因劳累、心情不畅或伤风感冒后轻度复发）55 例，好转（头痛症状减轻，或发作间隔时间明显延长）9 例，无效（治疗后头痛症状无明显改善）2 例。总有效率 98% 。

【病案举例】　李某，女，47 岁。两侧头痛反复发作 7 年。近年来发作频繁，每天 3 ~ 4 次，每次疼痛时间可持续数小时至 2 天，甚至持续 7 ~ 10 天。头痛如钻，两眼不能睁，每服去痛片可暂缓其痛，不久复作如故。1 周前，无明显诱因头痛发作，经治疗无明显效果而转中医科诊治。诊见：坐卧不安，裹头捧脸，左侧头面部痛如刀割，从左颊部上至巅顶，延至后脑项部，痛甚难寐，伴恶心呕吐，舌质红、苔腻稍黄，脉弦数。眼底视神经乳头边缘清晰、无水肿，脑 CT 检查无异常，脑血流检查示脑血管调节不稳。诊断为血管神经性头痛。证属肝风化火，瘀血阻络。治宜平肝清热息风、活血通络止痛。处方：全蝎 10 g，细辛、黄芩各 15 g，白芍、川芎、葛根、钩藤、菊花各 30 g，陈皮、法半夏、白芷、防风各 12 g，甘草 6 g。3 剂。复诊：诸症状明显减轻，守原方再进 3 剂，诸症状悉除。3 个月后病情复发 1 次，但症状较前轻，仍取原方 6 剂，诸症状完全消失。随访 1 年未见复发。

【验方来源】　王凤桥. 头风汤治疗血管神经性头痛持续状态 100 例临床报告 [J]. 河北中医，1996，18（4）：14 ~ 15.

按：头痛病因病机复杂，凡风寒外袭、痰浊上冲、肝阳上亢、血瘀络痹、火邪上攻等均可导致本病的发生。其病程缠绵，久治不愈，病因错杂，非一法一方所能收全功。故综合立法，重点突出，以平肝清热息风、活血通络止痛的治则为主，佐以解痉活血祛痰重镇等药，方可收效。

五、其　　他

头　痛　汤

【药物组成】　蜈蚣2条，全蝎、白芷、防风、僵蚕、法半夏、川芎、白术各10，白附子5 g。

加减：气血虚弱者，加当归、黄芪；风热甚者，加栀子、菊花；风寒甚者，加细辛、吴茱萸；肝肾亏损者，加枸杞子、枣皮、何首乌；肝阳上亢者，去白附子加天麻、钩藤、黄芩；痰浊甚者，加胆南星、茯苓。

【适用病症】　血管神经性头痛。症见头痛如刀割，如同火灼，裹头捧脸，两眼不能睁；伴口微渴不欲饮，二便通调，舌质淡红、苔白薄腻，面色淡白，脉弦细。证属风寒痰瘀，上蒙清窍者。

【用药方法】　每天1剂，用水500 mL煎至300 mL，分早、午、晚服；病情缓者隔天1剂，10天为1个疗程。

【临床疗效】　本方治疗血管神经性头痛110例，痊愈（头痛症状完全消失，随访半年未见复发）64例，显效（头痛症状大减，能坚持日常工作）27例，好转（发作症状减轻，次数减少）12例，无效（经治疗后头痛未减轻）7例。总有效率93.6%。

【病案举例】　石某，女，60岁。头痛反复发作8年。在某医院诊断为三叉神经痛，行抗炎、止痛等方法治疗罔效。10天前因淋雨着凉，头痛复发而就诊。诊见：左侧头面部痛如刀割，如同火灼，裹头捧脸，两眼不能睁，苦不堪言；吐涎沫，口微渴不欲饮，二便通调，面色淡白，体型较丰满，舌质淡红、苔白薄腻，脉弦细。脉症合诊，证属风寒外袭，痰湿入络。治宜祛风散寒、化痰通络。予以基本方加减：蜈蚣 2 条，全蝎、川芎、防风、羌活、白芷、法半夏、白术、柴胡各 10 g，白附子 5 g，地龙 15 g，甘草 5 g。4 剂。复诊：服药后头痛缓解，吐涎沫已止，食增纳香，仍觉头昏无力，舌质淡红、苔薄，脉弦。守上方去白附子、羌活、防风，加党参、白蒺藜各 10 g。再进 6 剂。三诊：服药后头痛头晕消失，四肢有力，精神活跃，以六君子汤之类调治月余，多年顽疾告愈。随访 2 年未见反复。

【验方来源】 葛传富. 头痛汤治疗血管神经性头痛 110 例[J]. 湖北中医杂志，1992，14（92）：26.

按：作者认为痰浊上蒙清窍，风邪上犯巅顶，久病入络成瘀为血管神经性头痛的病机关键。头痛汤重用蜈蚣、全蝎有较强的通络止痛之功，为治头痛之要药；白附子上行头目，善祛经络风痰；川芎、白芷、防风祛风散寒止痛，且防风上行，引药直达病所；血得温则行，白附子助川芎温通血脉，寓血行风自灭之意；法半夏、白术燥湿化痰；僵蚕化痰解痉，制约白附子、川芎温燥之性。全方集祛风、镇痛、化痰三法为一体，随证化裁常可收到较好的治疗效果。白附子辛温有毒，不宜生用、久用，中病即停。

加减川芎茶调散

【药物组成】 川芎 18～24 g，白芍 15～30 g，丹参 15～30 g，荆芥、防风、天麻、白芷、羌活各 10～12 g，菊花 15 g，细辛 6～8 g，延胡索 10～15 g，全蝎 10 g。

加减：寒重型，症见头痛剧烈，偏头痛或满头痛，抽掣痛，遇冷痛剧，舌淡苔白，脉浮紧者，主方中减去丹参、白芍、全蝎，加制川乌 9 g，蔓荆子 12 g，藁本 15 g；另以全蝎 3 g，蜈蚣 2 条，僵蚕 3 g，共研末，分 2 次随药液或以温开水服下。

热重型，症见头热胀痛如裂，热重凉轻，面赤，口渴咽痛，便干溲赤，舌红苔黄，脉弦数者，主方中加石膏 20 g，蔓荆子 12 g，葛根 20 g，黄芩 12 g；便干者，加大黄 12 g。

瘀血型，症见头痛如针刺，痛处固定，天阴或入夜尤甚，或有头部外伤史、脑震荡史，面色晦涩，舌有瘀斑，脉细涩者，主方中白芍易为赤芍，加桃仁 12 g，红花 12 g，五灵脂 12 g，大枣 5 枚，用黄酒煎服。

阴虚型，症见抽搐疼痛，缠绵不愈，颧赤烦热，健忘失眠，腰酸，心烦易怒，舌红少苔，脉细数。主方中减羌活，加生地黄 15 g，炙龟板 15 g，知母 15 g，女贞子、黄柏各 12 g；另外，主方中的全蝎可减至 3 g，加蜈蚣 2 条，僵蚕 3 g，共研末，分 2 次以药液或温开水送服。

【适用病症】　血管神经性头痛。具体症状及辨证见上。

【用药方法】　每天 1 剂，水煎服；重者 2 天 3 剂。

【临床疗效】　本方治疗血管神经性头痛 56 例，痊愈（头痛症状消失，随访半年以上未复发）38 例，显效（头痛症状消失，半年内复发）14 例，有效（头痛症状减轻至能忍受）4 例。总有效率 100%。

【验方来源】　王道轩，霍素兰，白新敏. 加减川芎茶调散治疗血管神经性头痛 56 例［J］. 河南中医药学刊，1994，9（5）：21－22.

按：血管神经性头痛是一种发作性头颅部血管舒缩功能障碍所引起的头痛，常由于长期焦虑、紧张、抑郁而诱发。中医认为头为诸阳之会，清空之府，“伤于风者，上先受之”。因此治当疏风邪止痛为要。川芎茶调散出自《太平惠民和剂局方》，集辛散祛风之品于一方，主治风邪为患、阴遏清气之头痛。本方对风邪上犯之头痛疗效尤为理想，对于其他各型头痛，若辨证准确，变通应用，随证加减，不论病之新久，痛之缓急，均可获良效。

温胆汤加味

【药物组成】　陈皮 10 g，法半夏 10 g，茯苓 12 g，甘草 3 g，枳实 10 g，竹茹 10 g。

加减：头痛甚者，加白芷、蔓荆子；失眠多梦者，加酸枣仁、柏子仁；兼寒邪者，加细辛、桂枝；兼热重者，加黄芩、栀子。

【适用病症】　血管神经性头痛。症见头痛于前额牵掣两侧，伴胸脘痞满，呕吐痰涎，咳嗽，痰粘质稠，夜不能寐，口苦，纳差，溲黄，大便秘结，神疲不堪，舌红、苔黄腻，脉滑有力。证属痰热上扰者。

【用药方法】　每天 1 剂，水煎，分早、晚服。15 天为 1 个疗程。

【临床疗效】　本方治疗血管神经性头痛 42 例，痊愈（头痛症状完全消失，随访半年未见复发）33 例，好转（发作症状减轻，次数减少）7 例，无效（经治疗后头痛未减轻）2 例。

【病案举例】　梁某，男，51 岁。患头痛反复发作历时 30 余年，间隔时间 1 ~2 月不等。近 2 年头痛加重，经多方中西药治疗无效。诊见：头痛于前额牵掣两侧，双手抱头，呻吟不止；伴胸脘痞满，呕吐痰延，咳嗽，痰黏质稠，夜不能寐，口苦，纳差，溲黄，大便秘结，体质消瘦，神疲不堪，舌红、苔黄腻，脉滑有力。证属脾失健运，痰浊中阻，上蒙清窍，经络受阻所致。治宜清热化痰、祛风止痛。方以温胆汤加白芷 10 g，栀子 10 g，蔓荆子 6 g，黄芩 10 g。服 1 剂后痛势大减，精神好转，纳增，已能入睡；服 2 剂尽，头目一清，疼痛完全消失，诸症状悉除。随访半年未见复发。

【验方来源】 李良英．温胆汤加味治疗血管神经性头痛42例［J］．实用中医内科杂志，1998，12（1）：41．

按：本方主治头痛为痰浊上泛，多因饮食不节，脾胃不和，健运失常，痰浊内生，痰热上扰清窍所致。

散风止痛汤

【药物组成】 川芎18 g，白芍12 g，羌活10 g，菊花10 g，赤芍10 g，柴胡10 g，天麻10 g，钩藤10 g，僵蚕10 g，甘草10 g。

加减：阳明经头痛者，加白芷；太阳经头痛者，加防风；少阳经头痛者，加蔓荆子；厥阴经头痛者，加藁本；失眠者，加夜交藤。

【适用病症】 血管神经性头痛。症见头痛以两颞部为重，呈跳痛，刺痛；伴口苦，烦躁，舌苔薄白，脉沉弦。证属风火痰瘀阻络者。

【用药方法】 每天1剂，水煎，分早、晚服。

【临床疗效】 本方治疗血管神经性头痛67例，痊愈（头痛及伴有症状消失）59例，无效（症状无改善或加重）8例。总有效率80%。

【病案举例】 王某，女，43岁。头痛反复发作5年，加重2个月就诊。诊见：头痛以两颞部为重，呈跳痛，刺痛；伴口苦，烦躁，舌苔薄白，脉沉弦。诊断为血管神经性头痛。证属少阳经头痛。遂投散风止痛汤。服3剂药后头痛减轻，效不更方，继服6剂而愈。随访2年未复发。

【验方来源】 刘昌，薄子波．自拟散风止痛汤治疗血管神经性头痛67例［J］．中医药研究，1995（4）：54．

按：作者认为血管神经性头痛的主要病机为风、火、痰、瘀，治疗当以疏风通络协调阴阳、平肝息风活血止痛为宜。方中川芎辛温香窜，有散风活血止痛之功；赤芍、白芍养阴平肝，缓急止痛、活血通络；柴胡轻清上升，调达肝气，理气止痛；羌活发散风寒，通络止痛；菊花清热散风与羌活配伍，一清热，一散寒，使寒热得平，阴阳协调；天麻平肝息风，缓急止痛；钩藤平肝疏风，化痰柔筋止痛；僵蚕搜风通络。诸药相配，则头风自愈。

芎 芷 丸

【药物组成】　川芎、白芷、细辛等量，冰片1/3量。

【适用病症】　血管神经性头痛。症见头部两侧隐隐作痛，午后则头痛加剧，如锥如刺；伴视物模糊，烦躁不安，睡眠差，时恶心欲呕，舌质暗红、苔薄白腻，脉弦数。证属血虚夹瘀者。

【用药方法】　研末装胶囊，每粒含药量0.2 g，每天服3次，每次2粒。2周为1个疗程。

【临床疗效】　本方治疗血管神经性头痛42例，痊愈（头痛及伴随症状如恶心、呕吐，全身不适、失眠、情绪激动等消失，半年内未见复发，复查经颅多普勒检查基本正常）16例，显效（头痛及伴随症状明显减轻，半年内发作次数少于50%以上，经颅多普勒复查较治疗前好转，随访半年病情稳定）15例，好转（头痛减轻，发作次数减少）8例，无效（经治疗病情无明显变化或加重）3例，总有效率92%。

【病案举例】　徐某，女性，38岁。右侧头痛5~6年，每于劳累或吹风后头痛加剧，经多方面检查，诊断为血管神经性头痛，曾用多种西药治疗未愈。近日因劳累加吹风后头痛又发作，上午觉头隐隐作痛，午后则头痛加剧，如锥如刺、筋脉突起，以右侧颞部为甚；伴右眼视物模糊，烦躁不安，睡眠差，时恶心欲呕，舌质暗红、苔薄白腻，脉弦数。无阳性体征。经颅多普勒检查提示：右侧颞动脉痉挛。证属血虚夹瘀。治拟祛风散寒、活血化瘀、疏通经络。给以芎芷丸，每天服3次，每次3粒。同时服下方：川芎、白芷、赤芍、当归、川牛膝、制半夏、陈皮各10 g，细辛、红花各5 g，生姜3 g。3剂。复诊：服上药后头痛顿减。继服前方5剂头痛基本止。为巩固疗效，继服芎芷丸1个月。随访年余，头痛未发作。

【验方来源】 赵静芳．芎芷丸治疗血管神经性头痛42例［J］．陕西中医，1997（3）：115．

按：芎芷丸有祛风散寒、活血化瘀、疏经通络之功效。方中川芎味辛苦性温，具有搜风、破血瘀、镇痛之功，是血中气药，走而不守，性善疏通，为治头痛之要药；佐以温通上达之白芷，使其辛窜走头，协助散邪止痛；细辛祛风止痛，外散风寒，内祛阴寒；冰片走窜通窍。故本方为治疗血管神经性头痛的有效方药。

芎 芪 汤

【药物组成】 川芎20～30 g，黄芪30～50 g，柴胡10 g，白芷12 g，钩藤20 g，细辛5 g，白芍20 g，蔓荆子18 g，僵蚕15 g，甘草5 g。

【适用病症】 血管神经性头痛。症见头痛反复发作，以颞部跳痛，胀痛或刺痛为主，有时头顶痛；伴恶心呕吐，面色苍白，神疲乏力，舌质淡或淡暗或紫暗，苔薄白，脉细弱或弦细。证属气虚血瘀者。

【用药方法】 每天1剂，水煎服。10天为1个疗程。

【临床疗效】 本方治疗血管神经性头痛187例，服药最短8天，最长60天，平均21天。显效82例，有效93例，无效12

例。总有效率96.3%。

【验方来源】　郭爱民．芎芪汤治疗血管神经性头痛187例临床观察［J］．泸州医学院学报，1994，17（2）：142.

按： 血管神经性头痛在临床上多因气候变化，情绪紧张，过度劳累而诱发。其主要病机是气滞血瘀，脉络不通，常伴气虚。故选用益气活血、化瘀止痛为根本治法。方中主药为川芎、黄芪，量大力猛，可活血行气，益气补虚，切合病机。

补阳还五汤

【药物组成】　黄芪30 g，桃仁9 g，当归12 g，川芎、地龙、红花各10 g。

加减：头痛甚者，加白芷、地鳖虫；恶心、呕吐较重者，加法半夏、生姜；失眠多梦者，加酸枣仁、柏子仁；兼寒邪者，加细辛、桂枝。

【适用病症】　血管神经性头痛。症见头痛日久不愈，一侧或两侧胀痛、刺痛或搏动性跳痛，疼痛较为剧烈，间歇发作；多伴有恶心，呕吐，头昏，失眠多梦，神疲乏力，舌淡红或黯红或白、有瘀点瘀斑，脉弦细或细涩。证属气虚血瘀者。

【用药方法】　每天1剂，水煎服。15天为1个疗程，可连用2个疗程。

【临床疗效】　本方治疗血管神经性头痛36例，其中服药最少8剂，最多32剂，平均20剂左右。治愈（自觉症状消失，随访半年头痛未再复发）27例，好转（自觉症状明显减轻，或自觉症状消失，遇诱因有轻微发作）7例，无效（自觉症状无明显改善或加重）2例。

【病案举例】　赵某，女，42岁。患左侧头痛4年，时痛时止，反复发作。本次头痛发作，痛势加重。诊见：头部左侧呈搏动性跳痛，时轻时重，甚则刺痛；伴头晕纳差，神疲乏力，舌体胖质黯，脉弦细而涩。诊断为血管神经性头痛。证属气虚血瘀，脉络受阻。治宜补气活血、通络止痛。方用补阳还五汤加白术12 g，白芷、地鳖虫各10 g。服10剂后头痛完全消失。后将上药研末，炼蜜为丸，每次服9 g，连用1个月以巩固疗效。随访半年未见复发。

【验方来源】 焦新彩. 补阳还五汤治疗血管神经性头痛36例［J］. 新中医，1997，29（4）：45.

按：补阳还五汤是清代王清任的名方，原为中风偏瘫属气虚血瘀证而设。作者则将此方引入治疗头痛，也是抓住了血管神经性头痛在临床表现为气虚血瘀这一病机，体现了异病同治的思想。

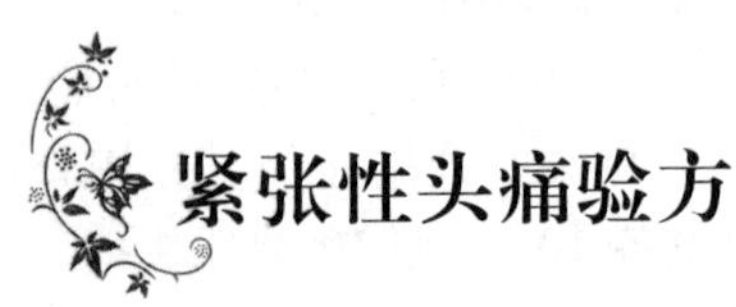

紧张性头痛验方

加味温胆汤

【药物组成】 陈皮、茯苓、枳实、竹茹、栀子、菊花、黄芩各 12 g，清半夏 9 g，天麻 10 g，钩藤 15 ~ 30 g。

加减：胸闷者，加瓜蒌 30 g；睡眠不宁多梦者，加炒枣仁 15 g，远志 9 g，夜交藤 15 g；热甚者，加黄连 6 g；头痛偏甚伴有血压偏高者，加龙骨、牡蛎各 30 g，石决明 12 g，夏枯草 12 g；伴有脑血管意外后遗症，语言蹇涩者，加菖蒲、远志各 9 g。

【适用病症】 紧张性头痛。症见头痛绵绵，头重如裹；伴失眠、记忆力减退，精神不能集中，心情烦躁，舌红、苔薄黄或黄腻，脉弦滑。证属痰热肝火，上扰清窍者。

【用药方法】 每天 1 剂，水煎，分早、晚服。10 天为 1 个疗程。

【临床疗效】 本方治疗头痛 120 例，治愈（治疗后症状消失，随访 1 个月无复发）86 例，显效（治疗后症状减轻，明显好转）34 例。总有效率 100%。痊愈时间最长 15 天，最短 7 天，一般服药 3 ~ 5 剂取效。

【病案举例】 某女，16 岁。因毕业考试，精神过度紧张，出现头痛头晕而就诊。诊见：睡眠多梦，心烦易躁，纳差呕恶，舌红、苔黄，脉弦滑。诊断为紧张性头痛。证属痰热、肝火为病。治以清热化痰、平肝潜阳、和胃降逆。方以加味温胆汤加炒酸枣仁 15 g，远志 9 g，夜交藤 12 g。服药 3 剂症状大减，继服 3 剂症状消失痊愈。随访 1 个月无复发。

【验方来源】 王佩茂. 加味温胆汤治疗精神原性头痛 120 例临床观察［J］. 河北中西医结合杂志，1999（6）：945.

按：本病的发生多由忧思、郁怒、悲哀等情志所伤，致脾运失常，聚湿生痰，痰郁化热；或肝失疏泄，肝郁化火，痰热肝火合而为病，上扰清窍所致。故方中茯苓、法半夏、陈皮、枳实、甘草燥湿化痰，理气和中；栀子、黄芩清肝泻火；竹茹清热化痰，除烦止呕；辅以天麻、钩藤、菊花镇肝潜阳。诸药相伍，共奏清热化痰、平肝潜阳之功。

加味逍遥散

【药物组成】 柴胡 12 g，白芍 12 g，当归 15 g，茯苓 30 g，白术 12 g，薄荷 10 g，紫苏叶 12 g，香附 12 g，白芷 12 g，川芎 15 g，茺蔚子 30 g，甘草 10 g。

加减：气虚甚者，加党参、黄芪；血瘀甚者，加丹参、红花；肝肾不足者，加女贞子、枸杞子；阴虚烦躁者，加黑豆、阿胶；肝阳上亢者，加代赭石、龙骨、牡蛎；风寒阻络者，加何首乌、熟附子；痰湿重者，加胆南星、石菖蒲；肝胆郁热者，加牡丹皮、栀子等。

【适用病症】 紧张性头痛。症见头痛，头昏，或头重如裹，绵绵不已；伴神疲乏力，失眠多梦，胸闷欲呕，舌质淡、苔白，脉细弦。证属血虚肝郁者。

【用药方法】 每天 1 剂，水煎，分早、晚服。10 天为 1 个疗程。

【临床疗效】 本方治疗头痛 56 例，痊愈（头痛消失，3 个月以上无复发）7 例，显效（头痛明显缓解，3 个月以内遇诱因复发，但症状较轻）26 例，好转（头痛减轻，或者发作间歇延长，发作持续时间缩短）19 例，无效（头痛未减轻，症状无缓解）4 例。总有效率 92.86%。

【病案举例】 叶某，女，33 岁。8 年前流产后出现头痛，至今已 8 年余。头痛逢月经期加重，常服止痛药。诊见：神疲乏力，失眠多梦，情绪易激动，经血期、量、色一般，血块不多，舌淡、苔薄白，脉细弦关尺弱。证属气阴不足，血虚肝郁，清窍失濡。治宜益气养阴、疏肝柔肝。处方：柴胡 12 g，白芍 12 g，当归 15 g，茯苓 30 g，白芷 12 g，香附 12 g，紫苏叶 12 g，川芎 15 g，茺蔚子 30 g，党参 20 g，黄芪 30 g，炒酸枣仁 30 g，女贞子 12 g，甘草 10 g。5 剂。复诊：头痛明显减轻，但仍梦多，上方中茯苓、炒酸枣仁增至 50 g，以益肝安神。继用 10 剂，诸症状悉平。随访 3 个月未见复发。

【验方来源】 王克琪. 加味逍遥散治疗头痛 56 例［J］. 实用中医内科杂志，1999（2）：27.

按：加味逍遥散中，以逍遥散养血、疏肝、健脾，使气血生化有源，气机条达舒畅；配伍香附、紫苏叶、白芷、川芎行气活血止痛，且紫苏叶、香附、白芷芳香走窜，上达通窍，可改善脑部血液循环；茺蔚子除有活血化瘀之效外，尚可解痉镇痛。诸药合用，共奏养血活血、理气解郁、通窍止痛的功效。

宣郁通脉汤

【药物组成】 防风 6 g，羌活 6 g，独活 6 g，藁本 6 g，川芎 6 g，郁金 6 g，黄芩 10 g，知母 15 g，白芍 10 g，龙骨、牡蛎各 30 g，川牛膝 15 g，甘草 6 g。

加减：肝阳偏盛者，加龙胆草 10 g，石决明 30 g；痰浊内盛者，加胆南星 6 g，清半夏 6 g，僵蚕 10 g；夜寐不安者，加五味子 10 g，炒酸枣仁 15 g；阴虚内热者，加生地黄 15 g，牡丹皮 10 g，山茱萸 10 g；血虚不足者，加当归 15 g，阿胶 10 g；气虚者，加黄芪 15 g，党参 15 g；血瘀者，加桃仁 10 g，红花 6 g，赤芍 10 g。

【适用病症】 紧张性头痛。症见头痛，头晕；伴周身走窜性疼痛，四肢麻木，口干，大便不调，舌暗淡、苔薄白，脉弦细。证属血脉郁滞者。

【用药方法】 每天 1 剂，水煎，分早、晚服。7 天为 1 个疗程。

【临床疗效】 本方治疗头痛 48 例，治愈（头痛消失，停药 3 个月无复发）27 例，有效（发作明显减少，头痛程度减轻）19 例，无效（服药 2 个疗程，病情无变化）2 例。总有效率 95.9%。

【病案举例】 陈某，女，50 岁。患者自诉反复发作性偏头痛 20 余年，近 10 年伴发高血压病，长期服用西药控制血压，病情尚平稳。诊见：左则头痛，头晕，伴周身走窜性疼痛，四肢麻木，口干，大便不调，舌暗淡、苔薄白，脉弦细，血压 20/13 kPa。予上述宣郁通脉汤加石决明、桃仁。服药 1 个疗程后，头痛消失，身痛亦明显减轻；继服 2 个疗程，诸症状均消失，血压 18/12 kPa。随访 3 个月未见复发。

【验方来源】 张晓阳. 宣郁通脉汤治疗头痛 48 例 [J]. 中国民间疗法，1998 (5)：52 – 53.

按：头痛的“血脉郁滞”，其“郁”有别于瘀之血液凝积状态，是血脉壅滞不畅的病理表现。因此治疗当以宣散郁滞、疏通经络为要。方中防风、羌活、独活、藁本等风药为君，取其既能发散风邪，又可宣散郁滞、疏通经脉，更能力达高巅，引药上行；川芎、郁金助诸风药散郁通经，行血中之气为臣药；佐以黄芩、知母、白芍、龙骨、牡蛎清内郁之热，平上旋之风，且可制风药辛温升散之性，使无太过之弊；再以川牛膝为使，引上郁之血下行，以归复平和；甘草调和诸药，使全方共达宣散郁滞、疏通经脉之功。另外，本方除对紧张性头痛有较好疗效外，其配伍也适合于高血压性头痛。

疏肝益气汤

【药物组成】　柴胡、当归、白芍、郁金、合欢花、白术各10 g，黄芪 15 g，党参 12 g，防风 6 g，甘草 5 g。

【适用病症】　紧张性头痛。反复头痛，呈重压感或紧箍感，每因情绪改变而发；伴头晕心烦，神疲乏力，注意力不集中，食欲不振，二便调，舌淡、苔薄白，脉细弦。证属肝郁脾虚者。

【用药方法】　每天 1 剂，水煎，分早、晚服。7 天为 1 个疗程，可连用 2 ~3 个疗程。

【临床疗效】　本方治疗紧张性头痛 86 例，其中服药 1 个疗程 13 例，2 个疗程 46 例，3 个疗程 27 例。痊愈（头痛及伴随症状消失，脑血流图恢复正常）56 例，好转（头痛及伴随症状明显减轻）25 例，无效（治疗后头痛及伴随症状无明显改善）5 例。总有效率 94% 。

【病案举例】　苏某，女，32 岁。头痛反复发作 3 年余，每因情绪改变时而发作，甚时头痛如箍难忍，时常头痛绵绵不休。曾服盐酸氟桂利嗪、尼莫地平、谷维素等效果不显。近因参加自考学习紧张，头痛又发，甚时需撞击头部方适。诊见：头晕心烦，神疲乏力，注意力不集中，食欲不振，二便调，舌淡苔薄白，脉细弦，血压 13. 3/8 kPa。脑血流图示：扩张型波形，波幅值 0. 30 ~0. 35 Ω。西医诊断为紧张性头痛。证属思虑过度，脾气不运，清阳不升，木为土侮，气机郁滞。治宜疏肝理脾、益气升阳。用疏肝益气汤原方7剂。复诊：诸症状明显好转，续进7剂，诸症状悉除。复查脑血流图正常。随访1年未复发。

【验方来源】 郭迎解．疏肝益气汤治疗紧张性头痛86例［J］．湖南中医杂志，1997（1）：29.

按：紧张性头痛多见于青壮年女性，是由于头部或颈部肌肉持久收缩、缺血、痉挛所引起，紧张、焦虑、烦躁时可诱发或加重，与祖国医学七情内伤之致病因素颇为吻合。情志不畅，每影响肝之疏泄，肝气郁滞，往往横逆犯脾；脾失健运，清阳不升，头目失养而发头痛。故本方中柴胡、当归、白芍、郁金、合欢花、防风疏肝解郁；“见肝之病，知肝传脾，故当先实其脾气”，则用白术、黄芪、党参健脾益气升阳。诸药合用，颇合肝郁脾虚之病机。

加味龙胆泻肝汤

【药物组成】 龙胆草15 g，黄芩10 g，栀子10 g，柴胡9 g，生地黄15 g，车前子10 g，泽泻12 g，当归10 g，木通10 g，磁石20 g，龙骨12 g，酸枣仁15 g，甘草3 g。

【适用病症】 紧张性头痛。症见头痛头晕，面红目赤，两胁胀痛，口苦咽干，舌红、苔薄黄，脉弦数。证属肝火上炎者。

【用药方法】 每天1剂，水煎2次，共取药液400 mL，分早、晚服。7剂为1个疗程。

【临床疗效】 本方治疗紧张性头痛26例，痊愈（头痛症状全部消失）23例，有效（头痛症状明显改善）1例，无效（头痛症状无明显改善）2例。总有效率92.31%。

【验方来源】 于万海，成晓棉．龙胆泻肝汤为主治疗肌收缩性头痛26例观察［J］．实用中西医结合杂志，1995（10）：620.

按： 紧张性头痛，又称肌收缩性头痛，多见于女性，情绪的改变是头痛发作的常见诱因。治疗原则上西医常以调节自主神经功能，改善血循环及止痛为主，疗效差，且副作用较大，患者不易接受。作者认为本病多属肝火，为情志不舒，气郁化火，火性上炎而头痛。本方中柴胡舒肝解郁；龙胆草、栀子、黄芩清泻肝火；车前子、泽泻、木通引火下行；磁石、龙骨平肝潜阳。当归、生地黄滋阴养血；酸枣仁养心安神；甘草调和诸药；诸药合用，舒肝解郁、清肝泻火，能收到较好的疗效。不过龙胆草过于苦寒，中病即止，或减少剂量，不宜长期大剂量服用。

加减半夏白术天麻汤

【药物组成】　法半夏、天麻、陈皮各 10 g，白术、蔓荆子各 15 g，茯苓 20 g，甘草 5 g，生姜 1 片，大枣 2 枚。

加减：头部有轻微麻木者，加石菖蒲、钩藤各 15 g；头痛重着、胸脘痞闷、恶心欲吐者，加瓜蒌皮 15 g，竹茹 9 g；头痛兼头晕、耳鸣、脉弦者，加钩藤 15 g，黄芩 10 g，柴胡 12 g；头痛而见面色少华、心悸不宁、脉细弱者，去法半夏，加当归 12 g，川芎 9 g，鸡血藤、夜交藤各 20 g。

【适用病症】　紧张性头痛。症见双侧或整个头部弥漫性压紧痛，胸脘痞闷，恶心呕吐，头晕耳鸣，舌淡、苔白腻，脉弦滑。证属痰浊上犯头痛者。

【用药方法】　每天 1 剂，水煎 2 次，分早、晚服。

【临床疗效】　本方治疗紧张性头痛 68 例，经服药 5 ~ 28 天（平均 12 天），治愈（头痛症状完全消失，随访 1 年未见复发）49 例，好转（头痛症状消失，但有复发）18 例，无效（头痛不缓解）1 例。

【验方来源】　赵玉刚. 半夏白术天麻汤加减治疗紧张性头

痛 68 例［J］．中医药学报，1999（3）：27.

按：紧张性头痛可按中医的内伤头痛辨证施治，病因与痰浊有关。痰浊中阻，上蒙清窍，经络阻塞，清阳不升，则见有头部弥漫性压紧痛。半夏白术天麻汤出自《医学心悟》，经加减后，方中法半夏、天麻燥湿化痰为君药；以白术健脾燥湿为臣药，与法半夏、天麻配伍，祛湿化痰之力益佳；佐以茯苓健脾渗湿，与白术相合，尤能治痰之本；陈皮理气化痰；蔓荆子清利头目；生姜、大枣调和脾胃；甘草和中为使。诸药合用，具有很好的化痰降浊功效。现代药理研究表明，本方有明显镇静和镇痛作用。

解郁滋阴汤

【药物组成】　百合 15 g，生地黄 12 g，玄参 12 g，当归 10 g，丹参 12 g，柴胡 10 g，僵蚕 10 g，牡蛎 12 g，川芎 15 g，蔓荆子 10 g，甘草 6 g。

加减：面赤口苦者，加黄芩、栀子；胸闷善太息者，加佛手、合欢花；腰酸耳鸣者，加女贞子、炒酸枣仁。

【适用病症】　紧张性头痛。症见头痛每因工作紧张、心情不畅疼痛加重，伴有头部沉重受压感，失眠胸闷，善太息，月经不调，或头昏耳鸣，腰酸健忘，舌质偏红、舌苔薄白或干，脉弦细或细弱或弦细数。证属肝郁化火，肝阳上亢者。

【用药方法】　每天 1 剂，水煎，分早、晚服。10 天为 1 个疗程。

【临床疗效】　本方治疗紧张性头痛 40 例，治愈（头痛消失，1 年内无复发）20 例，好转（头痛明显减轻，疗效巩固半年以上）12 例，有效（头痛减轻，3 个月未加重）7 例，无效（头痛无减轻或反加重）1 例。总有效率 97.5%。

【病案举例】　王某，女，36 岁。患者自诉两颞及枕部痛反复发作 1 年余，曾先后做脑血流图、颈椎拍片、CT、眼底检查均未见异常。诊断为紧张性头痛。近日由于工作紧张，心情不畅疼痛加重，伴有头部沉重受压感，失眠胸闷，血压正常，心电图正常，舌淡红、舌苔薄白，脉弦。证属肝郁气滞血虚，有化火之象。治宜平肝解郁养阴。投基本方加佛手 15 g，合欢花 10 g。服 3 剂后头痛减轻，原方稍作加减服半个月头痛痊愈。随访 1 年未复发。

【验方来源】　胡明. 中药治疗紧张性头痛 40 例［J］. 实用中医内科杂志，2000（1）：19.

按：部分患者紧张性头痛的病机为阴虚阳亢，气郁化火，上扰清窍，日久脉络瘀阻而成。方中百合、生地黄、玄参滋阴以制火；丹参、当归养血补肝；柴胡疏肝散郁；僵蚕、牡蛎平肝潜阳散结；蔓荆子清肝经风热以利头目；重用川芎活血行气，通络止痛；甘草调和诸药。

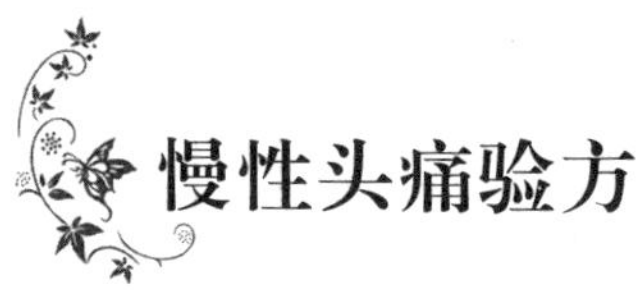

慢性头痛验方

复方石橄榄汤

【药物组成】　石橄榄（石仙桃）15 g，延胡索 9 g，防风 9 g，防己 9 g。

【适用病症】　慢性头痛，包括偏头痛、脑外伤后头痛、紧张性头痛、脑血管病引起的头痛等。症见头痛，或左或右，或全头痛，呈跳痛、刺痛、胀痛、昏痛、隐痛或头痛如裂；常伴有恶心，欲呕，心烦，失眠，或情绪急躁，舌红或舌紫暗、苔薄或少，脉弦细或细数。证属肝肾不足、肝阳上亢者。

【用药方法】　每天 1 剂，加水 360 mL 煎至 150 mL，分早、晚服。5 天为 1 个疗程。

【临床疗效】　本方治疗各类慢性头痛 298 例，治愈（头痛消失，随访 1 ~ 2 年无复发）148 例，好转（头痛有所减轻，发作次数减少）97 例，无效（头痛症状未改善）53 例。总有效率 82.6%。

【病案举例】　某男，21 岁。因施工时不慎从 7 米高处跌下，头部受伤 2 个月。近来头痛，头晕，心烦失眠，易怒，舌质红。诊断为脑震荡，属脑外伤后头痛。证属肝肾不足，瘀血阻络。治疗宜滋养肝肾、活血化瘀。方用复方石橄榄汤治疗。服 5 剂后痛止，无复发。

【验方来源】　廖良图. 复方石橄榄汤治疗头痛症 298 例报告 [J]. 福建中医药，1996（3）：15.

按：对慢性头痛表现为肝肾不足者，治宜滋养肝肾、息风潜阳、化瘀通络。复方石橄榄汤中的石橄榄具有滋养肝肾、息风止痛之效；延胡索活血祛瘀止痛；防己具有祛痰湿、镇疼痛之功；防风祛风止痛。若头痛未愈，本方的疗程可适当延长。

四味芍药汤

【药物组成】　石决明 30 g，丹参 15 g，白芍 30 g，炙甘草 15 g。

加减：肝阳上亢型，症见头痛目眩，心烦易怒，面红目赤，口苦咽干，舌红、苔薄黄，脉弦，加天麻 10 g，钩藤 15 g，生地黄 15 g，川芎 20 g，牛膝 10 g，栀子 10 g，牡丹皮 10 g；肝肾阴虚型，症见头痛眩晕，耳鸣，腰膝酸软，五心烦热，舌红，脉细无力，加熟地黄 20 g，川芎 20 g，玄参 15 g，何首乌 30 g，女贞子 20 g；气血虚弱型，症见头痛绵绵，面色淡白，心悸气短，体倦乏力，纳少便溏，舌淡，脉弱无力，加川芎 20 g，熟地黄 15 g，当归 20 g，黄芪 20 g，党参 15 g，白术 10 g；气滞血瘀型，症见头痛经久不愈，痛有定处，痛如针刺，或头部有外伤史，舌质紫暗，脉细涩，加桃仁 10 g，红花 6 g，川芎 30 g，全蝎 3 g（研末冲服），赤勺 10 g，郁金 10 g；痰扰清窍型，症见头痛昏朦，胸脘满闷，咳吐黄痰，口苦，苔黄腻，脉滑数，加川芎 20 g，黄芩 10 g，竹茹 10 g，法半夏 10 g，枳实 10 g。

【适用病症】　慢性头痛，包括偏头痛、紧张性头痛、外伤后头痛等。经适当加减，可用于肝阳上亢、肝肾阴虚、气血虚弱、气滞血瘀及痰扰清窍多种证型。

【用药方法】　每天 1 剂，水煎，分早、晚服。10 天为 1 个疗程。

【临床疗效】　本方治疗头痛 133 例，痊愈（服药后痛止，随访1年以上未见复发）63例，显效（服药后痛止，随访半年以上则有复发）38例，好转（服药痛止，停药复发）24例，无效（服药后疼痛无变化）8例。总有效率94%。

【验方来源】 樊中瑜．四味芍药汤治疗多种头痛133例临床观察［J］．实用中医药杂志，1994（2）：13.

按：本方是从《伤寒论》的芍药甘草汤加石决明、丹参组成。原方是芍药甘草汤各4两，按1:1的比例。方中白芍酸苦微寒，养血和营，擅解拘急；炙甘草甘温，补中缓急。二药合用酸甘化阴，功能缓急止痛。本方则将原方的1:1的比例改为2:1，加强了养血和营，缓中止痛的作用；更配以丹参活血化瘀，石决明平肝潜阳，清肝明目，对头痛有较好的治疗作用。

芎芷二陈汤

【药物组成】 川芎、白芷、升麻、麻黄各9 g，姜半夏、天麻、荆芥各10 g，陈皮、茯苓各12 g，甘草6 g，蜈蚣2条。

加减：肝郁气滞者，去升麻，加代赭石30 g，牛膝10 g，全瓜蒌15 g；瘀血重者，加桃仁、红花、丹参；风寒重者，加生姜、紫苏叶；眩晕者，加菊花、枸杞子、旱莲草、女贞子。

【适用病症】 慢性头痛，包括血管性头痛、神经性头痛、外伤后头痛等。症见头痛，呈胀痛、跳痛、昏痛，伴或不伴恶心呕吐，舌质淡或暗或紫暗，脉弦细或弦涩或弦滑。证属外感所致痰湿内停、寒邪凝滞、气滞血瘀等所引起的头痛。

【用药方法】 每天1剂，水煎，分早、晚服。

【临床疗效】 本方治疗慢性头痛60例，痊愈43例，有复发12例，近期有效5例。一般服药6剂见效，12～18剂痊愈。其中服药最少者2剂，最多者24剂（复发后继服），平均12剂。

【病案举例】 赵某，女，62岁。头痛呕吐1个月，1个月前曾患感冒，经治疗感冒痊愈，唯头痛不减。诊见：全头除头顶外，其余部位均痛势如劈，呈阵发性，平素易怒，纳差，眠差多梦，二便可，舌质暗淡、苔薄黄，脉弦滑。诊断为慢性头痛，证属表邪未尽，痰阻经络，肝郁气滞。治宜祛风解表、除湿化痰、疏肝解郁。以原方去麻黄，加香薷 9 g，焦三仙各 12 g，代赭石 30 g（先煎）。服 4 剂后头痛大减，呕吐止；守原方继用 6 剂，头痛痊愈。4 个月后随访未复发。

【验方来源】 李德新，王巧云，高庆国. 芎芷二陈汤加味治疗头痛 60 例临床报道 [J]. 北京中医杂志，1985（6）：33.

按：《丹溪活套》曾云："凡治头风，必以二陈加川芎白芷为主。"作者受此启发，以二陈汤加川芎、白芷为主，并入麻黄、荆芥、天麻、蜈蚣、升麻、甘草等药，组成表里双解剂。方中二陈汤除湿化痰；川芎能调和气血，活血化瘀；麻黄、白芷、荆芥祛风解表；天麻、蜈蚣走窜性强，祛风活络；升麻引诸药上行，直达病所；甘草调和诸药。全方共奏祛风解表、除湿化痰、疏通经络之效。患者服药后，每见绵绵汗出，表邪外解，痰湿瘀血由此而消，经络得以通畅，头痛自愈。

加味桃红四物汤

【药物组成】 川芎 15 g，红花 6 g，桃仁、当归、白芍、熟地黄、羌活、白芷、僵蚕各 10 g。

加减：风寒型，加防风、细辛、桂枝；风热型，加黄芩、石膏、菊花、牡丹皮；瘀血型，加大川芎剂量为 25 g，加丹参；痰湿型，去熟地黄，加陈皮、法半夏、茯苓、白术；肝肾阴虚型，加菟丝子、五味子、炙龟板、钩藤。

【适用病症】 慢性头痛。症见头痛经久不愈，痛处固定不移、拒按，每于情绪波动及脑力劳动后发作，发作时开始为轻度钝痛，继则逐渐加剧，呈刺痛；伴恶心，呕吐，舌暗有瘀斑，脉弦涩。证属瘀血头痛者。

【用药方法】 每天1剂，水煎服。15天为1个疗程，治疗1~2个疗程。

【临床疗效】 本方治疗慢性头痛39例，痊愈（头痛症状完全消失，能全日工作，脑血流图、脑电图复常，随访1年无复发）28例，显效（头痛明显减轻，能坚持工作）7例，好转（头痛减轻，发作次数减少，服药期间能坚持工作，脑血流图明显改善）4例。总有效率100%。

【病案举例】 患者，男，51岁。自述左侧头痛10多年，经久不愈，痛处固定不移、拒按，每于情绪波动及脑力劳动后发作。发作时开始为轻度钝痛，继则逐渐加剧，呈刺痛，难以忍受；伴恶心，呕吐。每次发作1~3天不等。服地西泮或去痛片后，疼痛稍微减轻。发病前脑部曾有轻微外伤史。诊见：舌暗有瘀斑，脉弦涩。血压、心电图、血脂、眼底检查均无异常，X线颈椎摄片示颈椎各椎体无异常，头颅CT扫描未见颅内器质性病变，脑血流图示双侧波幅不对称。诊断为慢性头痛。证属瘀血头痛。治宜活血化瘀、通络止痛。方用加味桃红四物汤增味：川芎15 g，红花、桃仁、当归、赤芍、熟地黄、僵蚕、羌活、白芷、桔梗各10 g，柴胡5 g，甘草5 g，丹参15 g。服上方6剂后，头痛明显减轻，其他症状基本消失；又服6剂，头痛完全消失；后又按原方加减，隔天1剂，服2个疗程，以固疗效。随访2年，工作生活均正常，未见复发。

【验方来源】 王佩瑚. 加味桃红四物汤治疗慢性头痛[J]. 实用医学杂志，1995（10）：591－592.

按：本方祛风而不伤阴，活血而不破血，对血管性头痛及紧张性头痛等慢性头痛均有效。对混合性头痛，在基本方中加大白芍的剂量达30 g，往往可以取得较好的疗效。

养血搜风和络汤

【药物组成】　当归 10 g，玉竹 10 g，僵蚕 10 g，全蝎 3 g，桃仁 10 g，蔓荆子 15 g，白芷 6 g，川芎 10 g。

【适用病症】　慢性头痛，包括血管性头痛、紧张性头痛等。证属血虚风邪久稽，清空脉络不和者。

【用药方法】　每天 1 剂，水煎分早、晚服。14 天为 1 个疗程。

【临床疗效】　本方治疗慢性头痛 84 例，治愈（头痛症状消失，经随访 3 个月无复发，经颅多普勒检查有改善）36 例，好转（头痛明显减轻，发作次数明显减少）46 例，无效（头痛症状无改善）2 例。总有效率 97.62%。

【病案举例】　刘某，女，48 岁。慢性头痛 10 余年，经常发作，发作时服去痛片、百服宁等可暂时止痛。此次因工作繁忙头痛又发作 3 天，呈持续性，时轻时重，甚时伴呕吐，无高血压病史，二便如常。曾去医院检查，经颅多普勒提示大脑中动脉近端血管痉挛表现，远端流速快。诊断为血管性头痛。3 天来服酚咖片 4 片，头痛可暂缓而不止。诊见：苔薄白，脉细弦。此乃血虚风邪久稽，清空脉络不和。治拟养血搜风和络法。处方：当归 10 g，僵蚕 10 g，全蝎 3 g，川芎 10 g，白芷 6 g，桃仁 10 g，蔓荆子 15 g，法半夏 15 g。服上方 14 剂头痛消失，夜寐转佳；续以上方去半夏，加玉竹 10 g，再服 7 剂。复查颅多普勒，大脑中动脉远端血流速正常。半年后因它疾来诊，诉头痛未再复发。

【验方来源】　杨永年. 养血搜风和络法治疗慢性头痛 84 例 [J]. 南京中医药大学学报，1998 (2)：106.

按：风邪外侵，日久不去，病久则血脉不畅。这是慢性头痛的重要病因。故立养血搜风和络为法。方中当归、玉竹滋阴养血，桃仁、川芎活血和络，僵蚕、全蝎虫类搜风逐邪，佐以蔓荆子、白芷祛风定痛。诸药合用，疗效良好。

荆防钩藤汤

【药物组成】　荆芥 12 g，防风 12 g，钩藤 20 g，川芎 30 g，当归 10 g，羌活 10 g，全蝎 3 g（冲），米壳 6 g，蔓荆子 10 g，甘草 6 g。

加减：血管性头痛者，去羌活，重用川芎，加桃红、赤芍；阴虚火旺者，酌加生地黄；鼻炎而致的头痛者，加苍耳子 10 g，辛夷 15 g；流黄涕者，加黄芩；神经性头痛伴失眠者，加炒酸枣仁 30 g，夜交藤 30 g；偏于肝火旺者，加龙胆草、栀子、柴胡、黄芩。

【适用病症】　慢性头痛，包括血管性头痛、神经性头痛等。症见头痛经久不愈，或阵发，或持续疼痛；伴怕风恶寒，舌淡苔白，脉弦紧。证属风寒湿邪阻络，气血不通者。

【用药方法】　每天 1 剂，水煎服。7 天为 1 个疗程，可连续服用。

【临床疗效】　本方治疗慢性头痛 100 例，结果治愈 90 例，有效 9 例，无效 1 例。总有效率达 99%。

【病案举例】　王某，女，36 岁。患者头痛呈阵发性发作 5 年余，加重 10 天。常年头痛，时轻时重，重则势如锥刺，不敢睁眼，经地区医院诊断为血管性头痛，服用麦角胺咖啡因等药，疼痛可缓解一时，不能根治，故求中医治疗。证属中医风寒湿之邪，阻滞经络。治宜祛风散寒胜湿，辅以活血止痛。投上方加赤芍 15 g，桃仁、红花各 10 g，丹参 30 g。3 剂。复诊：服药后头痛减轻；继服 3 剂而痊愈。5 年未复发。

【验方来源】　呼义娟，李悦芳. 荆防钩藤汤治疗头痛 100

例［J］．山东中医杂志，1994（12）：544.

按：本方可用于多种头痛，主要用于风寒湿邪阻络，气血不通之头痛。方中荆芥、防风既能祛风胜湿，又能辛散通络止痛，且防风为治风通用之品，微温而不燥，甘缓而不峻，药力缓和，有“风药中之润剂”之称；钩藤息风止痉；川芎行血中之气，祛血中之风，上行头目之巅顶而通络；米壳能镇静止痛解痉；蔓荆子能散头面之邪，又能载药上行而止痛；当归补血活血；羌活祛风除湿；全蝎搜风止痉，通络止痛；甘草调和诸药，缓和药性。诸药相合，既能祛风散寒胜湿，又能活血解痉、通络止痛。

头痛宁汤

【药物组成】　钩藤、白芍各 30 g，天麻 10 g，川芎、当归、延胡索各 15 g。

加减：血管性头痛者，上方加夏枯草、赤芍各 15 g（即头痛宁Ⅰ号）；头部神经痛者，上方加细辛、全蝎各 3 g（研末另吞）（即头痛宁Ⅱ号）；若偏热者，上方加夏枯草 15 g；若偏寒者，上方加吴茱萸 10 g；紧张性头痛者，上方加葛根 15 g（即头痛宁Ⅲ号）；外伤后头痛者，上方加赤芍 15 g，没药 12 g（即头痛宁Ⅳ号）。

【适用病症】　慢性头痛，包括血管性头痛、头部神经痛、紧张性头痛、外伤后头痛等。症见头痛以跳痛为主，伴口干口苦，性急易怒，大便干秘，舌质红、苔薄黄，脉小弦。证属肝阳上亢，阴血不足者。

【用药方法】　每天 1 剂，水煎，分早、晚服。7 天为 1 个疗程，可连用 1～2 个疗程。由于本方具有较强的活血化瘀作用，故妇女在孕期及经期要慎用。

【临床疗效】　本方治疗慢性头痛 130 例，完全控制（头痛症状消失超过治疗前最长时间10倍以上，期间头痛不再发作）30例，显效（头痛程度减轻及疼痛时间缩短在75%以上）66例，好转（头痛程度减轻及疼痛时间缩短在50%～75%）20例，无效8例。总有效率93.85%。130例患者在服药过程中未发现任何毒副作用。

【病案举例】 米某，男，40岁。患者头痛1年余，每月有数次发作，特别在劳累少寐之后易发作。头痛以两侧颞部跳痛为主，伴口干口苦，性急易怒，大便干秘，苔薄黄，脉小弦。脑电图及脑血流图检查均正常。诊断为血管性头痛。证属肝风上扰。治宜平肝息风通络。方以头痛宁Ⅰ号6剂。复诊：诉服药后头痛明显有减，大便得通。又服上方7剂。头痛已止，诸症状皆除。为巩固疗效，患者自用原方继服5剂。2年后随访，病未发作。

【验方来源】 刘红云. 头痛宁治疗慢性头痛130例［J］. 四川中医，1996（3）：34.

按：本方为作者根据慢性头痛的西医分类，而确立的“头痛宁”Ⅰ～Ⅳ号系列方剂。Ⅰ号方主治血管性头痛，Ⅱ号方主治头部神经痛，Ⅲ号方主治紧张性头痛，Ⅳ号方主治外伤后头痛。四方简明易懂，但须注意中医辨证，不能生搬硬套。

加味阳和汤

【药物组成】 鹿角胶（烊化）、全蝎各10 g，熟地黄30 g，肉桂（后下）、白芥子、炙甘草各6 g，麻黄1.5 g，炮姜3 g，炙黄芪15 g，川芎20 g。

加减：阳虚寒甚者，加炮附子9 g；前额痛者，加白芷9 g；两侧头痛者，加柴胡6 g；巅顶痛者，加藁本9 g；后头痛者，加羌活6 g。

【适用病症】 慢性头痛，包括神经性头痛、血管性头痛。

症见面色苍白，巅顶部头痛，痛势剧烈，喜温喜按；伴畏寒肢冷，小便清长，舌质淡、苔白腻，脉沉迟。证属阳气亏虚，风邪侵袭，上扰清窍者。

【用药方法】　每天1剂，水煎2次，分早、晚服。5天为1个疗程，可服药2~3个疗程。

【临床疗效】　本方治疗慢性头痛50例，痊愈（头痛及其他症状、体征消失，随访6个月无复发）36例，显效（头痛及其他症状基本消失，偶有头痛）11例，无效（服药后症状、体征无明显变化）3例。总有效率94%。

【病案举例】　赵某，女，54岁。巅顶部头痛5年，加重10天。患者5年前因汗出受冷风而致巅顶部头痛，痛势剧烈。在某医院就诊，经脑电图检测未见异常，诊断为神经性头痛。给予盐酸氟桂利嗪、谷维素等药治疗，症状无改善。诊见：面色苍白，巅顶部头痛，痛势剧烈，不断呻吟，喜温喜按；畏寒肢冷，小便清长，舌质淡、苔白腻，脉沉迟。证属阳气亏虚，风邪侵袭，上扰清窍。治宜温阳益气、祛风通络止痛。用加味阳和汤加藁本9 g。服药3剂，头痛明显减轻，畏寒肢冷消失；继服5剂，诸症状消失。随访半年未见复发。

【验方来源】　翟瑞庆，姜丽霞，李朝霞．阳和汤加味治疗阳虚头痛50例［J］．四川中医，1999（11）：31.

按：“头为清阳之府”。若阳气亏损，清阳不升，脑髓失养；阳气亏虚，寒自内生，寒凝血滞；或阳气亏损，风邪外袭，上扰清窍等均可致头痛。阳和汤出自《外科证治全生集》，原治阴疽，有温阳补血、散寒通滞之功效。作者在原方基础上加入黄芪、川芎、全蝎，诸药配伍，具有温阳补血、散寒通滞、通络止痛之功效。该方不仅有明显的止头痛功效，还可改善阳虚症状，确为治疗阳虚头痛之良方。

地珠芎芷汤

【药物组成】　头顶一颗珠 15 g，川芎 12 g，白芷 10 g。

加减：年龄较小者，药量酌减；兼外感（风寒、风热、风湿）者，加荆芥、防风、薄荷、蝉蜕、苍术等；肝阳上亢者，加钩藤、牡蛎、石决明等；肾虚者，加杜仲、枸杞子、菟丝子等；气血亏虚者，加黄芪、当归、黄精等；有血瘀者，加玄胡索、郁金、桃仁、红花等；兼肝郁气滞者，加佛手、柴胡等。

【适用病症】　慢性头痛，包括脑外伤后头痛、血管性头痛、紧张性头痛等各种头痛。症见头痛伴头昏，耳鸣，心胸郁闷，舌暗淡，苔薄白，脉弦细。证属气滞血瘀者。

【用药方法】　每2天1剂，水煎2次，分3~4次服。若兼外感，或重症初诊者每天1剂。

【临床疗效】　本方治疗慢性头痛 87 例，痊愈（自觉头痛消失，随访3个月以上未复发）71 例；自觉头痛基本消失，3 个月内偶有发作 11 例；有效（自觉头痛明显减轻，发作次数明显减少）4 例，无效（治疗后头痛症状不减或加重）1 例。总有效率 98.8%。

【病案举例】　李某，男，15 岁。12 岁时夜间行走不慎从高处跌下，头部着地，当时有短暂昏迷，清醒后有头痛恶心等症状，在某县级医院诊断为脑震荡。经治疗诸症状基本消失，唯头痛头昏尚存。经多种中西药治疗，疗效欠佳。近来功课紧张，身心压力较大至头痛加重。诊见：伴头昏，耳鸣，心胸郁闷，舌暗淡、苔薄白，脉弦细。诊断为头痛（脑震荡后遗症）。治以补肾活血、理气止痛。以地珠芎芷汤加杜仲、酸枣皮各 12 g，当归、郁金、佛手、菖蒲各 10 g，桃仁、红花各 8 g。服 3 剂，药后，头痛减轻；效不更方，继用 10 剂，诸症状消失。随访 1 年未复发。

【验方来源】　许沛虎，赵敬华. 地珠芎芷汤治疗头痛87例［J］. 湖北中医杂志，1995（2）：25.

按：方中头顶一颗珠，别名地珠，为百合科延龄草 *Trillium tschonoskii* Maxim 的干燥根茎，性味甘平，有镇静安神、活血止血止痛之功效，在民间广泛用于治疗头痛、眩晕等症；川芎有活血行气、祛风止痛之功，为治头痛之要药；白芷能祛风止痛。三药合用有理气活血、祛风止痛的作用。本方用于治疗各种慢性头痛，尤其对脑震荡后遗症的头痛，用之甚效。

立　愈　汤

【药物组成】　土茯苓30 g，何首乌9 g，防风6 g，天麻6 g，当归6 g。

加减：太阳经头痛者，加羌活、麻黄、葛根；少阳经头痛者，加川芎、柴胡、酒黄芩；阳明经头痛者，加白芷、升麻、葛根；厥阴经头痛者，加吴茱萸、肉桂、细辛；风寒夹湿、头痛剧烈者，加羌活；外感风寒，前额头痛者，加白芷；头巅痛剧烈者，加藁本、羌活；后枕痛剧者，加羌活、细辛；风热头痛见目赤者，加蔓荆子、菊花；兼见头晕目眩者，加蔓荆子、刺蒺藜；风热头痛，其风甚者，加蝉蜕、薄荷；风湿头痛者，加羌活、苍术；肝阳头痛者，加龙胆草、栀子；气郁头痛者，加香附、乌药；痰浊头痛者，加法半夏、胆南星；寒厥头痛者，加制川乌、细辛；瘀血头痛者，加川芎、红花；血虚头痛者，加川芎、熟地黄；气虚头痛者，加人参、黄芪；阴虚头痛者，加生地黄、白芍；阳虚头痛者，加熟附子、肉桂。

【适用病症】　慢性头痛。症见头痛反复发作，发则痛甚，常裹头，痛时欲呕欲卧；伴纳差，记忆力差，少寐多梦，心烦易怒，舌质淡暗、苔薄白腻，脉弦或滑。证属风瘀阻遏清阳者。

【用药方法】　每天 1 剂，水煎，分早、晚温服。7 天为 1 个疗程。

【临床疗效】　本方治疗慢性头痛 165 例，痊愈（全部症状消失）24 例，显效（症状明显减轻）54 例，好转（症状减轻）34 例，无效 3 例（自觉症状无改变）。总有效率 98%。

【病案举例】　程某，女性，58 岁，已婚。患双侧太阳穴疼痛反复发作 10 余年，每当情绪波动而症状加剧，痛处有跳动感；伴头晕，耳鸣，恶心，喜冷饮，口苦，便秘，小便黄，舌红、苔薄黄，脉弦数。诊断为慢性头痛（血管神经性头痛）。证属肝郁化热，气滞血瘀。治宜清肝泻火、活血通络。投立愈汤加味：土茯苓 30 g，防风 6 g，当归 6 g，何首乌 9 g，天麻 6 g，龙胆草 6 g，栀子 12 g，桃仁 20 g，地龙 15 g，薄荷 5 g。服药 3 剂，头痛减轻，大便通畅；守原方减桃仁量为 10 g。服 20 余剂，病愈。随访至今未复发。

【验方来源】　林光启. 立愈汤治疗头痛 165 例［J］. 福建中医药，1992，23（6）：20.

按：立愈汤中，土茯苓甘淡平，有祛湿热利筋骨之功；何首乌补肝肾、益精血；配当归补血活血止痛；天麻平肝息风止痉；防风祛疏风胜湿，解风痹挛痛。本方药味虽少，但作者对加减可谓详尽。

辛芷六味汤

【药物组成】　细辛 2 g，白芷 5 g，牡丹皮 9 g，山药 15 g，茯苓 15 g，山茱萸 9 g，泽泻 9 g，熟地黄 24 g，怀牛膝 9 g，珍珠母 24 g（先煎）。

加减：晕甚者，加天麻、钩藤、蝉蜕；大便秘结者，加紫草；寐差者，加柏子仁、龙骨、牡蛎。

【适用病症】 慢性头痛。症见头痛缠绵难愈，病程长，多呈隐痛，空痛，胀痛；伴有头晕，头重，目眩，耳鸣，恶心呕吐，心悸失眠，舌质偏红、苔薄黄，脉弦细或弦数。证属肝肾阴虚，髓海空虚者。

【用药方法】 每天1剂，水煎，分早、晚温服。

【临床疗效】 本方治疗慢性头痛40例，疗程最短14天，最长36天，平均26天。治愈32例，好转8例。总有效率100%。

【病案举例】 叶某，男，54岁。患左侧头痛32年，时发时愈，每于工作疲劳时发作。痛剧时伴有两手搐搦，曾于2年前因头痛剧烈昏倒1次，约5 min后苏醒。诊见：头痛发作频繁，伴有眩晕，头重脚轻感，寐差，大便不爽，口干喜饮，脉沉弦，舌红、苔薄白偏燥。诊断为慢性头痛。证属肝肾阴虚，虚阳上亢。治宜滋补肝肾、重镇潜阳。处方：细辛2 g，白芷5 g，生地黄、熟地黄各12 g，牡丹皮9 g，山药15 g，茯苓15 g，泽泻9 g，山茱萸9 g，珍珠母24 g（先煎），钩藤9 g，怀牛膝9 g。连服5剂后，头痛眩晕明显减轻，神清寐佳，药已中病；照原方再进10剂后，头痛眩晕皆除，未见复发。

【验方来源】 任尔济. 辛芷六味汤治疗慢性头痛40例[J]. 福建中医药，1994，25（3）：22.

按：细辛、白芷为大辛发散之品，对于肝肾阴虚证候而言，一般情况下并不相宜，但方中六味地黄汤滋补肝肾，足以制其辛散之性，同时对脾胃吸收更有好处。

四虫汤

【药物组成】 全蝎5 g，蜈蚣3条，水蛭1.5 g（研末吞服），地鳖虫、川芎各 12 g，葛根、白芍各 15 g，甘草 6 g。

加减：胁痛口苦、烦怒目眩者，加天麻、栀子、龙齿；肢困身重者，加羌活、藁本；腰酸乏力者，加熟地黄、山茱萸；心悸、神疲者，加当归、生地黄、大枣；胸闷泛恶者，加法半夏、白术；刺痛、舌紫暗者，加红花、菖蒲；肢倦乏力、舌淡面白者，加黄芪、当归。

【适用病症】　慢性头痛，包括血管神经性头痛、药物性头痛、丛集性头痛、脑供血不足、脑震荡后遗症等。症见头痛，病程长，缠绵难愈，多呈隐痛，空痛，胀痛；伴有头晕，目眩，耳鸣，心悸失眠，肢倦乏力，舌质淡暗或紫暗，脉弦细或弦涩。证属血瘀阻络，清窍失养者。

【用药方法】　每天 1 剂，水煎，分早、晚服。7 天为 1 个疗程。

【临床疗效】　本方治疗慢性头痛 100 例，治愈（头痛消失，半年内不复发）87 例，显效（头痛消失，发作明显减少，即使发作也能坚持工作）7 例，好转（头痛减轻，症状缓解）4 例，无效（头痛不减）2 例。总有效率 98%。

【病案举例】　沈某某，女，55 岁。反复头痛 8 年，发作加重 2 个月。头额颞部痛，时轻时重，时发时止，抑郁过度或劳累易发，或掣痛、跳痛，或胀痛、隐痛；伴心烦易怒，面赤目眩，夜寐不宁，舌质暗红，脉弦涩。诊断为慢性头痛。证属瘀阻脑络，肝阳上亢。治宜化瘀剔风、平肝潜阳。处方：全蝎 6 g，焙蜈蚣 3 条，炙地鳖虫 12 g，水蛭 1.5 g（研末吞服），川芎 12 g，葛根 15 g，白芍 15 g，夜交藤 20 g，天麻 10 g，甘草 6 g，石决明 30 g（打碎先煎），生地黄 15 g。7 剂。服完药后头痛发作明显减少、减轻，予上方加减治疗月余而痊愈。随访 1 年未复发。

【验方来源】　钱斌．四虫汤治疗慢性头痛 100 例［J］．江苏中医，1994，15（9）：5.

按： 现代医学认为，头痛发作与各种原因引起的颅内血管舒缩功能紊乱相关，而慢性头痛多伴有脑血液流变学的改变。因此活血化瘀、搜剔血中之风为本病的治法。方中四虫均入肝经，全蝎、蜈蚣性辛温，有息风止痉、通络止痛之效，水蛭、地鳖虫性寒，能破血逐瘀；川芎行血中之气；葛根、甘草、白芍属甘柔之品，能育阴潜阳、解痉止痛，并解虫类药之毒。故本方在临床能收到较好的疗效。

活血止痛方

【药物组成】　川芎、郁金、牛膝、丹参各 15 g，赤芍、泽兰、蔓荆子、防风、桔梗、当归各 12 g，蜈蚣 2 条。

加减：兼气虚头痛隐隐，遇劳即发者，加党参、黄芪；兼血虚眩晕心悸者，加何首乌、夜交藤；兼肝阳上亢，烦躁易怒、口干口苦者，加天麻、菊花、夏枯草；兼肝肾阴虚，腰酸耳鸣者，加枸杞子、女贞子、山茱萸；兼痰湿胸闷欲呕者，加法半夏、茯苓、石菖蒲。

【适用病症】　慢性头痛，包括血管神经性头痛、脑动脉硬化症、偏头痛、高血压性头痛、神经衰弱性头痛、外伤性头痛、三叉神经痛、枕神经性痛等。症见以头痛为主症，痛有定处，或昏或胀，甚则痛如锥刺，每遇劳累或受寒，或情绪波动时发作或加剧，女性多有经期头痛发作或加重，伴有经色黯，量少有瘀块，舌质红或暗红或有瘀点、瘀斑，脉弦或细涩、沉迟，属中医瘀血阻滞脑窍者。

【用药方法】　每天 1 剂，水煎 2 次，分早、晚服。15 天为 1 个疗程，可连服 2 ~ 3 个疗程。

【临床疗效】　本方治疗慢性头痛 205 例，痊愈（头痛及伴随症状消失，随访半年未见复发）69 例，显效（头痛明显减轻，发作次数明显减少，随访半年，病情稳定）74 例，有效（头痛有所减轻，发作次数减少）38 例，无效（头痛未减或加重）24 例。总有效率 88.3%。

【病案举例】 张某，女，38 岁。自诉头痛反复发作 10 年，疼痛以前额为主，每遇经期头痛加剧。伴有烦躁，欲呕。曾先后服过多种西药和平肝息风、滋养肝肾、补气养血等中药，皆无显效。近 1 年来头痛发作较频。诊见：左颞如锥刺样剧痛，苦状难言，痛时不欲饮食；二便如常，舌红、苔薄黄，脉弦细。诊断为血管神经性头痛。根据患者有 10 多年头痛病史的“久病必瘀”之理论，当证属于瘀血阻滞。选用活血止痛方加葛根 15 g，三七末（冲服）3 g。5 剂。二诊：自诉头痛减半，效不更方，再进 7 剂。三诊：诸症状基本消失。以上方去蜈蚣、葛根、三七，加何首乌、夜交藤、香附，调理 1 个月，10 年沉疴，即告痊愈。随访半年，未见头痛发作。

【验方来源】 高庆通. 活血止痛方治慢性头痛 205 例临床观察［J］. 新中医，1995，6：19.

按：慢性头痛是一类以头痛为主的疾病，起病缓慢，反复发作，病程较长，日久而产生“久病入络”“久病必瘀”的病理改变。治疗上可遵循“血实者，宜决之；气虚者，宜掣引之”的观点，采用活血化瘀为主，使瘀去生新，血脉畅通，气血运行流利，通则不痛。故方中以川芎为主药，配以当归、丹参、郁金、赤芍等活血养血，又能行气；蜈蚣善于搜风剔络，为定痛之佳品；牛膝破瘀血而通经络，引瘀血下行，桔梗为舟楫之剂，载药上行，二者一升一降，可达到通上达下，气血通达，调和升降之功。全方祛瘀与行气相伍，养血与活血并用，活血与祛风相兼，攻而不伤正，补而不滋腻，疏通经络，药证相符，其病可愈。

舒郁止痛方

【药物组成】　川芎 30 g，白芍 15 g，白芥子 6 g，白芷 2.5 g，天麻 9 g，柴胡 3 g，郁李仁 3 g，香附 3 g，甘草 3 g。

加减：头痛剧烈灼热者，加金银花、牡丹皮、蒲公英、紫花地丁以加强清热解毒之力；瘀血明显者，加桃仁、红花、丹参以加强活血通络之功；失眠者，加珍珠母；头晕脉弦者，加天麻、钩藤；腹泻者，加薏苡仁。

【适用病症】　慢性头痛，包括血管性头痛、紧张性头痛等。症见头痛反复发作，发作间期无症状，头痛偏于一侧，痛前或有先兆，痛时伴有恶心，呕吐或腹痛；或发作在月经前后，疼痛呈搏动性，睡眠时头痛止；也可由焦虑或忧郁伴精神紧张而致头痛，阅读、学习、精力过于集中等可使头痛加重；或表现为头痛部位不固定，头痛有紧缩感，与情绪、睡眠、过度劳累有关；舌质淡暗，脉弦细。证属肝郁气滞者。

【用药方法】　每天 1 剂，水煎 2 次，分早、晚服。10 天为 1 个疗程。

【临床疗效】　本方治疗慢性头痛 84 例，显效（用药后疼痛止，活动正常，观察 3 个月未复发）39 例，好转（用药后疼痛止，活动正常，观察 3 个月偶有复发但症状明显减轻，且不影响工作）25 例，有效（用药后症状明显减轻，发作次数减少，用药即又缓解，但作用时间短）20 例。总有效率 100%。

【验方来源】　高萍. 舒郁止痛方治疗头痛病 84 例临床观察［J］. 陕西中医学院学报，1997，20（4）：15.

按：作者以舒肝解郁、平衡阴阳的基本理论用于治疗头痛，可以说在临床上抓住了相当部分患者的共同病机。方中川芎既可行气活血止痛，也是治气郁的要药；柴胡、白芍、香附、郁李仁可疏肝解郁，配甘草柔肝缓急；白芥子、白芷祛风通络止痛；天麻平肝息风。故本方在临床上取得了相当满意的疗效。

痛必克汤

【药物组成】 桃仁 10 g，红花 10 g，当归 10 g，川芎 15 g，白芍 15 g，生地黄 10 g，防风 10 g，白芷 12 g，羌活 10 g，鸡血藤 30 g，细辛 10 g，钩藤 30 g，黄芪 30 g，茯苓 10 g，龙骨 30 g，牡蛎 30 g。

加减：风热头痛者，加柴胡、黄芩、石膏；痰湿头痛者，加二陈汤或五苓散。

【适用病症】 慢性头痛包括血管性头痛、紧张性头痛、偏头痛等，与情绪、睡眠、过度劳累有关。症见头痛反复发作，痛前或有先兆，痛时伴有恶心，呕吐或腹痛；或发作在月经前后，疼痛呈搏动性；平素恶风，舌质淡暗，脉弦细或弦涩。证属风瘀阻络者。

【用药方法】 每天 1 剂，水煎 2 次，分早、晚服。10 天为 1 个疗程，可连用 2 ~3 个疗程。

【临床疗效】 本方治疗慢性头痛 341 例，基本恢复（治疗后观察 1 年，疗效指数为 90% ~100%）118 例，显效（治疗后观察半年，疗效指数为 55% ~90%）182 例，有效（疗效指数为 20% ~55%）35 例，无效（疗效指数在 20% 以下）6 例。总有效率 98. 2% 。

【验方来源】 谢炜，陈宝田. 头风病的病因病机新观点 [J]. 江苏中医，1996，17（11）：8.

按：慢性头痛的病因、诱因较复杂，与遗传、性激素异常、精神刺激、疲劳、睡眠异常、长期焦虑、颅脑外伤等多种因素有关。在祖国医学中，慢性头痛的病因病机具有共同性，即多风、多瘀、多湿、多虚，四者杂合而发为头痛。治则为疏风活血、祛湿补虚。方中桃红四物汤活血通络；恐活血伤血，以鸡血藤合四物汤养血生血；防风、白芷、羌活既可祛风又可胜湿，其中白芷为治头痛要药；又虑外风引动内风，故重用钩藤、龙牡息风镇静；盖风多夹寒邪为患，以细辛等温经散寒，且善于止痛镇痛；茯苓健脾化湿；重用黄芪补气固表。诸药合用，风消瘀散湿祛，正气得复，头痛可止，是临床上治疗慢性头痛非常有效的一首验方。

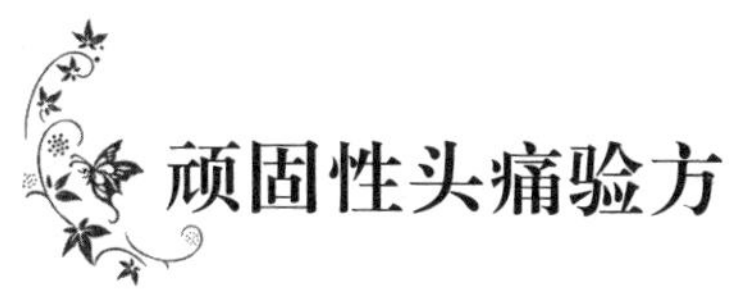

顽固性头痛验方

天参二七散

【药物组成】　天麻 80 g，党参 40 g，三七 30 g，玉儿七 30 g。

加减：气血两虚属左侧头痛者，加四物汤；属右侧头痛者，加黄芪、白术、茯苓、炙甘草；寒邪上犯者，加法半夏、川椒、干姜；肝肾精亏者，加鹿角胶、枸杞子、当归；瘀血阻络者，加桃仁、川芎、葛根；痰蒙清阳者，加二陈汤、白芷。

【适用病症】　顽固性头痛。症见头痛反复发作，经久不愈，疼痛程度剧烈，或昏痛，或跳痛，或胀痛，或掣痛；伴头昏、眩晕、呕恶、耳鸣等，舌质淡或紫暗，苔薄白，脉弦细或细弱。证属气虚血瘀头痛者。

【用药方法】　上方研末，储存入瓷瓶。每天服 3 次，每次 2 g，可分别用汤液、50% 葡萄糖注射液或开水送服。1 个月为 1 个疗程，可连服 3 个疗程。或取其配方四分之一量为汤剂，每 2 天 1 剂，水煎，每天服 2 次。

【临床疗效】　本方治疗顽固性头痛 111 例，显效（临床症状消失，半年内无复发）61 例，有效（头痛及伴随症状显著减轻，或缓解后 3 个月至半年内有复发）38 例，无效（症状无改善，或缓解后 3 天内有反复）12 例。总有效率 89.2%。

【病案举例】　杜某，女，54 岁。自述患头痛 22 年。14 年前，左右侧头痛交替发作，伴头昏眼花、浑身无力。后来疼痛多在右侧，时重时轻，1 年至少发作 3 ~4 次，多则 10 多次，常发作于月经期后或劳累之时。曾多次求中西医，屡治不得根除。近 2 年疼痛竟无休止，唯轻重缓急而已。诊见：面色苍白，少气懒言，舌淡苔白，脉弱无力。诊断为血管神经性头痛。证属元气不足，清阳不举之故。法当益气培元、振奋清阳。处方：天麻 20 g，党参、茯苓、白术各 10 g，玉儿七、三七各 8 g，黄芪 30 g，炙甘草 6 g。服药 5 剂，头痛减轻，余症状如故；原方再进 10 剂，头痛已除，面有健容，纳谷日增。遂以天参二七散一料量为末服，巩固疗效。随访 9 年，痛未再发作。

【验方来源】 梅大钊，袁宜. 天参二七散加减治疗顽固性头痛 111 例［J］. 湖北中医杂志，1989（5）：17.

按：顽固性头痛，其实并不是一个独立的疾病诊断，只是相对于头痛病情而言，可包括偏头痛、紧张性头痛、脑外伤后头痛、癫痫性头痛等一大类头痛，均属于中医内伤头痛范畴，具有多虚、多瘀的特点。因此治疗上也应从虚、瘀两大特点入手，故用天麻“助阳气，补五劳七伤，通血脉开窍”，可“治虚风眩晕头痛，久服益气力、长阴肥健”；党参补中益气；三七散瘀止痛；玉儿七活血祛风舒肝。四药合用，功在益气培元，鼓舞清阳，活血散瘀，通络止痛，温而不燥，补消相宜，正适合顽固性头痛多虚多瘀的特点，但外感头痛和阴虚火旺头痛应忌用。

头痛定汤

【药物组成】 白芷 10 g，川芎、僵蚕、羌活、菊花、延胡索各 10 g，石决明、钩藤、珍珠母、生地黄各 30 g，全蝎、细各 5 g，丹参、络石藤各 15 g。

加减：风寒头痛者，加荆芥穗、防风；巅顶痛者，加吴茱萸；风热头痛者，加石膏、栀子、薄荷；风湿头痛者，加苍术、藁本、防风；痰热头痛者，加橘红、法半夏、栀子、黄芩；瘀血头痛者，加桃仁、红花、赤芍、五灵脂；气血亏虚头痛者，加党参、何首乌、枸杞子；阴虚阳亢头痛者，加旱莲草、女贞子、磁石；肝火头痛者，加龙胆草、黄芩、栀子、木通。

【适用病症】　顽固性头痛。症见头痛反复发作，头痛如裹，经久难愈，或伴遇寒尤剧；面红目赤，胸腔满闷，腰痛酸软等。本病多由头部经络受阻、气血运行不畅所致。证属气血瘀滞者。

【用药方法】　每天 1 剂，水煎，分早、午、晚服。连服 6 天为 1 个疗程，连续数个疗程。

【临床疗效】　此方治疗顽固性头痛 374 例，痊愈 118 例，显效 129 例，好转 96 例，无效 31 例。

【病案举例】　张某，男，48 岁。患头痛 10 余年，复发 1 天就诊。诊见：头痛不可忍，捶头呼痛，呈痛楚面容；口苦，目赤，便秘，舌红、苔黄厚，脉弦滑有力。诊断为顽固性头痛。证属肝火头痛。治宜活血通络、泻火止痛。方用头痛定加龙胆草 15 g，黄芩、栀子各 10 g。连服 6 剂，症状缓解；以上方配蜜丸连服 1 个月而治愈。随访 10 年，头痛未再复发。

【验方来源】　伍仲传．顽固性头痛 374 例辨证施治初探[J]．天津中医，1990（4）：18－19.

按：顽固性头痛，以内伤为多见，属临床多见病之一。其反复性较强，常因某种因素，再次诱发，比较顽固。头痛定组方原则遵循《黄帝内经》所说："痛则不通""通则不痛"，以活血通络、镇痉止痛为主，再参照致病原因及头痛部位所属经络，加入治本及引经药物。临床应用发现：应用本方结合针灸、外敷药等综合疗法，可取得更好疗效。

川芎皂角汤

【药物组成】 川芎 30 ~50 g，丹参 40 g，红花 10 g，皂角刺 15 g，细辛 6 ~8 g，天竺黄 15 g，白芍 20 g，桔梗 12 g，泽泻 12 g，党参 20 g，白术 15 g，云苓 20 g。

加减：瘀血重者，加三七、血竭、赤芍；痰浊较重者，加橘红、制南星；疼痛剧烈者，加蜈蚣；兼见肾虚者，加山茱萸、枸杞子、沙苑子；血虚者，加当归、黄芪；阳明经头痛者，加白芷；少阳经头痛者，加柴胡、黄芩；厥阴头痛者，加吴茱萸；太阳头痛者，加葛根。

【适用病症】 顽固性头痛。症见头痛，痛如锥刺；面色苍白带青，胸闷气短，耳鸣目眩，恶心纳呆，肢麻厥冷，身重困乏，或月经后期、量少、色紫暗、夹有血块，舌下静脉曲张、舌暗边有瘀斑、苔厚白腻，脉沉细弦涩。证属痰浊瘀血蒙蔽清窍，清阳被遏者。

【用药方法】 每天 1 剂，水煎，分早、晚服。10 天为 1 个疗程。

【临床疗效】 本方治疗顽固性头痛 24 例，显效（头痛及伴随症状基本消失，或头痛偶有轻微发作）14 例，有效（头痛发作次数减少，疼痛程度减轻、持续时间缩短）9 例，无效（治疗后头痛症状不减或加重）1 例。总有效率 95. 8% 。

【病案举例】 徐某，女，35 岁。头痛历时 3 年，时为偏头痛，时为全头痛。近 1 年来疼痛明显加重，痛势如锥刺，抱头呼叫，昼轻夜重，不敢睁眼，心烦多梦。经神经科诊为血管性头痛，治疗无效。证见：面色苍白带青，胸闷气短，耳鸣目眩，恶心纳呆，肢麻厥冷，身重困乏，月经后期、量少、色紫暗、夹有血块。舌下静脉曲张、舌暗边有瘀斑、苔厚白腻，脉沉细弦涩，诊断为痰瘀头痛。证属痰浊瘀血蒙蔽清窍，清阳被遏所致。治当化痰祛瘀、通阳止痛。处方：川芎 35 g，丹参 40 g，桃仁 10 g，红花 10 g，皂角刺 15 g，细辛 6 g，天竺黄 15 g，白芍加克，橘红 12 g，蜈蚣 12 条，桔梗 12 g，泽泻 12 g，党参 20 g，白术 15 g，全蝎 10 g。5 剂。复诊：服药后头痛锐减，发作次数明显减少，肢麻厥冷见轻，但仍感身倦乏力，夜不能眠。上方减橘红、蜈蚣，加茯苓、酸枣仁。再进 6 剂。三诊：头痛基本消失，睡眠好转，肢麻厥冷已除，舌红稍暗，苔薄白腻，脉细略涩。上方制丸药巩固疗效。随访 1 年未见复发。

【验方来源】　董庆区，孟庆磊. 川芎皂角汤治疗顽固性头痛 24 例［J］. 北京中医，1997（2）：27.

按：顽固性头痛多病程较长，久病多瘀，瘀血阻络，头痛经久难愈。“百病皆由痰作祟”“怪病多痰”，痰浊蒙蔽清窍，清阳被遏，则头痛时作时止，且伴随症状变化多端。作者认为多痰多瘀是顽固性头痛的主要病机之一，川芎皂角汤以化瘀血祛痰浊为主，更加通阳止痛之虫类药，共奏化痰瘀、止头痛之效，实为治疗顽固性头痛之良方。

柴芍芎辛汤

【药物组成】　川芎 15～20 g，柴胡 10～20 g，白芍 10～20 g，细辛 5 g，薄荷 5 g，僵蚕 5～15 g。

加减：气血虚弱者，加党参、白术、当归；心悸失眠者，加远志、炒酸枣仁；肝阳上亢者，加天麻、白蒺藜、龙胆草、女贞子；头部热痛者，加菊花、苍耳子；头部冷痛者，加白芷；后头痛者，加葛根、羌活；前头痛者，加白芷；颠顶痛者，加藁本；左侧痛者，加连翘；双颞痛者，加蔓荆子。

【适用病症】　顽固性头痛。症见头痛，或前额或巅顶或后枕部疼痛，呈钻痛，跳痛，痛剧时伴恶心、呕吐、眩晕耳鸣，常随情绪变化而波动；口苦目赤，视物昏花，心烦失眠，舌质淡暗或紫暗、苔薄白或薄黄，脉弦或弦数。证属肝郁气滞，风瘀阻络者。

【用药方法】　每天 1 剂，水煎，分早、晚服。

【临床疗效】　本方治疗顽固性头痛 34 例，总有效率达 100%。

【病案举例】　王某，男，30 岁。自诉头痛 3 年余，或前额或巅顶或后枕部痛，呈钻痛、跳痛，痛剧时伴有恶心、呕吐、眩晕耳鸣，口苦目赤，视物昏花，心烦失眠。诊见：舌质红、苔黄厚腻，脉弦滑而数。神经系统检查无特殊，经颅多普勒超声检查亦无异常发现。诊断为顽固性头痛。证属肝郁化火，肝火上炎所致。治宜舒肝解郁、清泻肝火。即予柴芍芎辛汤加减：柴胡 20 g，白芍 15 g，川芎 30 g，细辛 3 g，僵蚕 12 g，白芷 10 g，葛根 30 g，藁本 12 g，夏枯草 30 g，代赭石 30 g，黄芩 10 g，白蒺藜 10 g。服药 5 剂后头痛大减，余症状随之渐轻；又续 5 剂，头痛愈。随访至今未复发。

【验方来源】　敬晓光. 柴芍芎辛汤治疗顽固性头痛 34 例分析［J］. 黑龙江中医药，1994（6）：5.

按：对顽固性头痛的论治，在辨证施治原则指导下，再结合药性归经理论遣方用药，疗效甚佳。本方中柴胡为主药入少阳经，和解少阳，舒肝解郁；川芎为血中气药人肝经，行气活血；捆辛入少阴经，散寒止痛；佐以薄荷、僵蚕祛风解痉止痛；白芍缓急止痛；再随症加减或配以引经药，实践证明疗效甚佳。

通　络　散

【药物组成】　大蜈蚣加条，全蝎 35 g，地龙 60 g，白芷

60 g，川芎 100 g，生黄芪 100 g。

【适用病症】 顽固性头痛。证见头痛经久不愈，伴神疲乏力，头晕纳差，舌淡苔白，脉沉细。证属气虚血瘀者。

【用药方法】 上药研末，过 80 目筛，装入消毒后的瓶子密封备用。每次服 4 g，每天服 3 次，饭后用开水送服。

【临床疗效】 本方治疗顽固性头痛 32 例，治愈（服上药末 3 个月，头痛 1 年不复发）25 例，有效（头痛偶尔复发，疼痛比以往明显减轻）5 例；无效（头痛未改善）2 例。总有效率 93.7%。

【验方来源】 黄建西. 自拟通络敬治疗顽固性头痛 32 例［J］. 辽宁中医杂志，1994（11）：513.

按：头为诸阳之会，清阳之府，又为髓海所在。作者宗王清任通窍活血汤之意，自拟“通络散”方，方中蜈蚣、全蝎通经活络、散结止痛，研究表明，二药尤对顽固性头痛确有良好的通络止痛功效；白芷芳香开窍；地龙成寒降泄，下行走窜而通络；川芎活血祛风止痛；黄芪补气祛瘀、推动血行，且能升举清阳。诸药合之，升降有度，攻补适宜，故能活血通络、散结止痛。

蜈 蚣 汤

【药物组成】 制蜈蚣 2～3 条，制全蝎 6 g，白芷 15 g，川芎 20 g，柴胡 15 g，藁本 15 g，细辛 9 g。

加减：体虚夹风者，加黄芪、白术、防风；肝阳上亢者，去细辛，加石决明、钩藤、白芍；兼有痰浊者，加制南星、法半夏；气血虚弱者，加黄芪、党参、枸杞子。

【适用病症】 顽固性头痛。症见头部眩眩作痛，午后加剧，呈如锥刺痛；伴心烦少寐，口唇有瘀斑，舌边有瘀点，脉弦细或弦涩。证属气滞血瘀者，并可按中医辨证进行加减治疗。

【用药方法】　每天 1 剂，水煎，分早、晚服。7 天为 1 个疗程。

【临床疗效】　本方治疗顽固性头痛 106 例，显效（头痛症状完全消失，随访 1 年未见复发）74 例，有效（头痛症状基本消失，随访 8 个月以上未复发）25 例，无效（治疗后头痛症状不减或加重）7 例。总有效率 93.39%。

【病案举例】　丘某，男，51 岁。病初太阳穴处痛，渐至全头痛，间歇发作，历时 6 年。凡祛风、散寒、温补之剂以及止痛片之类，无不尝试，医历 10 余人，病情依然。诊见：患者晨起觉头部眩眩作痛，午后加剧，如锥如刺，头部两侧经脉突起，伴心烦少寐，口唇有瘀斑，舌红绛、苔薄黄、舌边有瘀点，脉涩弦数有力。脑血流检查示：血管痉挛性头痛，诊断为顽固性头痛。证属贼风久客，瘀塞经隧，肝风上扰，瘀血风火相搏，遇而作痛，即古人久患者络之义。治宜平肝息风、活血通络止痛。以蜈蚣汤去细辛加石决明 25 g，钩藤 15 g，白芍 20 g。连服 3 剂，头痛顿减；续服 4 剂，头痛消失，心烦少寐亦减。守前方去石决明加太子参 20 g，再服 7 剂，诸症状均愈。脑血流图复查亦已正常。为巩固疗效，予“蜈蚣汤”减细辛隔天 1 剂，并加服六味地黄丸，每天服 3 次，每次 1 丸，调治 1 个月。随访 3 年未复发。

【验方来源】　林春裳. 蜈蚣汤治疗顽固性头痛 106 例[J]. 福建中医药，1996（4）：44.

按：头痛久病之后，病邪主要在脏腑，位深属里，须蜈蚣、全蝎搜剔经络之邪，化瘀通络，解痉止痛；并同时使用三经之要药，即阳明之白芷，少阳之柴胡、川芎，厥阴之藁本、川芎；并重用川芎，因“川芎上行头面，下行血海，能散肝经之风，治少阳、厥阴经头痛及血虚头痛之圣药也”；又以辛散之细辛温通经锵，载药上行。诸药合用，相辅相成，共奏化瘀通络、解痉止痛之功，使脉络俱通，头痛自愈。

蝎 蚣 散

【药物组成】 全蝎 40 g，蜈蚣 40 g。

【适用病症】 顽固性头痛。症见头痛，枕部尤甚。痛如锥刺；伴头目眩晕，口苦，舌质红或有瘀斑，脉涩。属肝阳、瘀血头痛者。

【用药方法】 上药研末，炼蜜为丸。每次服 1 g，每天 2 次，早、晚开水冲服。上药服完为 1 个疗程。

【临床疗效】 本方治疗顽固性头痛 140 例，痊愈（头痛症状完全消失，随访 1 年未见复发）68 例，好转（头痛明显减轻，或头痛消失 1 年后又复发）16 例，无效（治疗后头痛症状不减或加重）2 例。总有效率 96.3%。

【病案举例】 李某，女，32 岁。8 年前头枕部碰伤后即经常头痛，脑电图、CT 检查均未发现明显异常。诊断为顽固性头痛（脑震荡后遗症）。近数月头痛加重而就诊。诊见：头痛以枕部尤甚，痛如锥刺；舌质红有瘀斑，脉涩。证属瘀血头痛。治宜活血化瘀、解痉止痛。予以蝎蚣散服 1 个疗程，头痛明显减轻；再服 1 个疗程，头痛消失。随访 1 年未复发。

【验方来源】 李风台．蝎蚣散治疗顽固性头痛 140 例[J]．安徽中医学院学报，1996（4）：33－33.

按：头痛病因甚多，外之六淫，内之七情，皆可导致。蝎蚣散能活血化瘀、祛风止痛，临床用于肝阳头痛和瘀血头痛效果甚佳，对肾虚、血虚头痛也有一定疗效；对痰湿头痛效果不明显。

血府逐瘀汤

【药物组成】　当归、生地黄、红花、川牛膝各 10 g，桃仁 12 g，桔梗、柴胡、川芎各 5 g，赤芍、枳壳、甘草各 6 g。

加减：阳明经头痛者，加葛根 15 g，白芷 10 g，升麻 5 g；太阳经头痛者，加羌活 9 g，炙麻黄 6 g；少阳经头痛者，柴胡剂量增至 10 g；太阴经头痛者，加苍术、法半夏、胆南星各 10 g；少阴经头痛者，加炙麻黄 9 g，熟附子 10 g，细辛 5 g；厥阴经头痛者，加吴茱萸 10 g，生姜、党参各 15 g。

【适用病症】　顽固性头痛。症见前额、两颞或全头痛，痛如锥刺；伴入睡困难，口干不欲饮，二便正常，舌紫或有瘀斑、苔薄白，脉沉细或弦涩。证属瘀血阻络，清窍失养者。

【用药方法】　每天 1 剂，水煎 2 次，共取药液约 300 mL，分早、晚饭后温服。7 天为 1 个疗程，可连服 1～2 个疗程。

【临床疗效】　本方治疗顽固性头痛 30 例，痊愈（头痛症状，完全消失，随访 3 个月未见复发）19 例，好转（头痛及伴随症状明显改善，3 个月内随访，在情绪波动后或过度疲劳后可再发头痛，但持续时间较短，继续服药有效）10 例，无效（治疗后头痛症状不减或加重）1 例。总有效率 96.66%。

【病案举例】　陈某，女，38 岁，已婚。每月行经前额痛，痛如锥刺，伴入睡困难，经净痛止。痛始于 26 岁产后第 1 次月经来潮之时，周而复始 12 年。其月经周期、量、色均正常，先后在本院及省某医院神经内科就诊，诊断为血管性头痛。药物对症治疗可暂缓，但顽疾难除。现正值经前期头痛而就诊。诊见：口干不欲饮，二便正常，舌紫、苔薄白，脉沉细。证属瘀血阻络，清窍失养。投血府逐瘀汤加葛根 15 g，白芷 10 g，升麻 5 g。服 5 剂后复诊，月经来潮已 1 天，头痛较往明显减轻。原方继服5剂，头痛止。随访3个月，行经头痛未再复发。

【验方来源】 宁永兰．血府逐瘀汤治疗顽固性头痛30例[J]．安徽中医学院学报，1995（2）：36.

按：《医林改错·血府逐瘀汤所治之症目》谓：“查患头痛者，无表证，无里证，无气虚，痰饮等症，忽犯忽好，百方不效，用此方一剂而愈。”王清任以“忽犯忽好，百方不效”为血府逐瘀汤测症指南，从中可以看出，头痛病久，久痛入络，必有瘀血存在，正合本方之意。方中桃仁、红花、赤芍、川芎活血化瘀；当归、生地黄活血养血，使瘀血去而不伤新血；柴胡、枳壳疏肝理气，使气行则血行；牛膝破瘀通经引瘀血下行；桔梗入肺经载药上行；甘草通百脉以调和诸药。全方共奏活血化瘀、行气止痛之功。

加味当归四逆汤

【药物组成】 当归15 g，细辛3 g，通草6 g，吴茱萸5 g，桂枝10 g，白芍12 g，炙甘草10 g，大枣10 g，生姜12 g。

加减：风寒重者，加羌活、川芎；风热重者，加薄荷、菊花、石膏；风湿重者，加苍术、白芷；气虚重者，加人参、黄芪；血虚重者，加何首乌、加倍当归、白芍；肾虚者，加山茱萸、枸杞子、炙龟板；痰湿重者，加二陈汤；肝阳上亢者，去桂枝、吴茱萸，加栀子、龙胆草、钩藤、僵蚕。

【适用病症】 顽固性头痛。症见巅顶刺痛难忍；伴呕吐清水，舌淡苔薄白而润，脉细弱无力。证属寒凝血瘀者。

【用药方法】 头痛发作时每天1剂，至缓解为止。头痛缓解后将上方用量加倍，制成蜜丸，每丸重10 g，每天服2～3丸，以收渐愈之功。如反复发作时再进汤剂。

【临床疗效】 本方治疗顽固性头痛86例，痊愈（头痛症状完全消失，半年未见复发）31 例，显效（头痛症状基本消失，随访 3 个月来复发）29 例，有效（头痛症状明显好转）21 例，无效（头痛症状不减或加重）5 例。总有效率 94.3%。

【病案举例】　患者，女，28 岁。患者平素月经不调及痛经，近因工作繁忙操劳过度，又与同事意见相左，争吵数语，遂郁闷不舒，夜不成寐。1 周后经水适来，便觉头晕眼花，继而巅顶刺痛难忍，呕吐清水，经服去痛片及肌内注射甲氧氯普胺方止痛。1 个月后，又值经期，前证复发，症状较剧，其后每月必头痛 1 次。诊见：舌淡、苔薄白而润，脉细弱无力。投以加味当归四逆汤：吴茱萸 10 g，生姜 5 g，大枣 5 g，桂枝 10 g，白芍 12 g，炙甘草 10 g，细辛 5 g，当归 15 g，通草 6 g。连服 30 余剂，头痛痊愈。半年后追访，未再复发。

【验方来源】　金绍贤，宗慧敏. 当归四逆汤治疗顽固性头痛 86 例疗效观察［J］. 天津中医，1995（3）：8.

按：“痛者，寒气多也，有寒故痛也。”《素问》作者认为顽固性头痛多为血虚风寒凝聚，兼有阳虚久寒所致。当归四逆汤补血活血、祛风散寒、通络止痛。临床须辨证加减用之方效。

颅通定痛汤

【药物组成】　细辛、葛根各 10～15 g，泽泻、白芷、白芍、白蒺藜、赤芍各 10 g，龙骨、牡蛎各 30 g，郁金、石菖蒲各 15 g，川芎、甘草各 5 g。

加减：气虚者，加黄芪；血虚者，加当归；伤寒无汗者，加麻黄；有汗者，加桂枝；心率较快、血压较高者，不用麻黄；舌苔白腻者，加法半夏、陈皮；舌苔黄口干欲饮者，加石膏；妇女月经头痛、月经量少者，加柴胡、桃仁、红花、牛膝；若跳痛不止者，加全蝎、僵蚕。

【适用病症】　顽固性头痛。症见头痛剧烈难忍，痛侧血管有搏动感；伴恶心呕吐，畏光，眼珠胀痛，舌质暗或紫暗、苔薄白，脉弦细或弦涩。证属风瘀阻滞脑络者。

【用药方法】　每天1剂，水煎，分早、晚服。15天为1个疗程。

【临床疗效】　本方治疗顽固性头痛159例，痊愈（头痛症状完全消失，1年未见复发）107例，有效（头痛止，半年内有复发）48例，无效（治疗后头痛症状不减或加重）4例。总有效率97.3%。

【病案举例】　王某，女，19岁。反复头痛2年余，痛势剧烈难忍，痛侧血管有搏动感；伴恶心呕吐，畏光，眼珠胀痛，常因用脑过度而发病。曾多次去专科医院求治，做过腰穿、X线片、脑血流、头颅CT等检查，诊断为顽固性头痛（血管性头痛），用过多种药物效果不佳。此次发病2天来我院求治。诊见：痛苦面容，为高考劳累过度，近来头痛逐次加重，文字不能入目，舌质偏红、苔薄白，脉弦细，体温、血压、耳、鼻、喉检查均正常。证属肝风上扰，瘀血阻络。治宜活血化瘀、息风通络止痛。投颅通定痛汤5剂。复诊：自述基本痊愈，舌质、舌苔正常，脉稍弦。为巩固疗效，继服5剂。随访2年未见复发。

【验方来源】　刘家磊，刘远见．颅通定痛汤治疗顽固性头痛159例［J］．浙江中医杂志，1993（6）：250.

按：本方特点为重用细辛10～15 g，突破古人“细辛不过钱”之说。本方具有活血化瘀、祛风通络、镇静止痛之功效。方取川芎、赤芍、郁金开窍散血中之风，行络中之瘀；细辛与龙骨、牡蛎合用止痛力更强；白芷、白蒺藜、石菖蒲等祛风通窍；重用白芍、葛根配甘草能加强缓急止痛之效。

芎芷去痛汤

【药物组成】　川芎 10 ~ 20 g，白芷 12 g，白芍 15 g，丹参 30 g，细辛 5 g，僵蚕 12 g，全蝎 5 g，炙甘草 8 g。

加减：偏热者，加生地黄、菊花、葛根；眩晕者，加天麻、钩藤；瘀甚者，加三七；顽痛甚者，加蜈蚣；气虚者，加北芪、党参；便秘者，加大黄。

【适用病症】　顽固性头痛。症见头痛反复发作，难以缓解；伴恶心欲吐，舌质淡暗或紫暗或有瘀斑，脉弦涩或弦细。证属风痰血瘀，阻滞经络者。

【用药方法】　每天 1 剂，水煎，分早、晚空腹服。10 ~ 15 天为 1 个疗程。

【临床疗效】　本方治疗顽固性头痛 28 例，显效（头痛症状消失，不影响工作学习）18 例，有效（头痛症状基本消失，虽有复发，程度减轻）8 例，无效（治疗后头痛症状不减或加重）2 例。总有效率 92.7%。

【验方来源】　刘景泉. 芎芷去痛汤治疗顽固性头痛 28 例［J］. 中国中医药科技，1996（6）：14.

按：本病多为本虚标实、下虚上实之证。虚者多在肝脾肾，上实者多为风痰瘀。发作期主治风痰瘀和凋肝，多采用祛风止痛、活血祛瘀、化痰息风法；恢复期则重在调和脏腑功能，防止复发。而本方使用川芎为主药，行气开郁，祛风燥湿，活血祛瘀而止痛；配合白芷、细辛加强解痉止痛作用；赤芍、丹参活血祛瘀止痛；僵蚕、全蝎燥湿化痰，平肝息风；甘草调和诸药。诸药合用，共奏祛风止痛、活血去瘀、化痰调肝的作用，故对久治无效的顽固性头痛发作期有较好的疗效。

化瘀止痉汤

【药物组成】 川芎 10 ~ 30 g，桃仁 10 ~ 15 g，红花 8 ~ 12 g，赤芍 10 ~ 15 g，羌活 10 ~ 15 g，牛膝 10 ~ 20 g，蜈蚣 1 ~ 4 条，全蝎 4 ~ 10 g。

加减：兼血虚、头晕、心悸者，加熟地黄、当归、枣仁；兼气虚、气短乏力者，加黄芪、党参、白术；肾虚腰膝酸软者，加熟地黄、山茱萸、枸杞子、杜仲；肝阳上亢者，减川芎用量，加石决明、代赭石、天麻、钩藤；痰浊阻滞者，加茯苓、白术、法半夏、胆南星；内有久寒者，加干姜、细辛、吴茱萸；有内热者，减川芎用量，加石膏、黄芩、龙胆草；兼外感风寒者，加白芷、防风、藁本；兼风热者，加桑叶、菊花、蔓荆子；兼鼻塞额痛者，加辛夷、白芷、薄荷。

【适用病症】 顽固性头痛。症见头痛反复，经久不愈，或头痛持续不缓解，痛处固定；可伴恶心、呕肚，舌质淡暗或紫暗有瘀斑、舌苔薄白，脉弦涩或弦细。证属瘀阻脑络者。

【用药方法】 每天 1 剂。将蜈蚣、全蝎焙干与麦芽 5 ~ 10 g 同研末，分成 3 小包，用药液送下。其余药水煎，分早、午、晚服。7 天为 1 个疗程，可连续服用 2 ~ 3 个疗程。

【临床疗效】 本方治疗顽固性头痛 35 例，痊愈 32 例（其中服药 7 剂治愈 2 例，8 ~ 14 剂治愈 17 例，15 ~ 21 剂基本治愈 13 例，继续以药丸巩固彻底治愈）。另外 3 例，服药 5 ~ 7 剂无明显好转，另请他医治疗。总有效率 91.4%。

【病案举例】 何某，男，40 岁。头痛 8 年，时轻时重，剧则痛如锥刺，抱头呻吟不止。诊断为顽固性头痛（神经性头痛）。给服三溴合剂等治疗半个月，痛仍不解。诊见：痛苦病容，后脑掣痛、午后加重，舌苔白腻、舌质紫暗，脉弦涩。证属气血痰湿瘀阻太阳经脉。治当活血逐瘀、搜剔解痉，兼以化痰通络。投化瘀止痉汤加味：川芎 30 g，桃仁、赤芍、羌活、当归、茯苓各 15 g，川牛膝 20 g，僵蚕、白术、法半夏、制南星各 12 g。另将蜈蚣 4 条、全蝎 10 g焙干，与麦芽 10 g共研末，分成 3 包。服法如上述。服药 3 剂，头痛大减。以上方加地龙、全蝎各 10 g，嘱进 8 剂。旬日后欣喜来告，头痛解除，面色红润。1 年后随访，头痛未作。

【验方来源】　贺自强．化瘀止痉汤治疗顽固性头痛 35 例［J］．四川中医，1995（8）：31．

按：痛则不通，通则不痛；久痛多瘀，久病入络。这是本方的组方依据。方中川芎能祛瘀止痛为主药；辅以桃仁、红花、赤芍增强活血化瘀之力；佐以羌活祛风除湿，舒筋活络；使以牛膝导瘀下行，上病取下；妙在蜈蚣、全蝎二味，既有止痉镇痛之效，又擅搜剔逐邪之功，为久痛入络必用之品；与麦芽合而研末，助消化，制蜈蚣、全蝎之腥气，便于吞服。诸药合用，瘀者化，滞者通，邪实除，挛急解，头痛可除。本方对久痛属瘀、邪实偏盛者有良效；对兼气血虚、肝阳亢、痰浊阻络及寒热错杂者，则可随证加减标本同治。不过对头痛以虚证为主者，多因元气之耗、精血之亏及脏腑之损所致，本方则不可妄用。

颅内逐瘀汤

【药物组成】　当归、桃仁、红花、蔓荆子、藁本、羌活、苍耳子、白芷各 10 g，川芎 20 g，赤芍 12 g，蜈蚣 2 条。

加减：兼气虚重者，加党参、黄芪；失眠多梦者，加柏子仁、夜交藤、炒酸枣仁；伴口苦咽干、烦躁易怒者，去当归、羌活、蜈蚣，加黄芩、夏枯草、钩藤、石决明等；伴恶心呕吐、食欲不振者，加法半夏、吴茱萸、茯苓、陈皮；若肝肾阴虚、腰酸、耳鸣者，去桃仁、红花，加枸杞子、山茱萸、菖蒲、女贞子等。

【适用病症】　顽固性头痛。症见头痛，呈搏动疼痛，其痛难忍，或伴畏风寒，晚上疼痛加剧，彻夜不寐；伴脸色苍白或青紫，肌肤甲错，舌质脉络瘀暗、苔薄白，脉弦涩。证属顽瘀夹风，阻塞经络者。

【用药方法】　每天 1 剂，加水 500 mL，煎至 300 mL，分 2～3 次服。10 天为 1 个疗程，可连服 2～3 个疗程。

【临床疗效】　本方治疗顽固性头痛 163 例，痊愈（头痛及伴随症状完全消失，半年未见复发）51 例，显效（头痛明显减轻，发作次数明显减少，随访半年病情明显减轻）65 例，好转（头痛有所减轻，发作次数减少）35 例，无效（头痛未减或加重）12 例。总有效率 92.5%。

【病案举例】　陆某，男，52 岁。自诉左侧头及前额疼痛反复发作已 2 年多，疼痛呈闪电样放射性疼痛、刺痛。发作时常以头巾紧裹头部，或用手搓揉，按压疼痛的部位则稍缓解，平时疼痛多由于感受风寒时诱发。曾服中西药、针灸及药物局部封闭等治疗均无效。近 20 多天来频频发作而就诊。诊见：左侧头部呈放射性灼痛，疼痛处血管搏动难忍，若感风寒，晚上疼痛加剧，彻夜不寐；脸色白，肌肤甲错，苔白、舌质脉络瘀暗，脉弦涩。诊断为顽固性头痛。证属风邪夹瘀阻塞脉络。由于病程久，反复发作，顽固不解，当责之瘀血。故治当重在活血化瘀兼祛散风邪，非大剂不能攻其顽。投颅内逐瘀汤加血竭 2 g（冲服）。5 剂。复诊：服药后头痛大减，药已对证，继投前方 10 剂。三诊：头痛顽症悉除，原方去桃仁、红花、血竭，加北芪、党参、太子参各 20 g，再服 5 剂以善其后。随访半年未见复发。

【验方来源】　陈桂德. 颅内逐瘀汤治疗顽固性头痛 163 例［J］. 中医药信息，1998（4）：40－41.

按：脉络瘀阻不通，不通则痛，这是形成顽固性头痛的根本原因。本方是根据《黄帝内经》“血实者，宜决之”的治疗原则，采用逐瘀为主的治法，配合祛风镇痛利窍药而组成。方中桃仁、红花、赤芍、川芎活血化瘀，加入当归活血养血补血，达到祛瘀生新、血脉畅通的目的；而蔓荆子、藁本、羌活、白芷、苍耳子祛风温经散寒，定痛利窍，载诸药循经上行人颅逐瘀；蜈蚣善于搜风剔络，为镇痛佳品。全方组成严谨，逐瘀与行气并用，养血与活血相伍，活血与祛风相兼，祛瘀而不伤正，补血而不滋腻。实践证明，本方不失为治疗顽固性头痛之良方。

化瘀豁痰汤

【药物组成】　当归 12 g，黄芪 15 g，丹参 15 g，桃仁 12 g，红花 15 g，赤芍 15 g，川芎 12 g，桔梗 5 g，柴胡 9 g，青礞石 30 g，胆南星 3 g，枳壳 10 g，牛膝 10 g，石决明 20 g。

加减：兼气滞者，加木香 12 g，鸡血藤 12 g；兼气虚者，加党参 20 g；兼肾虚者，加菟丝子 30 g，酸枣皮 12 g；兼头晕者，加钩藤 12 g。

【适用病症】　顽固性头痛。症见头顶、后侧发生刺痛、跳痛、闷痛，眼眶胀痛，时发时止，痛处不移，或脑内有热感，或突然晕倒，多年不愈。证属瘀痰阻滞者。

【用药方法】　每天 1 剂，水煎，分早、晚服。

【临床疗效】　本方治疗顽固性头痛 35 例，痊愈（经服药 6 剂后，症状消失，能参加工作和学习，3 年以上无复发）34 例；因情志不遂，服药无效者 1 例。

【病案举例】　彭某，男，45 岁。头刺痛 8 年，经某医院诊断为枕大神经炎，治疗无效而来诊。诊见：头刺痛，眼眶胀痛，眼球似炸，脑内有热感；精神萎靡，头晕欲倒。每发头痛 1 次，

2~3 天不能工作。证属瘀血夹痰，上扰清窍。治则以化瘀通络、豁痰行气。方药：当归 12 g，川芎 10 g，桃仁 15 g，赤芍 15 g，红花 15 g，丹参 20 g，枳壳 10 g，柴胡 9 g，牛膝 10 g，黄芪 20 g，青礞石 30 g，胆南星 3 g，石决明 20 g。水煎服，连服 5 剂，症状消失，能正常工作，最后以补肾健脾善其后，方用归脾汤加枸杞子 15 g，鹿角胶 20 g，天麻 15 g。连服 3 剂，随访 3 年未见复发。

【验方来源】 张涛. 中药治疗顽固性头痛 35 例观察［J］. 实用中医药杂志，1997（6）：8.

按：顽固性头痛的病因，作者认为主要与气滞、血瘀、痰热，导致清阳不升，气机不畅所致。按“痛则不通”“通则不通”为治则，采取化瘀通络、豁痰行气，使瘀去新生，脉逆畅通，清阳得升，故头痛可止。

颅 痛 方

【药物组成】 颅痛Ⅰ号方：当归、红花、生地黄、桃仁、赤芍、僵蚕、炒枳壳各 10 g，川芎、藁本各 15 g，柴胡、桔梗、细辛、全蝎、甘草各 6 g，白芷、牛膝各 12 g。

加减：眼球胀痛者，加夏枯草、菊花；失眠多梦者，加龙骨、牡蛎、夜交藤；痰多者，加法半夏、陈皮、胆南星。

颅痛Ⅱ号方：黄芪 30 g，白术、陈皮、当归、羌活各 10 g，升麻、柴胡、细辛、甘草各 6 g，党参、川芎、白芷各 12 g，藁本 15 g。

加减：头晕恶心痰多者，加枸杞子、黄精、法半夏、竹茹；失眠多梦易惊者，加酸枣仁、炙远志、夜交藤；妇人经期头痛甚者，加益母草、淫羊藿；血虚者，加阿胶。

【适用病症】 顽固性头痛。

颅痛Ⅰ号方的适应证：症见头痛时作时止，痛有定处，呈胀痛或跳痛，或为锥刺样痛，或疼痛如裂。夜间尤甚，妇人经期头痛加剧；有的伴眼球胀痛，失眠多梦，舌质暗红或紫暗，或有瘀斑瘀点、舌苔薄白，脉细涩或弦涩。证属瘀血阻络者。

颅痛Ⅱ号方的适应证：症见头痛绵绵，发胀发闷，过劳则痛甚，以早晨为重；伴头晕恶心，体倦纳少，四肢乏力，失眠多梦易惊，舌质淡红、舌苔薄白或浊腻，脉细弱或弦滑。证属气虚痰浊者。

【用药方法】　每天1剂，水煎，分早、晚服。15天为1个疗程。

【临床疗效】　本组治疗顽固性头痛52例，痊愈（头痛症状完全消失，经半年以上随访无复发）31例，显效（头痛症状基本消失，或显著减轻）13例，有效（头痛各症状有不同程度减轻）6例，无效（头痛症状无改善）2例。总有效率96.15%。本组患者治疗疗程最短7天，最长45天，平均疗程15.5天，且治疗期间不服用其他镇痛药物。

【验方来源】　徐学美. 自拟颅痛方治疗顽固性头痛52例[J]. 上海中医药杂志，1995（9）：12.

按：作者根据久病在血、久痛入络、久病必有瘀、不通则痛和怪病多从痰论治的理论，采用活血化瘀、通络镇痛或健脾化湿、益气升阳之法，自拟颅痛Ⅰ号方、颅痛Ⅱ号方，分型论治，随症状加减，对顽固性头痛取得了较好疗效。

颅　通　饮

【药物组成】　川芎、丹参各30 g，钩藤、白芍、白芷各15 g，法半夏10 g，细辛3 g。

加减：风火型症见头部跳痛或胀痛，眩晕耳鸣，失眠多梦，口干口苦，面红目赤，急躁易怒，舌红苔薄黄，脉弦数者，加石决明、菊花、天麻；风痰型症见头部胀痛或昏痛，头重如裹，恶心呕吐痰涎，眩晕嗜睡，倦怠乏力，脘闷纳差，舌红苔白腻，脉弦滑者，加白术、茯苓、厚朴；风瘀型症见头痛日久，反复发作，痛如针刺，固定不移，妇女月经不调或有血块伴腹痛，舌质紫黯，或瘀斑、瘀点，脉沉涩或弦者，加桃仁、红花、赤芍；阳虚寒凝型症见头痛反复发作，疼痛剧烈，遇寒加重，遇热痛减，头部恶风怕冷，舌质淡、苔薄白，脉沉迟者，加桂枝、羌活、藁本；气血两虚型症见头痛隐隐，反复发作，遇劳加重，头晕目眩，神疲乏力，心悸失眠，面色不华，舌质淡、苔薄白，脉细弱无力者，加当归、黄芪、酸枣仁。

【适用病症】　顽固性头痛。症见头痛反复发作，病程 6 个月以上，多为跳痛，胀痛，刺痛，隐痛或头痛如裂，疼痛部位多为单侧前额、额颞、巅项，痛前多伴眼前闪光，轻度视野缺损；伴头晕，汗出，四肢发凉，甚则恶心呕吐。证属上述各型症状者。

【用药方法】　每天 1 剂，水煎服。10 天为 1 个疗程。

【临床疗效】　本方治疗顽固性头痛 68 例，显效（头痛及伴随症状基本消失，或偶有轻微发作）35 例，有效（头痛发作次数减少，疼痛程度减轻，持续时间缩短）28 例，无效（头痛及伴随症状经服药 10 天后无明显改善）5 例。总有效率 92.6%。在上述证型中，尤以阳虚寒凝型效果最好，有效率为 100%。

【病案举例】　覃某，男，47 岁。自述头痛反复发作 10 余年，近来头痛发作频繁，每月发作 1～2 次。诊见：左颞侧呈搏动性疼痛，延及后枕部，枕项强硬，头痛处喜暖喜按，痛苦难言；伴恶心欲呕，头晕心慌，肢凉，舌淡红、苔薄白，脉沉弦。诊断为顽固性头痛（血管神经性头痛）。证属阳虚寒凝。治宜温阳散寒。予以颅通饮加羌活、桂枝、藁本各 10 g，葛根 20 g。

服 3 剂后，头痛减半，枕部强硬感消失；连进 7 剂，诸症状基本消失。随访半年未见复发。

【验方来源】 莫海萍，刘泽雄．颅通饮治疗顽固性头痛 68 例临床观察［J］．新中医，1997，29（3）：37.

按：顽固性头痛多由瘀、风、湿、虚杂合而发，治疗必须活血、养血、疏风、祛湿等方能奏效。方中川芎活血化瘀，行气止痛，祛风燥湿，配合丹参，活血之力更强；白芷伍钩藤以疏风宁静清空，且钩藤平肝潜阳能抑川芎之升窜；白芍敛阴养血，缓急止痛，也能抑川芎之过散，且配白芷既能补虚，又可散瘀，还可祛风，一举三得；法半夏和胃燥湿；细辛温化湿邪，散寒止痛。

现代药理研究证实，该方有镇静、镇痛、解痉、扩张血管的作用，为治疗顽固性头痛提供了可靠的实验依据。

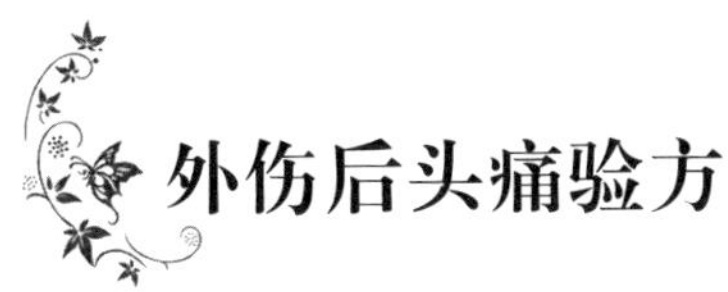

外伤后头痛验方

一、瘀血阻滞证

桃仁承气汤

【药物组成】 桃仁10～15 g，大黄5～10 g，芒硝3～6 g，桂枝5～10 g，甘草10 g。

加减：头痛恶心呕吐甚者，加煅磁石、石决明、钩藤、菊花、地龙等，如仍不缓解者可加入全蝎、蜈蚣；舌红苔黄、烦躁易怒较重者，加龙胆草、川连等清热之品；夜寐差者，加用重镇安神及清心安神之品，如磁石、珍珠母、茯神、竹叶、灯心草、合欢皮等；舌质瘀斑较重者，可加重活血化瘀药的用量，也可以适当加用乳香、没药、茺蔚子等；如伴有头沉不爽、胸闷不舒、纳差者，加半夏曲、薏苡仁、焦白术等。

【适用病症】 外伤后头痛。症见前额、枕部或头两侧剧痛不止，如劈如裂或如针刺，疼痛部位固定；或伴恶心呕吐、烦躁不安、急躁易怒，大便秘结，舌红或有瘀斑、苔黄或腻，脉沉弦或弦数。证属瘀血阻窍，兼有化热之象者。

【用药方法】 每天1剂，水煎，分早、晚服。1个月为1个疗程，可连续2～3个疗程。

【临床疗效】 本方治疗外伤后头痛11例，痊愈（疼痛完全消失，半年内未复发）4例，显效（疼痛基本消失，或因劳累、生气偶然诱发，但头痛程度轻）5 例，进步（疼痛大部分消失，疼痛程度减轻）1 例，无效（经过 2 个月治疗，疼痛无明显改善）1 例。总有效率 90.9%。

【病案举例】　患者刘某，女，57 岁。因工作被机器碰撞头部，当时昏迷，经治疗苏醒后，遂即头痛大作不止。曾作 CT、脑电图、脑超声波等均显示正常，神经系统检查（-），予西药治疗无效，遂来我院门诊。诊见：头痛剧烈，每一迈步，因受震动则头痛如劈如裂，伴恶心呕吐，心烦急躁，四肢发胀，大便干，舌红暗、苔薄黄，脉弦滑有力。诊断为外伤后头痛。证属颅脑外伤气血逆乱，血不循经痹阻脑络，遂成瘀血顽证之头痛。治宜活血化瘀、通络止痛。处方：桃仁 15 g，人黄 10 g，芒硝 3 g，桂枝 6 g，甘草 10 g，蚕 10 g，豨莶草 30 g，钩藤 30 g，菊花 15 g，龙胆草 10 g，全蝎 10 g，蜈蚣 2 条，煅磁石 30 g。服 7 剂药后，疼痛大减，大便畅，心气较前平和，头部仍有微痛，夜寐仍差，舌红、苔薄略黄，脉沉弦。原方继服 20 余剂，病痊愈。随访半年未见复发。

【验方来源】　阎国章. 桃仁承气汤为主治疗脑外伤后头痛 11 例［J］. 天津中医，1990（1）：23.

按：桃仁承气汤为《伤寒论》中治疗血与热结于膀胱的瘀血症。其实该方不但是治疗下焦瘀血的良药，对于上焦及头部的瘀血症，也有很好的效果。本方既能行气活血、祛瘀通络，使身体气血循环旺盛，经脉瘀血自除，又能使清阳上升，浊阴下降，阴阳相合，疼痛自除。

行气活血汤

【药物组成】　川芎 20 g，赤芍 15 g，桃仁 12 g，红花 10 g，白芷 12 g，大黄 5 g，葱白 3 根，鲜姜 6 g，红枣 7 枚。

加减：损伤初期，头痛较重，夜间尤甚者，加大黄 10 g，三七粉（冲）5 g；伴耳鸣，烦躁易怒，少寐多梦者，加龙胆草 12 g；伴胸闷恶心，头痛如裹者，去赤芍，加清半夏 10 g，藿香、石菖蒲、苍术各 12 g，天麻 10 g；伴头晕，失眠多梦，乏力，短气，面色萎黄者，加党参 20 g，熟地黄、何首乌各 15 g，白芍、茯神各 12 g；瘀血日久，头痛反复发作者，加蜈蚣 3 条或水蛭 5 ~ 10 g。

【适用病症】外伤后头痛。症见反复发作性头痛，呈刺痛、胀痛或隐痛；伴头晕，失眠，健忘，舌质暗，脉弦细或弦涩。证属血瘀气滞，髓海失养者。

【用药方法】　每天 1 剂，水煎，分早、晚服。5 天为 1 个疗程。

【临床疗效】　本方治疗外伤后头痛 80 例，治愈（症状消失，能正常工作和生活）66 例，好转（症状明显减轻，仍时有头痛、头晕、乏力等）13 例，未愈（症状同前无改善）1 例。

【病案举例】　陈某，男，25 岁。外伤性头痛 3 天就诊。诊见：头痛如针刺样，疼痛固定，动则加剧，夜寐不安；头晕，舌质暗红、苔黄腻，脉沉弦。诊断为外伤后头痛。证属瘀血内阻，气机逆乱，髓海失养。治宜行气活血、化瘀止痛。予本方大黄加至 10 g（后下）。服药 5 剂后，疼痛大减，睡眠安；继服 3 剂而愈。

【验方来源】　王永清．行气活血法治疗外伤性头痛［J］．山东中医杂志，1999，18（3）：121．

按：颅脑外伤后，败血瘀结于脉络，脉络闭塞，阻滞清阳，气机运行不畅而致髓海失其濡养，引起头痛。病机关键在败血瘀滞，继而气机不畅。治疗重点以化瘀活血为主，佐以行气通络，方可气行血行，推陈出新，瘀血去而新血生，诸症状逐渐消除。

加味四物汤Ⅱ

【药物组成】 当归、川芎、生地、菊花、制香附、僵蚕、木瓜各 10 g，赤芍、白芍、天麻各 15 g，甘草 5 g。

加减：肝阳上亢者，加珍珠母 30 g，白蒺藜 15 g；肝火偏旺者，加龙胆草、黄芩各 10 g；血瘀明显者，加桃仁、炮山甲各 10 g，红花 6 g；痰湿阻滞者，加法半夏、陈皮各 10 g，砂仁 6 g；肾精不足者，加枸杞子、制何首乌各 15 g，女贞子 10 g；气血亏虚者，加制黄芪、阿胶各 15 g；头部抽掣疼痛者，加全蝎 5 g，地龙 10 g，蜈蚣 2 条；虚烦失眠者，加栀子 10 g，柴胡 6 g，酸枣仁 20 g。

【适用病症】 脑外伤后头痛。症见头痛头晕，痛如锥刺、固定不移，夜间多痛重；伴头晕，舌质紫暗，脉涩，证属瘀血阻滞，清阳不升者。

【用药方法】 每天 1 剂，水煎，分早、晚次服。14 天为 1 个疗程。

【临床疗效】 本方治疗脑外伤后头痛 58 例，经服药 1～3 个疗程，痊愈（头痛症状完全消失）37 例，显效（头痛症状明显改善）14 例，无效（治疗后头痛症状不减或加重）7 例。总有效率 87.93%。

【验方来源】 李双，赵阿林. 四物汤加味治疗脑外伤后综合征 58 例［J］. 浙江中医杂志，1999（8）：331.

按：头痛为脑外伤后综合征的主要症状之一。根据其脉络受损，瘀血阻滞，脑失所养，清阳不升，气血难以上注的病机，中医治疗以活血化瘀为主，佐以平肝潜阳。四物汤既能养血又能活血，佐以天麻、菊花、僵蚕平肝潜阳，清肝明目；芍药、甘草酸甘化阴，缓急止痛；木瓜调和肝脾；香附养血通络。诸药合用，共奏良效。

活血逐瘀汤

【药物组成】　赤芍 12 g，桃仁 9 g，红花 9 g，当归 15 g，川芎 9 g，牛膝 15 g，苏木 9 g，全蝎 6 g，大黄 10 g。

加减：前额痛者，加白芷 6 g；头顶痛者，加藁本 15 g；双颞痛者，加蔓荆子 15 g；心神不宁、多梦者，加龙骨、牡蛎各 15 g；头晕、心悸者，加远志 12 g，炒酸枣仁 24 g；四肢疲倦、精神萎靡者，加杜仲 12 g，枸杞子 20 g。

【适用病症】　外伤后头痛。症见头痛如刺，固定于颞额部；伴神情倦怠，精神萎靡，心烦不寐，舌质紫暗、苔薄黄，脉弦涩。证属外伤血瘀头痛者。

【用药方法】　每天 1 剂，水煎，分早、晚服。15 剂为 1 个疗程，可连续 1 ~ 3 个疗程。

【临床疗效】　本方治疗脑外伤性头痛 98 例，治愈（头痛及伴随症状消失，随访 1 年无复发）74 例，好转（头痛明显缓解，伴随症状大部消失）18 例，无效（头痛未减轻，伴随症状无改善）6 例。总有效率 93. 9% 。

【病案举例】　李某，女，32 岁。患者于 2 个月前因车祸撞伤头部，昏迷 30 min，被送入某医院，行颅脑 CT 等检查，以左额底脑挫裂伤收入院。给予止血、脱水及神经营养药物等治疗，病情稳定，一般情况日渐好转，但患者始终感到额和双颞部持续性胀痛，伴头晕、心烦、不寐。复查颅脑 CT 已正常，但头痛经多种药物治疗而不效。诊见：头痛如刺，固定双于颞、额部，神情倦怠，精神萎靡，心烦不寐，舌质紫暗、苔薄黄，脉弦涩。证属外伤血瘀头痛。治宜活血化瘀止痛。选本方加蔓荆子 15 g，龙骨、牡蛎各 15 g，远志 12 g。服 5 剂后，症状减轻；服 10 剂后，症状基本消失；继续用药1个疗程，头痛痊愈。随访1年未见复发。

【验方来源】 黄东源. 活血逐瘀汤治疗外伤性头痛98例［J］. 江苏中医，1999（11）：26.

按：外伤性头痛病位在头，瘀血是病之本。活血、逐瘀、行气、通络为治疗的基本大法。本方中赤芍、桃仁、红花、苏木、川芎活血祛瘀，疏经通络；牛膝破血通经；全蝎穿筋透骨，通络止痛；当归养血祛瘀；大黄活血，消瘀散结。全方配合，不仅祛血分瘀滞，又能行气分郁结，活血不耗阴，逐瘀又能生新。临床随证加味，可收到良好效果。

活血安神汤

【药物组成】 黄芪 30 g，丹参 15 g，蒲黄 15 g，延胡索 15 g，川芎 10 g，酸枣仁 15 g，夜交藤 30 g，龙骨 30 g，牡蛎 30 g，全蝎（研末冲）3 g，甘草 5 g。

加减：兼肝风上扰者，去黄芪，加白芍、钩藤、夏枯草、石决明；兼肝肾阴虚者，去黄芪，加枸杞子、女贞子、生地黄、麦冬；兼肾阳不足者，加淫羊藿、巴戟天、鹿角霜；兼痰湿上犯者，加石菖蒲、法半夏、陈皮、泽泻；前额痛者，加白芷、辛夷；头顶痛者，加蔓荆子；两侧痛者，重用川芎；枕部痛者，加葛根；伴眩晕恶心者，加陈皮、白术、泽泻；纳少者，加麦芽、鸡内金、山楂；脘腹作胀者，加佛手、大腹皮；便溏者，加薏米、茯苓；大便干结者，加麻仁。

【适用病症】 外伤后头痛。症见头痛经久不愈，头痛固定，痛如锥刺；舌暗，脉涩。证属瘀阻脑络者。

【用药方法】 每天1剂，水煎，分早、晚服。10天为1个疗程。

【临床疗效】 本方治疗头痛235例，痊愈（头痛症状完全消失，随访1年来见复发）40例，显效（头痛症状明显改善，1年内虽有复发，经服上述药物症状明显减轻）77例，有效（某些症状减轻）85例，无效（治疗后头痛症状不减或加重）33例。总有效率85.9%。

【验方来源】 刘祖贻，周慎，卜献春．活血安神汤治疗瘀阻脑络症235例总结［J］．湖南中医杂志，1996（1）：2.

按：本方药量大力专，能活血化瘀、潜阳安神、散风止痛，特别是对伴有失眠症状的脑外伤后头痛有良效。

活血通络汤

【药物组成】 当归、川芎、赤芍各15 g，红花、白芷、延胡索、地龙各10 g，全蝎3 g（研冲）。

加减：疼痛剧烈者，川芎可加至25 g，另加夏天无15 g；头昏目眩者，可加黄芪20 g，党参、阿胶各10 g；恶心呕吐者，加法半夏、生姜各10 g，甚者加代赭石15～30 g；失眠健忘者，加酸枣仁、枸杞子各15 g；耳鸣者，加磁石、龙骨、牡蛎各15～30 g。

【适用病症】 外伤后头痛。症见头痛持续，日久不愈，或反复发作，呈刺痛、钝痛、掣痛，痛处固定；舌质暗或紫暗、苔薄白，脉细或弦涩。证属瘀血阻络者。

【用药方法】 每天1剂，水煎，分早、午、晚服。10天为1个疗程。

【临床疗效】 本方治疗脑外伤后头痛60例，痊愈（停药后观察3个月，头痛消失，不再发作）47例，有效（服药后头痛明显减轻，或服药期间头痛消失，停药后观察3个月内复发）11例；无效（服药3个疗程头痛无明显改善）2例。总有效率96.6%。

【病案举例】 郑某，女，25岁。自述6年前被机器击伤头部，昏迷不醒，醒后头痛剧烈，在某医院诊断为重度脑震荡，住院治疗好转出院，旋即头痛复作。头痛程度随天气变化和情绪波动而增减，痛处固定，昼轻夜重，严重影响工作和睡眠，几经治疗而不效。诊见：患者表情痛苦，形瘦神疲，失眠多梦，眩晕耳鸣，舌绛少津，脉细数。证属瘀血阻络，阴血亏耗。治以活血通络为主，兼以滋阴养血安神。处方：川芎 25 g，当归、赤芍、枸杞子、酸枣仁、龙骨、牡蛎各 15 g，红花、延胡索、白芷、地龙各 10 g，全蝎 3 g，（研末冲服）。服 1 个疗程，头痛减轻；继用 2 个疗程，头痛消失。随访 1 年未复发。

【验方来源】 詹梅，龚家荣，管荣朝. 活血通络为主治疗外伤头痛60例临床观察［J］. 天津中医，1998（1）：26.

按：外伤头痛初期多实证，经投功专力雄之活血通络药物，往往取效迅速。但头痛日久，脏腑受损，清阳不升，气血亏耗，不能上荣于头，多表现为虚实夹杂之证候。治疗除活血通络外，还应根据患者体质情况、气血耗损程度，适当配伍补益气血之品。此乃标本皆治之法，值得师法。

脑　清　舒

【药物组成】 丹参、川芎、延胡索各 4 份，赤芍、远志、白芷各 2 份，全蝎、蜈蚣、僵蚕各 1 份。

【适用病症】 外伤后头痛。头痛、头胀，伴眩晕，失眠多梦，注意力不集中，烦躁，记忆力减退，精神萎靡，舌质暗或紫暗、苔薄白，脉弦或弦涩。证属瘀血阻络，气滞血瘀者。

【用药方法】 将上药分别烘干，研末，过 100 目筛，装胶囊备用。每次服 1 g，每天服 3 次，茶水送服。10 天为 1 个疗程。连用 3 个疗程。

【临床疗效】 本方治疗脑外伤后头痛 62 例，显效（用药后头痛及伴随症状完全消失）49 例，有效（头痛及伴随症状明显减轻，但在停药期间又有所加重）12 例，无效（头痛及伴随症状改善不明显）1 例。总有效率 98.4%。

【病案举例】 张某，男，44 岁。18 年前被树木击中头部，当时昏迷，而后遗下顽固性头痛。发作无规律，平时头疼痛尚可忍受，痛剧时头痛如裂，眼胀耳鸣，呕吐，烦躁不安，彻夜难眠。曾四处求医，反复检查，2 次腰穿、2 次 CT 检查均未发现异常，服多种西药等，效果欠佳，需长年服用去痛片，最多时 1 次服 10 片。来诊后嘱停服其他药物，给以脑清舒。当服第 1 次药后即感有效；服 1 个疗程后，头痛明显减轻；继服 3 个疗程，头痛及伴随症状基本消失。随访半年未见复发。

【验方来源】 程淑冉，孙娟，杨玉珍. 脑清舒治疗脑外伤后头痛 62 例［J］. 山东中医杂志，1995（5）：213.

按：头为诸阳之会、清阳之府。头部外伤后气血壅滞，瘀血阻滞头部经脉，导致头痛及一系列伴随症状，久之肝、脾、肾三脏气血失调，气滞血瘀，缠绵难愈。本方行气通络、活血化瘀、镇静止痛，临床用之疗效显著。

四藤消震饮

【药物组成】 钩藤 30 g，夜交藤 30 g，鸡血藤 30 g，丝瓜藤 10 g，酒炒大黄 9 g，当归尾 15 g，川芎 15 g，白芍 15 g，珍珠母（先煎）30 g，蜈蚣 1 条，桑叶 6 g，菊花 6 g，白蒺藜 9 g，石菖蒲 10 g。

加减：头痛较剧者，加全蝎、地龙；头晕较重者，加天麻、代赭石；纳谷不香者，加谷芽、山药；咽干口燥者，加生地黄、玄参；烦躁不安者，加秫米、磁石；畏寒者，加肉桂、熟附片；体倦乏力者，加黄芪、党参；恶心欲吐者，加旋覆花、竹茹；胸闷不畅者，加枳壳、青皮。

【适用病症】　外伤后头痛。症见头痛反复发作；伴体倦乏力，纳呆恶心，夜寐易梦，舌质红，舌边有瘀斑、齿印、舌尖有芒刺，苔白腻，证属气血瘀阻，风痰夹杂者。

【用药方法】　每天1剂，水煎，分早、晚服。

【临床疗效】　本方治疗脑外伤后头痛36例，显效（临床症状完全消失）26例，好转（大部分症状消失或显著减轻）9例，无效（症状无改善，甚至加重）1例。总有效率97.2%。

【病案举例】　朱某，男性，37岁，半年前不慎被拖拉机撞倒，头枕部着地受伤，当时昏迷约10 min，醒后头痛，当地医院诊为脑震荡，经治疗症状好转。3个月前来上海，自觉头部时有疼痛，且逐渐发作频繁，近1周来尤甚。诊见：伴体倦乏力，纳呆恶心，夜寐易梦，苔白腻，舌质红，舌边有瘀斑、齿印，舌尖有芒刺。诊断为外伤后头痛。证属脑络受损，气血瘀阻，风动痰升，心脾失调。治宜活血行瘀、祛风化痰，佐以益气、养心安神。予四藤消震饮加减：钩藤（后下）30 g，夜交藤30 g，鸡血藤30 g，丝瓜藤10 g，酒炒大黄9 g，川芎15 g，蜈蚣1条，桑叶6 g，菊花6 g，谷芽18 g，石菖蒲12 g，黄芪30 g，旋覆花（包）9 g。服药18剂，症状消失。随访半年未复发。

【验方来源】　刘洪宝. 四藤消震饮治疗脑震荡后遗症36例［J］. 上海中医药杂志，1997（9）：20.

按：四藤消震饮中，鸡血藤、当归尾、酒炒大黄活血行瘀；川芎、白蒺藜行瘀祛风止痛；白芍、桑叶、白菊、钩藤养血祛风，配以虫蚁之品蜈蚣及祛风活络的丝瓜藤，更增强搜风通络作用；夜交藤配珍珠母加强镇惊安神；石菖蒲化湿。诸药协同，共奏活血化瘀、祛风通络、镇静安神之功，对脑震荡后遗症有较好的疗效。

复方罗布麻汤

【药物组成】　罗布麻、野菊花、合欢皮、夜交藤各 30 g，茯苓 15 g，泽泻 10 g，生地黄 30 g，牡丹皮、炮穿山甲（代）各 15 g，皂角刺 10 g，延胡索 15 g，木瓜、当归各 10 g，玄参 30 g。

加减：头晕、视力模糊者，加枸杞子、女贞子；耳鸣、盗汗者，加炙鳖甲、炙龟板；血肿及手术后者，加制大黄、地鳖虫；恶心、呕吐、纳差者，加橘皮、竹茹、制半夏。

【适用病症】　脑外伤后头痛。症见头部呈针刺样痛，痛有定处或隐痛、空痛；伴头晕耳鸣，神萎失眠，恶心呕吐，纳差，盗汗，舌质红、有瘀斑，脉弦或涩。均有头部外伤史或颅脑手术史。证属瘀血阻络，并兼有阴虚阳旺之象者。

【用药方法】　每天 1 剂，水煎，分早、晚服。7 天为 1 个疗程，连服 1～4 个疗程。必要时可继续服用。

【临床疗效】　本方治疗颅脑外伤后头痛 42 例，治愈（治疗 1～4 个疗程后头痛及伴随症状完全消失，停药 6 个月后无复发）14 例，显效（治疗 5 周以上，不用药时有轻度头痛及伴随症状，但停药后 6 个月内可有较重症状复发，且需用药治疗）15 例，好转（治疗后头痛等症状有明显减轻，但 3 个月内仍需用药）12 例，无效（治疗 5 周以上头痛等症状无明显减轻，需改用它法治疗）1 例。总有效率 97.6%。

【验方来源】　马学民. 复方罗布麻汤治疗颅脑损伤后遗头痛［J］. 辽宁中医杂志，1998，25（12）：565.

按：作者用罗布麻作为主药，可平肝清热，有降火镇潜作用；炮穿山甲（代）、延胡索、皂角刺、当归、木瓜等既可活血止痛，又可疏通经络；野菊花、牡丹皮可清热平肝明目；玄参、生地黄养阴清热；茯苓、泽泻健脾渗湿，可以起到一定的利尿降颅压的作用；合欢皮、夜交藤可安神定志。养心安神，有利于疾病的恢复。

定遗方

【药物组成】　川芎、丹参各 30 g，当归、赤芍、桃仁各 12 g，蔓荆子 15 g，全蝎、红花、甘草各 6 g。

加减：兼气虚遇劳而发者，加党参、黄芪；兼血虚心悸者，加龙眼肉、何首乌；兼肝肾阴虚者，加枸杞子、女贞子、天麻；兼痰湿者，加法半夏、茯神、石菖蒲。

【适用病症】　脑外伤后头痛（脑震荡后遗症）。症见头痛，常因劳累或情绪波动而发作，所有患者都有头部外伤史。头痛多呈空痛、隐痛，痛不定处；伴有头昏，心悸失眠，健忘，神疲乏力，舌质紫暗或舌质红、苔薄白或薄黄，脉弦或弦细。证属中医瘀血阻滞脑窍者。

【用药方法】　每天 1 剂，水煎 2 次，分早、晚服。10 天为 1 个疗程，可连服 2 ~3 个疗程。

【临床疗效】　本方治疗脑外伤后头痛 48 例，其中服药最短者 5 天，最长者 3 个疗程，痊愈（头痛头昏及伴随症状消失，记忆力明显增强，随访半年未见复发）42 例，好转（头痛头昏症状明显减轻，伴随症状消失，发病次数明显减少，随访半年病情稳定）6 例。总有效率 100%。

【病案举例】　刘某，女，35 岁。1 年前因重物伤及头部，出现短暂意识丧失和呕吐，曾在某医院诊断为重度脑震荡，接受治疗 1 个月后出院。以后每因气候变化而出现头痛头昏，神倦，寐差，记忆力日渐下降，经期延长 4 ~7 天，每遇经期诸症状加剧。诊见：诸症状同前，舌尖红有瘀点，脉弦紧。诊断为脑外伤后头痛。证属外伤后瘀血阻滞脑窍。治宜活血化瘀、通络止痛。给予定遗方 10 剂后，头痛及伴随症状消失，睡眠、精神俱佳。随访 1 年未见复发。

【验方来源】 吴雪松，黄晓莉. 定遗方治疗脑震荡后遗症 48 例［J］. 新中医，1996（11）：45.

按：定遗方也是一首以活血化瘀、通络止痛为主的验方，临床应用时，随症状加减，可用于瘀血兼有气虚、血虚、肝肾阴虚或痰湿等多种证候的脑外伤后头痛。

化瘀通窍方

【药物组成】 化瘀通窍方是系列验方。

化瘀通窍Ⅰ号方组成：赤芍 15 g，地鳖虫 10 g，地龙 15 g，全蝎 10 g，川芎 15 g，麝香 0.5 g，鲜姜 3 片，老葱 10 g，黄酒适量。

化瘀通窍Ⅱ号方组成：赤芍 15 g，川芎 15 g，丹参 30 g，黄芪 30 g，地鳖虫 10 g，当归尾 10 g，麝香 0.5 g，藁本 10 g，细辛 4 g，阿胶 10 g，酸枣仁 15 g。

化瘀通窍Ⅲ号方组成：赤芍 15 g，川芎 15 g，丹参 20 g，地鳖虫 10 g，麝香 0.5 g，藁本 10 g，白芷 10 g，生地黄 10 g，玄参 10 g，天冬 10 g。

【适用病症】 脑外伤后头痛。症见头痛长久不愈，呈隐痛、刺痛等；伴头晕头重，目眩耳鸣，恶心呕吐痰涎，心悸失眠等。均有头颅外伤病史。其中化瘀通窍Ⅰ号方适用于脑外伤后 3 个月内，头痛较重、体质尚好的患者；化瘀通窍Ⅱ号方适用于脑外伤后时间较久，头痛同时伴有头晕、心悸、失眠，舌质淡紫，脉弱，证属气血虚弱者；化瘀通窍Ⅲ号方适用于脑外伤后 3 个月以上，或5个月内应用大剂量脱水药后，表现为阴虚明显者。

【用药方法】　每天1剂，水煎后去渣，再将黄酒、麝香入内，再煎沸，分早、晚服。化瘀通窍Ⅰ、Ⅱ、Ⅲ号方煎服法相同。

【临床疗效】　本组系列方治疗脑外伤后头痛68例，治愈（患者服药3天后头痛减轻，3周左右头痛可止，诸症状皆消，3年随访无发作）62例，有效6例。总有效率100%。

【验方来源】　何天良．化瘀通窍法治疗颅脑损伤性头痛68例临床观察［J］．光明中医杂志，1995（6）：14.

按：作者认为，颅脑损伤患者，因伤脑髓震荡，脉络受损，瘀血停滞于脑窍，而导致血行不畅，不通则痛，且“久病必虚”，病机不外乎虚、瘀二字。故应以化瘀通窍为主。方中重用地鳖虫，取其破瘀血以通经络；麝香辛温，气香芳烈，走窜，能开清窍，可通脉络之壅遏。并随证加减，或养气血，或生津滋阴，或化瘀、补益兼用，组成系列验方，化瘀血而不耗伤气血，味虽辛散燥烈而不至于耗伤阴津，从而瘀祛新生，脑络通畅，头痛可除。

祛瘀止痛汤

【药物组成】　川芎30 g，丹参15 g，桃仁10 g，红花10 g，赤芍10 g，三七末5 g（吞服），蜈蚣2条。石菖蒲10 g。

【适用病症】　外伤后头痛。症见外伤后头痛经久不愈，痛如锥刺；伴头晕明显，颜面色青，舌质紫暗，或见瘀斑、瘀点，脉弦或细涩。证属瘀血头痛者。

【用药方法】　每天1剂，水煎，分早、晚温服。可连服10～20天。

【临床疗效】　本方治疗此类瘀血头痛64例，痊愈（头痛消失）40 例，好转（头痛减轻，发作时间缩短或周期延长）22 例，无效（头痛症状无变化）2 例。总有效率 96%。

【病案举例】　任某，男，50 岁。1 个月前被重物砸中头部，当时即感头晕目眩，头皮轻度损伤。经某医院常规外伤处理后，1 周余自觉如常人。但 1 个月余后，左侧头部刺痛，且入夜尤甚。诊见：伴表情痛苦，颜面色青，舌质紫暗、边有斑点，脉细涩。诊断为脑外伤后头痛。证属瘀血阻络头痛。治宜活血祛瘀、通络止痛。方用自拟祛瘀止痛汤：川芎 30 g，丹参 15 g，桃仁 10 g，红花 10 g，三七末 5 g（吞服），蜈蚣 2 条，石菖蒲 10 g。服药 5 剂后有时有头痛，余症已除。守原方，石菖蒲加至 15 g，再服 3 剂病愈。

【验方来源】　孙海龙，郭丽杰，于立岩. 自拟祛瘀止痛汤治疗瘀血性头痛 64 例［J］. 黑龙江中医药，1995，4：34.

按：脑部外伤后，最易导致瘀血头痛。由于瘀血阻塞经络，气血不能通利，故应采用活血祛瘀、通络止痛治法。祛瘀止痛汤方中，有大队活血药，如川芎、丹参、桃仁、红花、三七、赤芍活血祛瘀，通络止痛；蜈蚣解痉止痛，石菖蒲气香开窍，这两味是方中必用之品，此点应注意。

解郁活血汤

【药物组成】　白芷 9 g，川芎 12 g，丹参 30 g，蔓荆子 9 g，钩藤 15 g，石决明 9 g，桃仁 12 g，红花 9 g，菊花 9 g，枳壳 12 g，柴胡 12 g，黄芩 12 g，甘草 3 g。

加减：头痛、头晕重者，可加延胡索、乳香、牡丹皮；恶心、呕吐者，可加姜半夏、生姜、竹茹；失眠多梦者，可加酸枣仁、五味子、远志。

【适用病症】　外伤后头痛（脑外伤后遗症）。症见头部刺痛，入夜尤甚，经久不愈，头晕明显；伴失眠，恶心，欲吐，善忘，舌质紫暗、边有瘀斑，脉弦。证属气郁血瘀者。

【用药方法】　每天1剂，水煎，分早、晚服。7天为1个疗程，可连服2~3个疗程。

【临床疗效】　本方治疗脑外伤后头痛60例，经服药2~5个疗程，痊愈40例。好转16例，无效4例，总有效率93%。

【病案举例】　胡某，女，25岁。车祸致脑外伤后遗症。诊见：头痛头昏，失眠健忘，恶心欲吐，健忘，舌质紫暗，脉弦涩。诊断为外伤后头痛。证属瘀血头痛。治宜活血化瘀、通络止痛。用本方加玄胡索、乳香、牡丹皮。服药7制后，头痛等症状消失。

【验方来源】　彭望松. 中药治疗脑外伤后遗症60例［J］. 湖北中医杂志，1995，17（1）：54.

按：脑外伤后遗症所致的头痛多为瘀血头痛，治疗应采取疏肝理气、活血化瘀的原则。方中桃仁、红花、川芎、丹参活血化瘀；黄芩、柴胡、枳壳疏肝理气；配以石决明、钩藤、菊花平肝息风、通窍明目；再配以白芷、蔓荆子止头痛；甘草调和诸药。诸药合用，达到通脉络、活气血、止疼痛的目的。

三　七　末

【药物组成】　三七末3 g。

【适用病症】　外伤后头痛。症见头痛、头晕明显，呈刺痛、空痛，痛如锥刺，入夜尤甚；伴失眠，多梦，记忆力减退，精神不振，舌质暗红，边有瘀斑，脉沉弦。证属瘀血阻滞经络者。

【用药方法】　每次服3 g，早晚各1次，温水冲服，空腹时服效果最佳。7天为1个疗程，可连用2~3个疗程。

【临床疗效】 本方治疗脑外伤后头痛 60 例，痊愈 24 例，显效 16 例，好转 12 例，无效 8 例。总有效率 86.7%。

【验方来源】 戴能道．三七末治疗脑震荡后遗症 60 例［J］．河南中医，1997，17（4）：43.

按：三七味甘，微苦，性温，无毒，《本草纲目》上载本药的主治为“止血散血定痛，金刃箭伤跌扑杖疮血出不止者，嚼烂涂，或为末掺之，其血即止”。三七有止血散瘀、消肿定痛的功效，在临床上用途广泛，特别是外伤后各种瘀血证，能止血而不留瘀，祛瘀而能生新。因此作者用三七末治疗脑外伤后头痛，也是有据可循的。不过本药孕妇忌服，对于合并有血虚、血热妄行者的头痛也应慎用。

颅伤愈震汤

【药物组成】 当归尾 9 g，桃仁 12 g，天麻 9 g，细辛 6 g，白芷 9 g，地鳖虫 9 g，地龙 9 g，制半夏 9 g，木香 6 g，茯苓 15 g。

加减：头痛甚者，加藁本、蔓荆子、川芎；头晕甚者，加钩藤、石决明、菊花；伴耳鸣耳聋者，加磁石、石菖蒲；伴抽搐者，加白蒺藜、钩藤；恶心呕吐明显者，加竹茹、代赭石；伴心烦失眠者，加合欢皮、夜交藤、远志；伴心悸者，加龙骨、牡蛎；伴大便秘结者，加火麻仁、大黄。

【适用病症】 脑外伤后头痛。症见头痛、心烦、失眠、耳鸣，时而头昏、嗜睡，舌暗苔白腻，脉弦滑。证属痰浊血瘀，阻卡脑窍者。

【用药方法】 每天 1 剂，水煎，分早、晚服。18 天为 1 个疗程，2 个疗程之间可停药 3～4 天。

【临床疗效】 本方治疗脑外伤后头痛 36 例，痊愈（治疗 2

个疗程，脑外伤后残存体征全部消失，恢复工作生活如常人，连续观察3个月以上症状无复发）23例，显效（治疗2个疗程，遗留症状明显减轻，能参加部分工作）7例，有效（服药2个疗程，某些症状减轻，仍不能参加工作）4例，无效（治疗2个疗程，症状体征无改变）2例。总有效率93.4%。

【病案举例】　孟某，女，36岁。3个月前车祸，造成头颅损伤，当时昏迷约40 min，苏醒后头痛、呕吐较为剧烈，急送本市省级医院脑外科救治。经脑超声波连续观察无血肿波显示；腰椎穿刺脑脊液压力增高，呈淡红色。初步诊断为轻度脑挫裂伤。住院经1个月观察治疗，患者未再出现昏迷，头痛、呕吐明显减轻。出院后经常心烦、失眠、耳鸣，时而头昏、头痛、嗜睡。服B族维生素、谷维素等药2个多月，前述症状仍不减轻。诊见：神志清楚，精神欠佳，语言清晰，对答确切，神经系统无阳性体征。诊断为轻度脑挫裂伤后综合征。证属痰浊血瘀，阻于脑络。治以活血化痰、息风通络止痛为法。予颅伤愈震汤加减：茯苓30 g，远志15 g，石菖蒲15 g，钩藤12 g，天麻12 g，地龙9 g，灵磁石30 g（先煎），地鳖虫9 g，制半夏9 g，桃仁9 g，广木香6 g，细辛6 g。服药9剂后，自诉头昏、头痛消失。再服9剂，心烦失眠好转。方药对症，继续服用9剂，患者精神明显好转，嗜睡、耳鸣消失。

【验方来源】　郭景周. 颅伤愈震汤治疗脑伤后头痛头晕诸症36例［J］. 北京中医，1995（5）：36.

按：现代医学认为，脑震荡后，脑组织有充血、水肿，甚至点状出血。显微镜下可见局部皮层神经元出现缺氧变性及染色质溶解。本方取地鳖虫、地龙破血逐瘀，息风通络；桃仁、当归尾活血通窍；白芷、细辛祛风止痛；制半夏降逆止呕；天麻为治眩晕要药；茯苓养心安神；另佐木香行气止痛，增大活血散瘀之力，共达定晕止痛、降逆止呕、醒脑安神之功效。本方可增强血液循环，扩大供氧，吸收凝血块及坏死组织，恢复变性脑细胞，使头痛、头晕等症状得以缓解。

疏风活血汤

【药物组成】　当归 10 g，川芎 10 g，生地黄 10 g，赤芍、白芍各 10 g，木香 10 g，防风 10 g，白芷 8 g，苏木 8 g，荆芥 6 g。

加减：寒冷季节，加羌活、桂枝，重用白芷至 15 g；温热季节，加芦根、黄芩；颜面部肿胀明显者，加车前草、茯苓皮；眼部角膜血瘀者，加炮穿山甲（代）、桃仁、红花；神疲乏力者，加黄芪、太子参；纳差恶心者，加山楂、炒谷芽、炒麦芽、姜半夏；口苦目赤、头昏脉弦者，加天麻、钩藤、龙胆草。

【适用病症】　外伤后头痛。症见头痛头昏，痛有固定处，痛如针刺；多伴有目眩，耳鸣，纳差，健忘，痛剧时恶心呕吐，舌红、苔白、有瘀点瘀斑，脉弦或涩。证属风瘀阻络者。

【用药方法】　每天 1 剂，水煎服。10 天为 1 个疗程。

【临床疗效】　本方治疗外伤后头痛 86 例，治愈（头痛及伴随症状消失）62 例，显效（头痛消失，时感头昏或血肿机化不退）19 例，好转（头痛基本消失，仍感头昏，劳累后头痛复发）4 例，无效（头痛及伴随症状无任何好转）1 例。总有效率 98.7%。

【病案举例】　施某，男，38 岁。头部被击伤，出现肿痛 2 h 来诊。诊见：神清，左眼眶及左面颊肿胀明显、压痛，左眼眶周围瘀斑，左眼角膜充血；舌质红，脉细涩。诊断为外伤后头痛。证属风瘀阻滞脑窍。治宜疏风活血、通络止痛。方用疏风活血汤加羌活 6 g，车前子 12 g，赤小豆 12 g，密蒙花 9 g，三七末 3 g（吞服）。服药，5 剂后，头痛全部消失，肿胀减退角膜充血减轻。再进上方5剂，全部症状消失。随访1年左右无复发。

【验方来源】 周电刊. 疏风活血汤治疗外伤性头痛86例［J］. 浙江中医学院学报，1992，16（4）：17.

按： 本方多用于脑外伤后，以头痛为主要症状者，证属风瘀阻滞脑窍。方中当归、川芎、赤芍、白芍以活血化瘀为主，配伍生地黄，即为四物汤，既可活血，又可养血；防风、白芷、苏木、荆芥疏风止痛；木香行气活血。诸药相合，瘀去，风消，头痛可止。

祛痰化瘀通络汤

【药物组成】 苍术10 g，白芥子30 g，威灵仙30 g，川芎15 g，当归10 g，地龙、全蝎各6 g（研冲），陈皮10 g，黄芪15 g。

加减：前额头痛者，加白芷15 g；颠顶头痛者，加藁本15 g；枕部头痛者，加蔓荆子10 g；疼痛与经络关系不明显者，加细辛3 g。

【适用病症】 外伤后头痛。症见头痛头晕，恶心呕吐，耳鸣，无力，舌暗、苔薄白或白腻，脉弦细或弦滑。证属痰浊血瘀，阻滞脑络者。

【用药方法】 每天1剂，全蝎、地龙研末吞服，其余药物水煎，分早、晚2次服。治疗30～40天。

【临床疗效】 本方治疗脑外伤后头痛50例，痊愈（头痛、头晕等症状消失，神经系统检查无阳性体征，恢复正常工作）44例，好转（头痛、头晕症状基本消失或减轻，遗留记忆力差，无力，生活能自理）6例。一般用药6剂以后开始见效。

【验方来源】 盛子敬. 祛痰化瘀通络汤治疗脑震荡后遗症50例［J］. 山东中医杂志，1994（2）：66.

按：脑外伤后瘀血阻于上，致气机阻滞，清阳失升，浊阴失降，不通则痛；伤后瘀阻气滞，易聚无形之痰。故痰瘀交阻，络气不通，颇合本病的病机。治宜祛痰化瘀通络法。方中的苍术能燥湿而宣化痰湿；白芥子辛温气锐，性善走散，能豁痰利气、宽胸膈、通经络；威灵仙性温，能通行十二经，能消痰逐饮、行气化滞、通经止痛；全蝎、地龙搜剔经络之风痰。诸药合之，功擅祛痰化瘀、通络止痛，对病机属痰瘀交阻、络气不通者有卓效。然本方总嫌辛燥，阴虚内热者不宜用之。

二、中气不足证

益气升阳汤

【药物组成】　黄芪 50 g，党参 20 g，白术 20 g，升麻 10 g，柴胡 12 g，当归 12 g，天麻 15 g，丹参 30 g。

加减：伴目眩耳鸣、腰膝酸软者，加枸杞子、山茱萸、杜仲；伴遇风寒痛甚者，加藁本、白芷、细辛；伴心悸健忘失眠者，加远志、酸枣仁、柏子仁；伴四肢麻木者，加川芎、木瓜、白芍；伴偏瘫者，加地龙、牛膝、桑寄生。

【适用病症】　外伤后头痛。症见头空痛，视物朦胧，四肢不温，大便溏，纳差，舌淡苔白，脉沉细。证属中气不足，血不上营，清窍失养者。

【用药方法】　每天 1 剂，水煎，分早、晚服。15 天为 1 个疗程。

【临床疗效】　本方治疗脑外伤后头痛 35 例，显效（头痛及伴随症状消失，舌脉正常，停药后 1 年内未复发）18 例，有效（头痛明显减轻，舌脉正常；或者头痛停止，但停药后又出现头痛，再用药又可控制症状）15 例，无效（头痛及伴随症状经服药 15 天后无明显缓解）2 例。总有效率 94.3%。

【病案举例】 易某，男，49 岁。患者工作时，被硬物打伤头部，昏迷一个半小时，经治后头痛如针刺，呈闪电状，纳差乏力，心悸失眠多梦，四肢麻木，经服用活血化瘀药 50 余剂，闪电状头痛消失。停药 20 天后，头空痛，视物朦胧，四肢不温，大便溏，纳差，住我院治疗。证属中焦气虚，清窍失养。治宜益气升阳、健脾补中。用基本方加远志、酸枣仁、柏子仁各 12 g。服 2 个疗程，头痛明显缓解；继用基本方研蜜炼为丸，服用 2 个疗程，头痛痊愈。随访 1 年未见复发。

【验方来源】 龙青锋．益气升阳法治疗脑外伤后遗症头痛 35 例［J］．湖南中医杂志，1996（4）：33.

按：《医宗金鉴》："头为诸阳之首，位居至高，内涵脑髓，脑为元神之府。"作者认为脑外伤后遗症头痛，伤初瘀血为患，病至后期多因医者通窍祛瘀太过而耗伤正气，或素体脾胃虚弱，或因外伤失血太多，故病变后多正气受损，尤其是中焦虚弱，气血生化无源，脑为精灵之府，最需要气血充养。所以本方以健脾胃建中阳、强化后天为法，立益气升阳之剂，使脾胃健旺、营气通达，清阳升腾不竭，头痛自可获愈。

加味补中益气汤

【药物组成】 黄芪 15 g，人参 10 g，当归 10 g，炒白术 10 g，陈皮 6 g，升麻 6 g，柴胡 6 g，炙甘草 5 g。

加减：血瘀者，加乳香、没药、三七；陈旧伤者，加郁金、地龙、地鳖虫；头痛头晕甚者，加菖蒲、薄荷、川芎；失眠者，加炒酸枣仁；纳差者，合平胃散；合并头颅骨折者，加续断、骨碎补、合欢皮；肢体偏瘫、萎软无力者，加淫羊藿、紫菀、苍术。

【适用病症】　外伤后头痛。症见头痛头晕，恶心呕吐，体乏无力，纳差，舌淡苔白，脉细。证属中气不足，清窍失养者。

【用药方法】　每天1剂，水煎，分早、晚服。10天为1个疗程。

【临床疗效】　本方治疗脑外伤后头痛74例，痊愈（症状完全消失，记忆力恢复，随访无其他不适感，2年以上无复发）35例，显效（症状明显好转，骨折愈合，临床体征无进行性加重）37例，有效（服药后症状体征有改变）2例。总有效率100%。

【验方来源】　侯守谦，焦玉花. 补中益气汤加味治疗脑震荡后遗症［J］. 中医正骨，1996（6）：46.

按：补中益气汤出自李东垣《脾胃论》，方中黄芪为君，补益中气，升阳固表；辅以人参、甘草、白术益气健脾；佐以陈皮理气；当归养血；用少量柴胡、升麻助君药以升提下陷之阳气。全方合用，有益气升阳、调补脾胃之功效。而脾胃为气血生化之源，气血生化充足，清气上升头目以助脑髓的充盈和恢复，亦有助于脑室瘀血的消除。正复邪气自去，乃治本之法，可以久服。

三、肝肾亏虚证

脑　康　汤

【药物组成】　天麻9 g，杜仲15 g，钩藤（后下）10 g，川芎9 g，当归9 g，生地黄15 g，熟地黄15 g，白芍15 g，泽泻10 g，煅磁石（先煎）10 g，黄芪9 g，党参9 g，茯苓9 g，白术9 g，炙甘草3 g。

加减：如伴颅内高压、脑水肿，表现为头晕欲仆、头痛昏蒙者，加郁金、石菖蒲、枳实；伴心悸失眠、心神不安者，加龙齿、琥珀粉、柏子仁、远志等。

【适用病症】　脑外伤后头痛，包括颅内血肿清除术后、脑挫裂伤病情稳定后吸收期、脑震荡等。症见头痛眩晕，头重昏蒙，耳鸣耳聋，失眠健忘，肢麻震颤等，舌质红、苔薄黄，脉弦数或弦涩。证属肝肾阴虚，肝阳上亢，气血瘀滞者。

【用药方法】　每天1剂，水煎，分早、晚温服。

【临床疗效】　本方治疗脑外伤后头痛20例，疗效良好。

【病案举例】　杨某，女，21岁。发现双乳泌乳1个月，并伴头痛、头晕。检查：幼小乳房，挤压乳头时可见白色乳汁溢出，腋、阴毛稀疏；内分泌检测泌乳素、黄体酮均高于正常；头颅侧位拍片检查提示：蝶鞍扩大、后床突骨质稀疏。头颅CT增强扫描示：垂体瘤。治疗行“垂体瘤囊内切除术”。手术后病情稳定，1周后伤伤口拆线，愈合良好。但患者手术前头痛、头晕之症状有增无减。诊见：面色不荣，素日头痛且胀，失眠心悸，潮热盗汗，月经不调，舌红苔少，脉弦数。诊断为颅脑损伤后头痛。证属肝肾俱损，阴血亏虚，肝阳上亢所致的头痛、头晕。治宜滋养肝肾、平肝降逆。选用基本方加龙齿15 g，栀子10 g，郁金10 g，枳实6 g。服药2个月后，诸症状皆平。遂将上方加倍量制成丸剂，以固疗效。3个月后随访，头痛、头昏未发作。

【验方来源】　徐浚. 自拟脑康汤治疗颅脑损伤头痛的体会［J］. 甘肃中医，1997，10（1）：30.

按：本方具有补益肝肾、平肝潜阳、活血降逆之效，主要适用于颅内血肿清除术后、脑挫裂伤病情稳定后吸收期，或脑震荡后，以头痛、头晕为主要临床表现者，证属肝肾阴虚，肝阳上亢，气血瘀滞。本方在临床应用过程中，不仅可明显改变患者的临床症状、体征，而且无胃肠道小适、过敏等不良反应。不过在服药期间，应忌辛辣、肥甘发散之品，同时调情志，节房事。

通窍养血汤和补肾健脑汤

【药物组成】　通窍养血汤组成：白芷、桃仁、红花、生姜、大枣、赤芍、枳实各 10 g，当归尾、川芎、地龙、天麻、石菖蒲、远志各 15 g，黄芪 30 g。

补肾健脑汤组成：熟地黄 20 g，山茱萸、山药、枸杞子、制何首乌、菟丝子、当归各 15 g，党参、黄芪、夜交藤各 30 g，酸枣仁、炙甘草各 10 g。

加减：如头痛甚者，加制乳香、制没药、延胡索各 10 g，或僵蚕、全蝎等虫类药；若眩晕明显，伴气血虚者，重用黄芪至 60 g，加柴胡 12 g；若头晕且重如裹者，加胆南星、法半夏各 10 g，白术、石菖蒲各 15 g；若眩晕、呕吐、胸闷纳呆、体胖湿盛者，加竹茹、姜半夏、瓜蒌各 10 g，茯苓 15 g；眩晕头胀、抽搐者，加钩藤、僵蚕各 10 g；后期头晕、健忘、记忆力减退者，必须加用淫羊藿、龟板胶、鹿角胶、狗肾等补肾之品。

【适用病症】　脑外伤后头痛（脑外伤后综合征）。初期症见头部剧痛，时如针刺刀割，固定不移，入夜尤甚，眩晕欲仆，需平卧才能缓解；伴恶心欲呕，嗜睡多梦，昏沉，倦怠乏力，舌淡紫、苔白，脉弦细涩。证属痰瘀阻滞清窍，血虚不能荣窍者。

后期症见头晕，记忆力减退，失眠多梦，健忘，心悸，情绪不安，舌淡苔白，脉沉弱无力。证属肾虚精亏者。

【用药方法】　每天 1 剂，水煎，分早、晚服。初期治以通窍养血汤，后期治以补肾健脑汤。

【临床疗效】　本法治疗脑外伤后综合征 52 例，痊愈（诸症状消失，1 年内未复发，能正常生活和工作）38 例，显效（自觉症状明显减轻，基本能正常生活和工作）8 例，好转（症状减轻，有时复发，有部分劳动能力）4 例，无效（症状和体征无变化）2 例。总有效率为 96.15%。其中对头痛、恶心等主要症状的有效率为 100%，对眩晕、失眠、多梦、昏沉等症状的有效率为 93%，对记忆力减退、健忘等症状的有效率为 91%。

【病案举例】　李某，女，31 岁。自述于 10 天前车祸，碰撞右侧太阳穴处，当即昏迷短暂，醒后即感头剧痛难忍，眩晕欲仆，不能站立，必须平卧，频频欲呕。被旁人抬入县医院急救，脑电图示中度异常。住院治疗 1 周，采取对症和支持疗法，治疗效果不佳。诊见：精神不振，面色萎黄，着急焦虑；头昏重剧痛，时如针刺刀割，以右侧头部为甚，有时头晕欲仆，需平卧才能减轻；恶心呕吐，昏沉多梦，食欲减少，倦怠乏力，舌淡紫、苔白，脉弦细涩。诊断为脑外伤后综合征（脑外伤后头痛）。证属肾虚髓伤，气血不足，瘀痰痹阻。治宜补肾养髓、益气活血、化痰通络。方用通窍养血汤加减：白芷、桃仁、赤芍、枳实、地龙各 10 g，柴胡、当归、远志各 12 g，川芎、生地黄、熟地黄各 15 g，黄芪 30 g。6 剂。复诊：药后头痛减轻，恶心消失，自觉有一块凉石在右侧太阳穴处，整天昏沉，多梦，精神不佳，舌淡略紫、苔白腻，脉沉细涩。继用上方药加桂枝 10 g，干姜、天麻各 15 g，米酒 250 g。8 剂。三诊：服药后头痛消失，头晕、凉石块感觉减轻，头脑较清醒，精神较好。以上方加减，再服 20 剂。患者自觉有轻微头晕，多梦，健忘，记忆力减退。复查脑电图正常。改用补肾健脑汤加减，共服药 60 剂，头晕等症状消失。随访至今，体健无恙。

【验方来源】　周红，杨建平. 中医药治疗脑外伤后综合征 52 例［J］. 成都中医药大学学报，1997，20（4）：27.

按：作者认为，脑外伤引起的头痛、眩晕，病位应在“元神之府”——脑（肾髓），血瘀脑络、精血受损是脑外伤后头痛的基本病理变化。其中肝肾亏虚、气血亏虚为本，血瘀阻络为标病变初期以血瘀为主，治疗应采用病变初期以血瘀为主，治疗应采用调畅气血、化瘀通络之法，选用自拟通窍养血汤治疗；而病变后期，因其精血受损，须补肾养髓，故选用自拟补肾健脑汤治疗。作者根据脑外伤后头痛的不同时期病机变化的特点，组成不同的方剂，并随症加减，在临床上灵活应用，取得了良好的疗效。

全补血方

【药物组成】 熟地黄、山茱萸、山药、当归、黄芪、党参、白术、茯苓、桂枝、熟附子、赤芍、牡丹皮、川芎、桃仁、红花、泽泻、怀牛膝、柴胡、枳壳、桔梗、升麻、陈皮、甘草。各味药量均在 9 g ~ 15 g 增减，重用时可至 30 g。

加减：若肾虚较著者，重用熟地黄、山茱萸、怀牛膝；偏阳虚者，重用桂枝、熟附子（先煎 30 min）；偏阴虚者，重用牡丹皮、赤芍；脾虚较著者，重用党参、黄芪、白术；血瘀较著者，重用当归、川芎、桃仁、红花，酌加全蝎、蜈蚣、地龙、僵蚕虫类搜剔解经通络之品，止痛效佳；痰湿较著者，重用茯苓、泽泻、陈皮；气郁较著者，重用柴胡、枳壳、桔梗。

【适用病症】 外伤后头痛。症见头痛头晕，记忆力差，睡眠差，恶心呕吐，腰膝酸软，体倦乏力，舌质淡、苔白腻，脉滑濡。证属脾肾两虚，痰浊血瘀者。

【用药方法】 每天 1 剂，水煎，分早、晚服。连服 15 天为 1 个疗程，每个疗程之间可酌停 2 ~3 天后继服。亦可用血府逐瘀汤（当归、赤芍、川芎、生地黄、桃仁、红花、牛膝、柴胡、桔梗、枳壳、甘草）水煎液送服金匮肾气丸、补中益气丸各 1 ~2 丸，每天 2 次。

【临床疗效】 本方治疗脑外伤后头痛 66 例，均治愈（头痛作，遇劳倦、情志、外邪诸因刺激，亦未诱发）。其中服 15 剂治愈 8 例，服 30 剂治愈 16 例，服 45 剂治愈 19 例，服 60 剂治愈 15 例，服 90 剂治愈 6 例，服 100 剂治愈 1 例，服 120 剂治愈 1 例。

【验方来源】　张金钟，李伟．金补血方治疗脑外伤后头痛眩晕 66 例［J］．陕西中医，1997（9）：399.

按：本方由金匮肾气丸、补中益气汤、血府逐瘀汤三方化裁而成，堪称大方，但大而不杂，有法有度。金匮肾气丸合补中益气汤补肾健脾、养精益气、祛痰除湿，血府逐瘀汤活血化瘀、行气解郁，同时还将滋阴与祛湿、扶阳与泻火、益气与行气并行，实为协同增效的用药法度，实践证明其功彰著。

高血压性头痛验方

镇　首　丸

【药物组成】　白芍、桑叶、荷叶、地锦草、葛根各 30 g，菊花 20 g，石决明、天麻、当归、蔓荆子、磁石、白芷、川芎各 15 g，威灵仙 12 g，细辛、薄荷各 7 g。

【适用病症】　高血压性头痛。症见头痛，颜面潮红，目赤口干，心烦懊恼，小便黄，大便干结，舌红、苔黄，脉弦数。证属肝阳上亢，肝郁化热。或外感风热所致的头痛。

【用药方法】　诸药研末，制成水丸，每次服 10 g，每天服 2 ~4 次。10 天为 1 个疗程。1 个疗程未愈者，间隔 5 天，再行下 1 个疗程。亦可按原方剂量作为汤剂服用。

【临床疗效】　本方治疗头痛 70 例，痊愈（头痛消失，脑血流图检查正常）49 例，好转（头痛减轻，发作次数减少，发作间隔时间延长，脑血流检查较治疗前有改善）14 例，无效（头痛症状及血压无变化）7 例。

【病案举例】　高某，男，56 岁。头痛 10 余年，头痛而胀，或抽掣而痛，严重时头痛如裂，特别是两太阳穴及前额痛甚，颜面潮红，目赤口干，心烦懊恼，小便黄，大便干结。诊见：伴恶心呕吐，下肢疲软无力，舌红、苔黄，脉弦数。血压 28.6/16 kPa。诊断为高血压病，高血压性头痛。证属肝阳上亢，风动于内，而淫于首。治宜镇肝息风、清热通络。服镇首丸 4 个疗程。头痛症状消失，测血压正常，脑血流复查正常。随访年余未复发。

【验方来源】　齐洪波．镇首丸治疗头痛 70 例［J］．新中医，1999（8）：42.

按：本组患者有一半以上为高血压病患者。高血压病最常见也最容易被忽视的症状就是头痛。其证型一般为肝阳上亢者多，或为肝郁化热，因此治疗高血压性头痛，应以镇肝息风为主。镇首丸中白芍、石决明、天麻、磁石、地锦草、蔓荆子镇肝息风，清热凉血；葛根、白芷、当归、川芎活血化瘀，疏通经络；细辛、威灵仙宣通以止痛；桑叶、荷叶、菊花、薄荷轻清走上，清头目，开脑窍，泄热以止痛。不过，高血压病患者的降压治疗一定要正规、可靠，不可偏废。

活血平肝汤

【药物组成】　川芎 15～45 g，赤芍、白芍各 10～20 g，桃仁、红花各 10 g，川牛膝 10～15 g，菊花 10 g，钩藤 30 g（后下），白蒺藜 15 g，天麻 6 g，石决明 30 g（先煎）。

加减：偏于火盛，症见口渴口臭、便血、大便干结者，川芎用量宜小，可去天麻、石决明、钩藤等，合用龙胆泻肝汤，甚则加入生大黄 6 g（后下），赭石 15 g，以泻火平肝，凉血止血；偏于阳亢，眩晕明显、耳鸣、手足震颤者，川芎用量不可过大，并加入地龙、珍珠母等，以平肝清热，息风镇痉；胸闷憋气，胸胁胀痛者，去石决明，白芍等，加香附、郁金、玄胡索、川楝子、瓜蒌等，以镇肝宽胸，理气止痛；头痛甚者，川芎用量宜大，适当加入虫类搜逐之品，如全蝎、蜈蚣、地鳖虫等；头晕健忘、不寐多梦者，加何首乌、枸杞子，熟地黄、酸枣仁等，以养心安神，益肾平肝。

【适用病症】　高血压性头痛。症见头痛，呈搏动性，随情绪波动而变化；伴头晕耳鸣，头重脚轻，心烦易怒，失眠，口干苦，舌质红或淡红，脉弦。一般均有高血压病史。证属肝阳上亢，瘀血阻络者。

【用药方法】 每天1剂，水煎2次，分早、晚服。10天为1个疗程。

【临床疗效】 治疗高血压性头痛57例，基本治愈（头疼消失，血压降至正常，随访3个月内未复发）29例，显效（头痛消失，血压下降，3个月内头痛义复发）16例，有效（头痛减轻）10例，无效（头痛、血压均不好转）2例。总有效率96.8%。服药最少3剂，最多56剂，一般服药6剂头痛基本消失。

【病案举例】 李某，男性，47岁。5年前体检发现“血压偏高”，但未系统诊治。由于事务繁忙，半月来头痛，屡服西药不效而来诊。诊见：头痛呈搏动性，头晕耳鸣，头重脚轻，心烦易怒，失眠，口干，舌质红，苔薄白而干，脉弦有力。当时测血压为22/13 kPa，心肾及神经系统检查无阳性体征，心电图大致正常，血糖4.2 mmol/L。诊断为高血压病，高血压性头痛。证属肝阳上亢，瘀血阻络。治则为平肝潜阳、活血通络。给予活血平肝汤加减：钩藤（后下）、石决明（先煎）、珍珠母（先煎）各30 g，菊花、桃仁、红花各10 g，白蒺藜、川芎、川牛膝、白芍各15 g，天麻6 g。服药3剂头痛减轻，6剂消失，血压降至正常。嘱其调情志，节饮食。随访3个月未复发。

【验方来源】 路杰云．活血平肝法治疗高血压头痛57例［J］．黑龙江中医药，1995（4）：30.

按：临床上，高血压性头痛多为肝阳上亢，肝火上炎，气血充盈头部，气血上行而不下达，瘀血阻滞而致。治疗应以活血平肝为主。方中首选川芎，以其“辛温外散，性善疏通，能上行头面，外达肌肤，行气活血，散风止痛”，为治头痛要药，合桃仁、红花、赤芍等活血通络止痛；菊花、钩藤、石决明、天麻等平肝潜阳，防治气血上行头部，并佐制川芎，不致煽动；同时以白芍柔肝缓急，收敛和血；川牛膝引血下行，使川芎升散不能太过。诸药合用，共奏活血平肝之功，使气血通达，头痛自止。但中药尚不能代替降压治疗，必须正规进行西医降压治疗。

清热化痰汤

【药物组成】　黄连、胆南星、天竺黄、川芎、延胡索、地龙、夏枯草、牛膝、女贞子、龙骨、牡蛎。处方剂量和加减，可随临床症状、辨证的不同而变化。

【适用病症】　高血压性头痛。症见头痛而胀，每当低头俯身或屏气时头痛加重，头痛与情绪波动、血压变化有关；舌质红，苔薄黄，脉弦或弦滑或弦数。证属肝肾不足，肝阳上扰者。

【用药方法】　每天 1 剂，水煎 2 次，药液混合后分早、晚温服。3 周为 1 个疗程。

【临床疗效】　本方治疗头痛 86 例，治愈（头痛症状消失）22 例，显效（治疗后头痛次数减少，疼痛减轻）26 例，有效（治疗后头痛程度减轻，但每当情绪激动则头痛发作，舌象、脉象均有好转）26 例，无效（治疗后头痛症状改善不明显）10 例。

【病案举例】　李某，男，57 岁。1993 年前经某医院确诊为脑动脉硬化，平素血压高，喜饮酒。经常头晕、头痛，晨起头胀痛，近 2 天加重而就诊。诊见：伴耳鸣，记忆力减退，便秘，偶有肢体麻木，舌质红、苔黄腻，脉弦细。血压 16.5/12 kPa，胆固醇 6.5 mmol/L，三酰甘油 2.6 mmol/L。诊断为高血压病，高血压性头痛。证属肝肾阴虚，痰瘀阻络。治宜清肝泻火、平肝潜阳、滋补肝肾、化痰通络。用清热化痰汤基本方重用女贞子、龙骨、牡蛎、黄连、夏枯草、胆南星。共服 35 剂，头痛痊愈，复查胆固醇 4.5 mmol/L、三酰甘油1.7 mmol/L。随访 1 年头痛未发作。

【验方来源】 刘天胤，吴树有，杨卫霞. 清热化痰法治疗 84 例头痛的临床观察［J］. 黑龙江中医药，1998（2）：17.

按：高血压性头痛多见于中老年人，以肝肾阴虚为本，加之脑络瘀滞，故本方以补肾药为君，清热化痰药为臣，佐以活血通络之药。诸药合用，可补肝肾，清痰热，通经络，头痛止。

加味血府逐瘀汤

【药物组成】 当归、桃仁各 10 ~ 15 g，红花、牛膝各 6 ~ 12 g，川芎、赤芍各 9 ~ 12 g，生地黄 15 ~ 20 g，枳壳、桔梗、柴胡、甘草各 5 ~ 10 g。根据临床辨证施治所需，剂量与原方可略有改变。

【适用病症】 高血压性头痛。症见头痛，常位于额颞部，呈昏痛、胀痛，午前为重，情绪改变则症状加重；伴有眩晕欲仆，手指发麻，视物昏花，耳鸣失聪，或有心烦、易怒、寐差，血压高，舌有瘀点或瘀斑，舌下脉络瘀血或粗紫，脉多脉，或弦涩而数。证属血瘀化风者。

【用药方法】 每天 1 剂，水煎，分早、晚服。7 ~ 10 天为 1 个疗程。

【临床疗效】 本方治疗高血压性头痛 50 例，痊愈（血压降至正常范围，头痛及伴随症状完全消失）13 例，显效（血压降至正常范围，头痛及伴随症状基本消失）17 例，有效（治疗后头痛缓减，但未能完全消除）16 例，无效（治疗后头痛、眩晕症状不减或加重）4 例。总有效率 92%。

【病案举例】 陈某，女，63 岁。曾于 12 年前患过肾盂肾炎治愈。后出现头痛，以巅顶及额颞部为甚约11年，近7～8年来常觉眩晕，视物昏花，耳鸣，心烦，易怒，寐差，有时彻夜不眠。虽经西医治疗未愈，遂成“继发性高血压”。根据症状，证属久病入络，经脉瘀阻，血瘀化风，兼阴虚内热。从养阴清热、利气活血、祛瘀息风论治。方用血府逐瘀汤加大黄10 g。3剂。复诊：自述服第1剂后，遂解乌黑腥秽大便1～3次，头昏、胀痛减轻，当夜睡眠较好。检查血压由22.1/14.4 kPa降至19/12 kPa。将前方大黄减为6 g。3剂。三诊：检查血压下降并稳定在（18.6/11.4）～（18.1/10.9）kPa，头昏、胀痛、眩晕、眼花、耳鸣、心烦易怒、口干苦等临床表现完全消失。随访2年，未见复发。

【验方来源】 邓世发. 加味血府逐瘀汤治疗瘀血性高血压头痛初探［J］. 北京中医杂志，1985（6）：34.

按：中医认为，现代医学的高血压性头痛，是由于久病入络，经脉瘀阻，气血相搏，搏击生风，即所谓的血瘀化风。加味血府逐瘀汤中的桃仁、红花、川芎、赤芍活血祛瘀；当归活血养血；生地黄养血滋阴；枳壳疏肝理气；牛膝破瘀通经，专引血下行；桔梗功专入肺，以肺朝百脉，有令诸药直达血脉之妙；甘草调和诸药。诸药合用，行气、活血、逐瘀、祛风，是治疗高血压头痛的有效方剂。

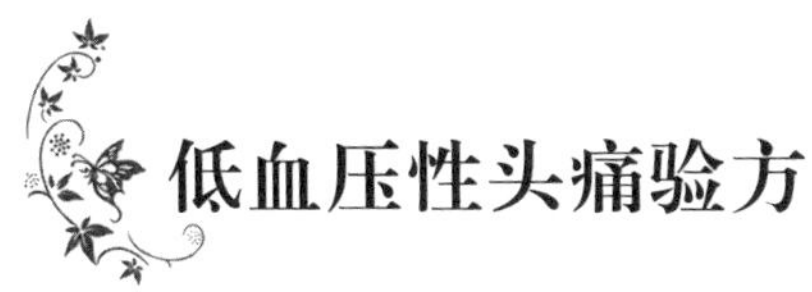

低血压性头痛验方

加减八珍汤

【药物组成】 党参 25 g，白术 15 g，茯苓 20 g，当归 12 g，白芍 15 g，川芎 15 g，熟地黄加克，防风 12 g，炙甘草 10 g，陈皮 15 g。

加减：大便干燥者，加番泻叶 10 g，或大黄 5 g，或重用当归；大便溏泻者，加吴茱萸 18 g，干姜 10 g，或乌梅 20 g、芡实 20 g；胸闷气短等症状明显者，加黄芪 40 g，香附 20 g。

【适用病症】 低血压性头痛。症见头部隐隐作痛，或昏痛，时重时轻，动则加重；常伴头昏，耳鸣，目眩，神疲乏力，心悸气短，面色不华，舌质淡或淡红、苔薄白，脉细弱无力或脉沉细。证属气血亏虚者。

【用药方法】 每天 1 剂，水煎，分早、晚温服。连服 20 天。若不愈，仍可连服。

【临床疗效】 本方治疗低血压性头痛 30 例，治愈（头痛消失，半年内未发作）22 例，好转（头痛消失，半年内虽有发作，但程度减轻，频率减少，重复用药仍有效）6 例，无效（头痛未减轻）2 例。

【病案举例】 丁某，女，40 岁。有低血压病史 10 年。反复头痛头昏、气短 3 年，每因疲劳及气候变化而发作，屡治未愈。近日因出差疲劳，旧疾又作，经中西药治疗效果欠佳。诊见：头痛头晕，站立不稳；伴有心悸气短，胸闷纳差，神疲乏力，舌淡、苔薄白，脉沉细无力。血压 10.7/6.7 kPa，脉搏 120 次/min，脑血流检查提示脑血管扩张。诊断为低血压头痛。证属脾失健运，气血不足。治宜补益气血。方选加减八珍汤增减：党参 30 g，白术 18 g，茯苓 25 g，当归 15 g，合欢花 20 g，丹参 25 g，川芎 15 g，黄芪 40 g，防己 15 g，酸枣仁 15 g，甘草 10 g。服药 3 剂后，头痛、头晕减轻。原方加砂仁 12 g，连服 20 余剂后头痛头晕止，纳食增加，精力恢复正常，血压升高（16/12 kPa），脑血流图复查提示脑血管扩张消失。嘱长期服用补中益气丸巩固疗效。1 年后随访未复发。

【验方来源】 李中平，李小平．八珍汤治疗低血压头痛 30 例［J］．湖南中医杂志，1996（6）：22.

按：低血压性头痛，主要是低血压患者颅内血管发生代偿性扩张所引起，临床表现为头部隐痛，伴有头昏、耳鸣、目眩、神疲乏力、心悸气短等症状，多表现为气血两虚证候。因此八珍汤中的四物汤养血调血，四君子汤健脾益气；加防风、陈皮祛风化湿醒脾，既助气血生化之源以治根本，又补血养心安神以治其标。全方气血双补，脑得所养，头痛自除。

加味补中益气汤

【药物组成】 黄芪 30 g，白术 20 g，党参 12 g，升麻 9 g，柴胡 9 g，陈皮 9 g，甘草 9 g，当归 9 g，藁本 15 g，白芷 15 g，川芎 15 g，细辛 6 g。

【适用病症】 低血压性头痛。症见发作性头痛，呈胀痛、跳痛，部位多在前额、头顶或枕部等；多伴有体位性眩晕，低血压，倦怠乏力，纳呆，舌质淡、苔薄白，脉细弱或弦细。证属气虚头痛者。

【用药方法】 每天 1 剂，水煎，分早、晚服。服 21 ~ 28

天为1个疗程。

【临床疗效】　此方治疗血管扩张性头痛34例，近期治愈26例，显著好转7例，有效1例。

【病案举例】　郭某，男，37岁。患头痛5年，以双侧为甚，加重1个月就诊。诊见：头顶有搏动性跳痛、胀痛，伴恶心欲吐，体位性眩晕，倦怠乏力，纳呆，舌苔薄白、脉濡细。诊断为血管扩张性头痛。证属气虚头痛。治宜益气升阳、祛风止痛。方用加味补中益气汤，加焦三仙（炒谷、麦芽、炒山楂）各30 g。连服30剂，症状缓解。随访1年，头痛无复发。

【验方来源】　简文政，李顺山．中药治疗血管性头痛34例疗效观察［J］．中医杂志，1983（8）：42－44．

按：低血压性头痛，也是血管性头痛的一种。本方适用于血管扩张性头痛由低血压引起者。患者中气亏虚，清阳不升，浊阴不降，致清窍失利。补中益气则可使清阳上荣于清窍，浊阴自降，再合祛风止痛之品如藁本、白芷等，则久病头痛之沉疴得愈。但需坚持治疗1个疗程，则近期治愈率较高，脑血流图、症状等的恢复较好。头痛再次发作后如仍为气虚型头痛，服用原方仍然有效。

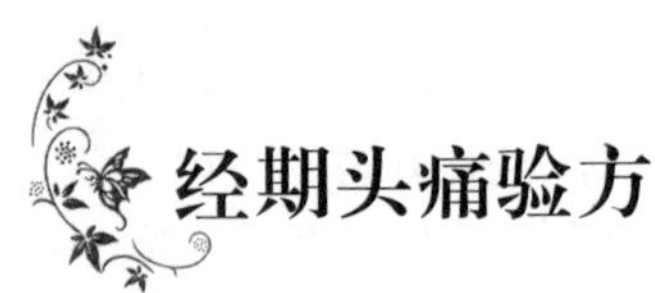

经期头痛验方

调经安脑止痛汤

【药物组成】　全蝎、僵蚕、泽兰、牛膝、菊花各 10 g，地龙、川芎、当归各 20 g。蜈蚣 5 条，钩藤 30 g，益母草 15 g。

加减：气滞血瘀者，加柴胡、香附、乌药、桃仁、红花各 10 g，丹参 15 g；阴亏肝旺者，加天麻、生地黄、旱莲草各 15 g，苦丁茶 10 g，羚羊角粉（冲）1 g，龙骨、牡蛎、煅磁石各 30 g；营亏血虚者，加熟地黄、阿胶（烊化）、桑葚子、何首乌、太子参各 15 g，黄芪 20 g，大枣 5 枚。

【适用病症】　经期头痛。症见行经期头痛剧烈，经行不畅，或量少、色深、有瘀块；伴小腹及两胁胀痛，时作嗳气，舌质淡暗或有瘀斑，脉弦细或弦涩。证属肝脾肾失调，气血紊乱者。

【用药方法】　每天 1 剂，水煎，分早、晚服。

【临床疗效】　本方治疗经期头痛 60 例，治愈（头疼痛与其他伴随症状均消失，经最长发作间歇期的 5 倍以上时间内随访无复发）45 例，显效（头疼痛与其他伴随症状显著减轻）8 例；有效（头疼痛与伴随症状有所减轻）4 例；无效（头疼痛与伴随症状均无好转）3 例。总有效率 95%。疗程最短者 5 周，最长者 3 个月，平均疗程 7 周。

【病案举例】　李某，女，29 岁，已婚。患者 1 年前因与学生生气，后出现月经紊乱，经期错后 10 ~ 20 天，行经期头痛剧烈。诊见：正值经期，自诉头部巅顶疼痛，经行不畅、量少、色深、有瘀块；伴小腹及两胁胀痛，时作嗳气，舌质暗有瘀斑，脉弦涩。证属气滞血瘀。治拟活血调经、安脑止痛。方用调经安脑止痛汤加柴胡、香附、桃仁、红花、乌药各 10 g，丹参 15 g。连续服药 5 剂，头痛止病愈。随访半年未犯头痛。

【验方来源】 师会. 调经安脑止痛汤治疗经期头痛 60 例[J]. 实用中医药杂志，1999（6）：8.

按：经行头痛或在经前，或在经期，或在经后。病因有因瘀血阻络，有因肾亏肝旺，有因营亏血虚。故经行头痛发病多与肝脾肾三脏有关。在本方的基础上，辨证加减，对气滞血瘀、阴亏肝旺、营亏血虚等证可标本兼顾，临床可获良效。

疏肝活血止痛汤

【药物组成】 柴胡、牡丹皮、桃仁、赤芍、白芷各 10 g，当归、茯苓、白术各 15 g，炒栀子、红花、薄荷各 6 g，白芍、川芎各 20 g，葛根 30 g。

【适用病症】 经期头痛。症见经行头痛，呈剧烈的跳痛、胀痛；伴恶心欲呕，多汗，眼球胀痛、视物模糊、畏光，以及月经量少、色黑有瘀块，月经先后不定期，心烦，乳房及胸胁胀满疼痛，少腹胀痛，舌尖红、边有瘀斑，苔薄黄或腻，脉弦数或弦细或涩。证属肝郁气滞，瘀血内阻，脉络不通者。

【用药方法】 每次月经前 1～2 天开始服药，每天 1 剂，水煎，分早、午、晚服，连服 2～3 剂。

【临床疗效】 本方治疗经行头痛 102 例，痊愈（服药后连续 3 次月经来潮头痛不再复发）61 例，有效（服药后头痛停止）32 例，无效（头痛不止）9 例。总有效率 92.1%。

【病案举例】 新某，33 岁，已婚。患者近半年来，于每次月经前1～2天即感头痛，以前额痛为主，痛连眼眶，逐日加重，行经第1～2天胀痛难忍，不能坚持上班，夜不能寐，每次服去痛片、地西泮、氟桂利嗪等镇痛、镇静药仅可暂缓疼痛。月经将尽时，第3天逐渐缓解。发作时伴烦躁易怒，口干口苦，舌燥，两胁胀痛，时有眩晕，眼花、视物不清，恶心，纳差，月经量少、色黑有瘀块，少腹胀痛。诊见：诊时为月经第2天，头痛较甚，舌尖红、边有瘀斑，苔薄黄，脉弦数。证属肝气不疏，瘀血内阻，脉络不通，兼有化热之象。治以疏肝调气清热、化瘀通络止痛。给上方2剂。服第1剂后头痛明显减轻，服完第2剂时，头痛已止，其余伴随症状消失。随访1年，未再复发。

【验方来源】　樊移山. 疏肝活血止痛汤治疗经行头痛102例［J］. 陕西中医，1992（5）：200.

按：经行头痛的发生与内分泌功能紊乱、精神因素有关。其病机特点多为情志不畅，肝失条达，郁而不宣，血行不畅，瘀血内阻，故经行头痛及诸症状出现。本方中柴胡、白芍、薄荷疏肝行气；川芎、当归、赤芍、桃仁、红花活血通络止痛；栀子、牡丹皮清肝泻火；葛根、白芷祛风止痛；茯苓、白术健脾。诸药合用，颇合经行头痛病机。

归　脾　汤

【药物组成】　党参24 g，炙黄芪15 g，当归15 g，白术12 g，茯苓15 g，远志6 g，炒酸枣仁24 g，木香6 g，龙眼肉15 g，生姜3片，大枣5枚。

加减：经前疼痛烦躁者，去远志，加菊花15 g，夏枯草30 g，牛膝15 g；经期及经后疼痛者，加阿胶15 g，川芎10 g；恶心呕吐者，加竹茹30 g；巅顶疼痛者，加白蒺藜30 g，桃仁10 g；少腹痛者，加延胡索15 g。

【适用病症】 经期头痛。症见经期失痛，痛如针刺，伴头晕，恶心，月经量少色淡，平素失眠，梦多，神疲乏力，心悸，舌质暗淡、苔薄白，脉沉细或细弱。证属心脾两虚者。

【用药方法】 经前3天到经期1周内每天1剂，水煎，分早、晚服。10天为1个疗程。连服2~3个疗程。服药期间禁食油腻、辛辣之品。

【临床疗效】 本方治疗经行头痛39例，痊愈（月经前后均如常人）32例，好转（服药后头痛明显减轻）4例，无效（服药后，头痛无明显改善）3例。

【病案举例】 张某，女，35岁。每于经前2天至经期头痛已半年余，痛如针刺，伴头晕，恶心，经量正常，经后如常人，曾经多次用西药止痛剂治疗效果不佳。诊见：伴舌质暗淡、苔薄白，脉沉紧。原方去远志，加白蒺藜30 g，川芎10 g，竹茹30 g。服药3剂后症状大减，继服药2个疗程痊愈。随访1年，未再复发。

【验方来源】 杨云霞. 归脾汤治疗经行头痛39例［J］. 河南中医，1994（5）：324.

按：作者认为经行头痛主要是气血为病。患者素体气血不足，经行时气血亏虚益甚，血不上荣，脑失所养，故头痛。归脾汤有养血益气之功，气旺血足，脑有所养，则头痛自除。

加减血府逐瘀汤

【药物组成】 柴胡、川芎、桃仁、红花、桔梗、甘草各6 g，当归、赤芍、枳壳、牛膝各9 g，生地黄10 g。

加减：头痛伴头晕、血压升高者，去桔梗，加钩藤（后下）、夏枯草、珍珠母、酸枣仁各15 g；头以掣痛为主，伴烦躁不宁者，加全蝎4.5 g，僵蚕、郁金各9 g；头痛隐隐昏蒙不清者，加石菖蒲 6 g，法半夏 9 g，茯苓 10 g；头昏、记忆力减退者加枸杞子、女贞子、益智仁各 9 g；头顶痛甚者，加蔓荆子、菊花各 10 g；双乳、胁下胀痛者，加郁金、延胡索、佛手各 9 g；少腹坠胀痛者，加丹参 15 g，川楝子 6 g。

【适用病症】 经期头痛。症见经期头痛，多在月经前 7 ~ 10 天或月经干净后出现头痛，以掣痛和胀痛为主，或感头痛隐隐，时有针刺感，头痛喜按，按压痛不减；伴头晕或昏蒙不清醒，心烦易怒，睡眠差，多梦，两乳胀痛，健忘，便干或数天一行，舌质红、边有瘀斑，脉弦细涩。证属瘀血肝郁头痛者。

【用药方法】 每天 1 剂，水煎，取煎液 300 mL，每次服 100 mL，分 3 次服。10 天为 1 个疗程。

【临床疗效】 本方治疗经行头痛 30 例，显效（头痛控制，伴随症状消失，脑血流图复查正常，随访 3 个月以上无复发）26 例，好转（服药后头痛明显减轻，脑血流图有改善或无变化）4 例。总有效率 100%。

【病案举例】 傅某，女，37 岁。经前头胀痛或掣痛反复发作 3 年。头痛多在月经前 1 周发作，近 3 个月来头痛时间提前，常在月经前 10 天左右发作。本次发作已 3 天，头痛以左侧为主，为掣痛和胀痛。诊见：伴头晕，心烦易怒，睡眠差，多梦，两乳胀痛，工作效率甚差，注意力不集中。善忘事。大便干结 2 ~ 3 天一行，小便黄，舌质红、苔黄，脉弦细涩。证属肝郁化火，气滞血瘀。治以活血祛瘀、理气止痛、平肝潜阳。

方用血府逐瘀汤加钩藤（后下）10 g，珍珠母、夜交藤、夏枯草各 15 g，全蝎 6 g，僵蚕 9 g。复诊：服药 3 剂，头痛明显减轻，掣痛次数减少，睡眠转佳，再进 7 剂。三诊：头痛控制，睡眠如常，两乳胀痛改善，对事物的反应较前敏捷，工作效率提高。停用煎剂改服逍遥丸，每次服 6 g，每天服 3 次，以巩固疗效。如此连续调治 2 个疗程，经前头痛未发。随访半年，未再复发。

【验方来源】 张华玉，陈友春．血府逐瘀汤加减治疗经行头痛 30 例［J］．安徽中医学院学报，1998（6）：18－19.

按：经行头痛多因素体虚弱，或经、带、胎产、哺乳之时失以摄养，使气血阴阳失和，导致肝失疏泄，气滞血瘀，脑络受阻所致。故治疗以活血化瘀、疏肝理气为基本法则，以血府逐瘀汤加减，瘀血除，气血和，脑髓得养，则头痛自除。

消　痛　汤

【药物组成】 白芍 20 g，甘草 6 g，当归 10 g，天麻 10 g，白芷 10 g，川芎 20 g，怀牛膝 10 g，制香附 10 g，钩藤 20 g，僵蚕 15 g。

加减：若肝郁化火者，加牡丹皮、夏枯草、泽泻等；寒凝血瘀者，加茺蔚子、乌药、红花；气血亏虚者，加黄芪、枸杞子、熟地黄等。

【适用病症】 经期头痛。症见经前或经行头痛甚，或巅顶掣痛，伴头目晕眩，性情急躁易怒，口干且苦，舌质红、舌苔薄黄，脉弦细，证属肝郁化火；或见头痛如针刺感或痛有定处，病程日久，伴经期腹痛，经血夹有血块、色紫暗，舌质紫或边有瘀点，脉细涩，证属气滞血瘀；或见经期或经后头痛且晕，月经量少、色淡红，心悸少寐，周身乏力，舌淡苔薄，脉虚细，证属气血亏虚。

【用药方法】 每天 1 剂，水煎 2 次，分早、晚服。

【临床疗效】 本方治疗经行头痛 86 例，治愈（经行头痛消失半年至 1 年未复发）28 例，好转（头痛发作程度减轻，频率减少）56 例，无效（头痛发作未减轻或反增加）2 例。总有效率 97%。

【病案举例】 范某，女，36岁。经行头痛6年余，反复不已，由稀至密，渐次痛剧。近来头痛每月发作1次，均以经前为甚，可持续2~4天，尤以左颞及巅顶掣痛明显。诊见：伴口干且苦，急躁易怒，经前感两乳作胀，少腹部胀坠不适，月经量中等、色紫红、夹有血块，舌边有瘀斑、苔薄黄，脉弦。证属肝郁化火，久痛必瘀。治拟清泄肝火、活血化瘀止痛。方选消痛汤加减：白芍20 g，甘草6 g，当归10 g，川芎20 g，牡丹皮10 g，白芷10 g，山栀10 g，泽泻12 g，制香附10 g。天麻10 g，夏枯草6 g。服5剂药后，头痛好转；连续治疗3个月经周期，经行头痛得愈。经观察半年，未见反复。

【验方来源】 滕月新. 消痛汤治疗经行头痛86例［J］. 江苏中医，1997，18（1）：14.

按：经行头痛应属“经前期紧张综合征”范畴。患者在经前期均表现不同程度的精神紧张、抑郁、忧虑、烦躁、神经过敏等情绪不稳定状态。与中医肝、脾及气血关系密切。治疗上应以通调气血为先。方中当归、川芎、怀牛膝、制香附调气行血，对肝郁寒凝血瘀头痛效佳；白芷、白芍、钩藤、天麻镇痉止痛；怀牛膝引血下行；甘草调和诸药。诸药合用，共奏调理气血、通经活络止痛功效。

蠲痛饮

【药物组成】 钩藤18 g，枸杞子18 g，菊花15 g，生地黄20 g，白芍20 g，当归15 g，炙甘草10 g，代赭石、石决明各30 g。

加减法：月经量多、色暗夹块，延长7天以上者，加大黄炭、炒蒲黄；经色鲜红、质稠量多者，加旱莲草、阿胶；呕吐甚者，加法半夏、陈皮；伴眩晕者，加荷叶、防风；心烦易怒、大便燥结者，加草决明、栀子、夏枯草。

【适用病症】　经期头痛。症见头痛，多发生在月经前、中、后期，以颞部、眉棱骨部疼痛或全头痛，呈胀痛、刺痛、跳痛，月经色红质稠量偏多，舌质偏红、少苔，脉弦细。证属肝肾失调，肝阳偏亢者。

【用药方法】　每天1剂，水煎服。10～15天为1个疗程。

【临床疗效】　本方治疗经行头痛53例，治愈（头痛及伴随症状消失，脑血流基本正常，随访1年内未复发）12例，显效（头痛明显缓解，伴随症状减轻，脑血流较前改善，随访半年内病情稳定）19例，有效（头痛减轻，伴随症状改善，不影响正常生活）16例，无效（经1周治疗无明显变化或加重，仍需服西医镇痛药类止痛）6例。

【病案举例】　李某，女，40岁。经行期间两颞部反复疼痛10年，每次头痛可持续3～5天，常呈昏痛、胀痛、跳痛交替出现。诊见：伴双眼干涩，易怒失眠，恶心呕吐，口干，大便偏干，舌质偏红、偏燥、少苔，脉弦细。本次月经提前6天，色红质稠、量偏多。检查神经系统阴性，双侧眼压不高，眼底无异常改变。脑血流检查示：双侧颈动脉轻度供血不足，椎动脉两侧波幅不对称，颈动脉相差40%（右侧偏低），椎动脉相差50%（左侧偏低）。证属肾水不足，肝血亏虚，肝阳上亢，兼夹郁热。治宜滋水涵木、平肝降逆。选本方加大黄炭15 g，栀子12 g，草决明30 g。服药4剂后，头痛明显减轻，月经5天干净；服药8剂后，头痛及伴随症状消失；服药20剂后，睡眠酣畅，脑血流检查恢复正常。随访1年，未见复发。

【验方来源】　周易明．蠲痛饮治疗经行头痛53例疗效观察［J］．贵阳中医学院学报，1999，21（4）：25.

按：女子以血为本。肝血不足，肝阴亏虚，阴不制阳，或经脉失养，是致病的关键。因此肝肾失调、肝阳偏亢是经行头痛的根本所在，滋水涵木、平肝降逆正是符合这一病机的治则。

疏肝和血汤

【药物组成】　当归 5 g，白芍 15 g，炒柴胡 15 g，川楝子 12 g，炙香附 12 g，青皮 10 g，陈皮 10 g，白蒺藜 12 g，法半夏 12 g，紫苏梗 12 g，茯苓 15 g，川芎 12 g。

加减：头痛较重，疼痛时间长者，加红花 6 g，川牛膝 15 g，白芷 10 g，菊花 10 g。

【适用病症】　经期头痛。症见头痛，多于月经前 7～10 天开始，伴有心烦、失眠、腹胀、面目浮肿，月经过后头痛和兼证逐渐减轻消失，月经多数提前，量中等色鲜红有块，舌暗，脉弦或细，属中医肝郁气滞证。

【用药方法】　每日 1 剂，水煎，分早、晚服。

【临床疗效】　本方治疗月经前头痛患者 34 例，经服药 1～3 个月，痊愈 28 例，明显好转 5 例，有效 1 例（经前仍有轻微头痛）。总有效率 100%。

【验方来源】　梁晨. 月经前头痛 34 例患者观察［J］. 云南中医中药杂志，1997，18（4）：16－17.

按：本病最突出的表现为头痛伴有腹胀、胸闷、乳房胀痛。其病机是肝郁气滞。故方中川楝子、炙香附、炒柴胡、青皮、白蒺藜疏肝理气解郁；陈皮、紫苏梗宣中和胃；当归、白芍、川芎养血和肝；茯苓、法半夏和胃健脾。诸药合用，共奏疏肝理气止痛、导滞和胃健脾之功。

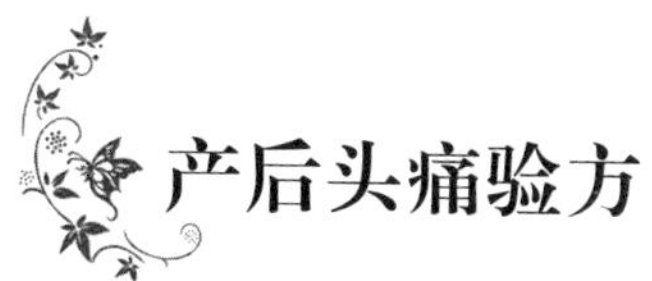

产后头痛验方

加味荆防四物汤

【药物组成】 荆芥、防风、当归、白芍、川芎、黄芪各15 g，熟地黄20 g，细辛3 g，炙甘草9 g。

加减：前额痛者，加白芷；巅顶痛者，加藁本；枕部痛连项背者，加羌活、葛根；大便秘结者，重用当归、熟地黄，加火麻仁、肉苁蓉。

【适用病症】 产后头痛。症见妇人产后头痛，头沉重，有麻木感；多伴畏风，畏寒，自汗，周身骨节疼痛，舌淡、苔白，脉细弦。证属气血亏虚，风寒外袭者。

【用药方法】 每天1剂，水煎，分早、晚温服。6天为1个疗程。

【临床疗效】 本方治疗产后头痛60例，痊愈（头痛消失，2个月内未复发）50例，好转（头痛较前减轻，或半个月内复发）9例，无效（症状无明显好转）1例。总有效率98.3%。

【病案举例】 李某，女，26岁。患者于产后14天，因受风寒而突感头痛。起始在两侧太阳穴部位疼痛；继则前额和枕部亦痛，伴自汗，周身关节疼痛，服清瘟解毒丸、天麻丸治疗，效果不显；口服去痛片后，头痛暂缓一时，但停药即发，且自汗加重。诊见：舌质淡、边有齿痕、苔薄白，脉细浮。证属气血双虚，风寒外袭，阻抑清阳，气血不畅，络道被阻。治宜扶正祛邪、益气养血活血、祛风散寒。方用加味荆防四物汤加羌活

12 g，秦艽、白芷各 15 g。复诊：服上方 3 剂后，头痛明显减轻，自汗已止，周身关节疼痛亦较前减轻。效不更方，再进 3 剂后，诸症状消失。2 个月后随访，未见复发。

【验方来源】　谭秀兰，李梅金. 加味荆防四物汤治疗产后头痛 60 例［J］. 陕西中医，1996，17（12）：539.

按：妇人产后气血暴虚，百节开张，加之汗出，腠理疏松，“邪之所凑，其气必虚”，风寒之邪易乘虚而入；血遇寒则运行不畅。方中用四物汤养血活血；黄芪益气固表，荆芥、防风、细辛以祛风散寒止痛。诸药合用，共奏补血养血活血、祛风散寒止痛之功效。其组方尤妙在防风、川芎两药。防风性微温而不燥，发散之力缓和，故有“风药中润剂”之称，对产后血虚受风之头痛尤为适宜；川芎能祛血中之风，上行头目，是治疗产后风寒头痛的要药。

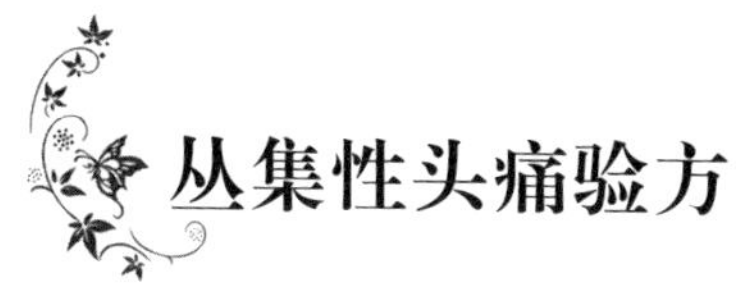

丛集性头痛验方

枳麻五虫汤

【药物组成】　天麻、地龙、僵蚕、地鳖虫各 10 g，枳实 30 g，全蝎 6 g，蜈蚣 3 g。

加减：肝火偏盛者，加栀子、黄芩、菊花、龙胆草；痰湿明显者，加胆南星、法半夏、陈皮。

【适用病症】　丛集性头痛。症见一侧眼眶周围突发性剧痛，呈搏动性痛或胀痛，突发突止；伴有眼赤、流泪，舌质红、苔薄黄，脉弦细或弦数。饮酒或食辛辣食物而诱发，多于夜间发作。证属肝经风火者。

【用药方法】　每天 1 剂，水煎，分早、晚服。10 天为 1 个疗程。

【临床疗效】　本方治疗丛集性头痛 24 例，痊愈（头痛症状完全消失，随访半年未见复发）16 例，好转（头痛症状明显改善，1 年内虽有复发，经服上述药物后症状明显减轻）5 例，无效（治疗后头痛症状不减或加重）3 例。总有效率 87.5%。

【病案举例】　赵某，男，36 岁。患左侧头痛 1 年，常于晚上 12 点左右突然发作，从沉睡中痛醒，始于眼眶下区，播散并加剧到同侧面部与颈部，疼痛加剧，大声哭叫，拼命呼喊，常常把头往墙上撞，疼痛于 10 min 内达顶峰，持续2 h，疼痛突然消失，没有后遗症，遇热加剧，遇寒冷减轻。诊见：患者面部潮红，苔薄白，脉弦细。CT 检查无异常发现；脑血流检查左侧呈低张波，两侧波幅差35%，提示左侧脑血管松弛扩张、血流供应偏高。诊断为丛集性头痛。证属肝经风火，上扰清窍所致。治宜平肝息风、通络止痛。予自拟枳麻五虫汤加味：地龙、僵蚕、地鳖虫、天麻、菊花、黄芩各10 g，枳实30 g，全蝎6 g，蜈蚣3条。服药2剂后痛止，脑血流正常。随访半年无复发。

【验方来源】 张振东．中药治疗丛集性头痛24例疗效观察［J］．浙江中医杂志，1994（12）：536.

按：丛集性头痛又称“组织胺性头痛”，多见于男性，这是与偏头痛的不同点。由于其痛暴发，痛前无预兆，痛势剧烈，痛止如常人，属中医“风”性质。故治法应为平肝息风止痛，方中全蝎、蜈蚣搜风止痛；僵蚕、地龙、地鳖虫通络止痛；天麻、枳实平肝息风。诸药合用，起到风息痛止之效，疗效平稳，不易复发。

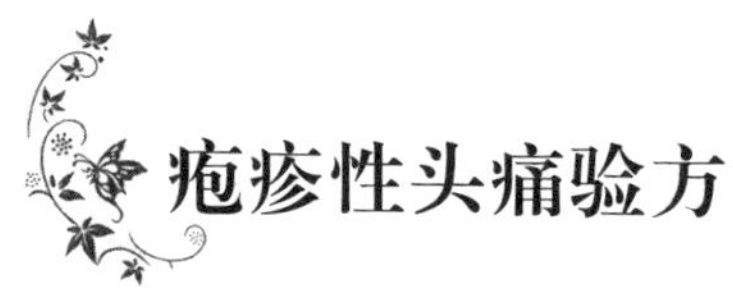

疱疹性头痛验方

加减龙胆泻肝汤

【药物组成】　龙胆草 6 g，黄芩、川芎各 12 g，柴胡、栀子、通草、泽泻、当归、川楝子、延胡索各 9 g，全蝎、蜈蚣各 6 g，黄连 3 g。

加减：伴头晕者，加钩藤、天麻、羚羊角粉；伴夜寐不安者，加磁石、煅龙牡；伴外感表证者，加羌活、白芷、菊花；伴便秘者，加皂角子、麻仁。

【适用病症】　疱疹性头痛。症见剧烈头痛，头面部伴有或不久前存在疱疹性皮损，舌红、苔黄或黄腻，脉弦滑或弦数。证属肝胆湿热夹瘀者。

【用药方法】　每天 1 剂，水煎，分早、晚服。连服 3 天为 1 个疗程。

【临床疗效】　本方治疗疱疹性头痛 29 例，痊愈（头痛消失，随访 2 个月未复发）19 例，好转（头痛明显减轻）9 例，无效（疼痛无缓解）1 例。总有效率 96.5%。

【病案举例】　廖某，男，71 岁。右侧头痛，伴疱疹样皮损 1 个月。诊见：苔黄厚而腻，脉弦滑略数。诊断为疱疹性头痛。证属肝胆湿热，循络上攻，清窍受扰。治宜泻火利湿、通络逐瘀。方用龙胆泻肝汤加胆南星、竹茹各 9 g，磁石 15 g（先煎）。服 2 剂后，疼痛已明显减轻；继服 3 剂，诸症状悉平。随访 2 个月，未见头痛复发。

【验方来源】 陈敏广. 龙胆泻肝汤加减治疗疱疹性头痛29例［J］. 四川中医，1998，16（10）：39.

按：疱疹性头痛起病迅速，痛势剧烈，病情缠绵，不少患者皮损愈合后疼痛仍可持续数月之久，西药对此尚无满意疗法。中医认为本病病因多为肝胆湿热夹瘀，循络上攻，清窍受扰，气血失畅所致。治疗当以清利肝胆为要，辅以活血通络，首选龙胆泻肝汤。但本方诸药苦寒而燥，有碍胃伤阴之弊，且龙胆草一味，尤难入口，临床使用当酌情调整，中病即止。